母婴营养与健康

主 编 冷友斌

科学出版社

北 京

内 容 简 介

生命早期1000天是婴幼儿生长发育的关键时期，此时期的营养和健康对于儿童的生长发育和未来健康状况有着重要的影响。本书旨在为读者提供生命早期1000天关乎母婴营养与健康领域的最新科学研究进展，从生命早期1000天脑发育过程及影响因素、孕妇和哺乳期母亲营养需求及健康调节、母乳成分与健康、婴幼儿生长发育特点及营养需求等方面帮助读者了解母婴的营养需求、营养不足和营养过剩的危害、常见的健康问题和预防方法，从而为读者提供实用、科学、全面、前沿的母婴营养学知识。

本书可供营养学和食品卫生学相关专业人员阅读与使用，也适合关注母婴营养与健康的人员阅读。

图书在版编目（CIP）数据

母婴营养与健康 / 冷友斌主编 . —北京：科学出版社，2024.3
ISBN 978-7-03-078112-3

Ⅰ.①母… Ⅱ.①冷… Ⅲ.①妇幼保健－营养卫生 Ⅳ.① R153.1

中国国家版本馆 CIP 数据核字（2024）第 044580 号

责任编辑：丁慧颖 / 责任校对：郑金红
责任印制：肖　兴 / 封面设计：龙　岩

科 学 出 版 社 出版

北京东黄城根北街 16 号
邮政编码：100717
http://www.sciencep.com

三河市春园印刷有限公司印刷
科学出版社发行　各地新华书店经销

*

2024 年 3 月第　一　版　开本：720×1000　1/16
2024 年 3 月第一次印刷　印张：17 1/4
字数：255 000

定价：128.00 元
（如有印装质量问题，我社负责调换）

《母婴营养与健康》编写人员

主　编　冷友斌

副主编　蔡方良　张永久　蒋士龙

编　者　（按姓氏汉语拼音排序）

李菊芳　李凯风　潘健存　任琦琦

孙　晗　王　雪　解庆刚　徐　飞

郑成栋

前　言

　　人生的旅程中，有些阶段承载着更多的重要性，深刻地影响着我们的未来。孕育和抚养下一代的过程，正是其中最为珍贵和关键的阶段之一。母婴健康不仅关乎家庭的幸福，更是关乎社会的未来和希望。关注母婴营养与健康，不仅仅是为了现在，更是为了整个人生的健康与幸福。

　　我们已经逐渐认识到，生命早期的营养对于人生的健康有着不可替代的作用。从胚胎期开始，身体的每一细胞都在默默地生长、分化，构筑着我们的身体。合理的营养摄入，不仅决定胚胎发育的质量，更对个体的生长和发展产生深远的影响。科学研究表明，生命早期1000天是一个关键时期，影响着个体一生的健康。

　　我们特别需要关注脑的发育。从胚胎期开始，脑的神经元开始迅速分化和建立连接，构建起人类思维、情感和行为的基础。孕妇的饮食和营养状况在这个时期起着至关重要的作用，影响着胎儿脑的结构和功能的发展。一些关键的营养素，如叶酸、n-3脂肪酸、蛋白质等，对于胎儿期和婴幼儿期脑发育至关重要。这并不仅仅是为了获得更高的智力水平，更是为了确保脑的稳定和健康发展，为未来的学习和情感管理奠定坚实的基础。

　　母乳喂养是婴儿营养的重要组成部分。母乳不仅包含了宝贵的营养物质，还含有丰富的抗体和生长因子，对于新生儿的健康有独特的作用。母乳中的脂肪、蛋白质和碳水化合物比例恰当，可以很好地满足婴儿不同发育阶段的需要。此外，母乳中的调节因子还有助于婴儿的消化吸收和肠道健康。在现代社会，母乳喂养虽然面临着一些挑战，但我们始终要坚信，它是最自然、最适合婴儿的喂养方式，它不仅满足了婴儿身体生长发育的需要，更为母子情感的建立创造了宝贵的机会。

　　然而，当前母婴营养也面临着诸多挑战。在当前信息爆炸的时代，关于母婴营养的信息五花八门、真伪难辨，让很多准父母和新生儿父母感到困惑。同时，快节奏的生活方式和工作压力，也让很多家庭在选择饮食和照顾婴幼儿时感到束手无策。这就需要有更加系统的母婴营养与健康知识体系，以及科学的方法来引导我们的决策。

　　正因如此，我们组织编写了《母婴营养与健康》，旨在为读者提供一份权威、实用的指南。本书汇集营养学、医学、母乳研究等多个领域的专业知识，以通俗易懂的语言，深入浅出地介绍孕期和婴幼儿期的营养需求与健康管理方法。希望能够帮助读者从源头上关爱母婴健康，为下一代的幸福生活奠定坚实的基础。

　　最后，衷心感谢所有为本书提供支持和帮助的专家、家长和朋友们。愿每一个孩子都能茁壮成长，在充满爱与关怀的环境中，拥有健康、快乐的人生。

冷友斌

2023 年 12 月

目 录

1 生命早期1000天脑发育过程及影响因素 /001

1.1 生命早期脑发育过程 /003

1.2 脑的结构、功能及化学组成 /007

1.3 影响脑发育的因素 /027

1.4 促进脑及神经认知行为发育的研究 /030

1.5 脑及神经心理发育评价方法 /037

1.6 总结 /046

参考文献 /047

2 孕妇和哺乳期母亲营养需求及健康调节 /055

2.1 孕期生理特点、营养需求及健康调节 /057

2.2 围产期营养与健康 /076

2.3 哺乳期生理特点及营养需求 /083

参考文献 /100

3　母乳成分与健康　/111

　　3.1　母乳低聚糖　/113

　　3.2　母乳蛋白质　/130

　　3.3　母乳脂　/141

　　3.4　益生菌　/161

　　3.5　其他母乳成分　/169

　　参考文献　/181

4　婴幼儿生长发育特点及营养需求　/201

　　4.1　0～6月龄婴儿生长发育特点与营养需求　/203

　　4.2　7～12月龄婴儿生长发育与营养需求　/230

　　4.3　12～36月龄幼儿生长发育与营养需求　/241

　　4.4　0～3岁婴幼儿肠道健康与营养调节　/249

　　参考文献　/259

1

生命早期1000天脑发育过程及影响因素

生命早期1000天（受孕到出生后2岁左右）是人一生发育发展的窗口期，这一时期也是脑和神经发育的关键时期。脑发育是一个复杂的过程，涉及脑组织结构发育与无数的生化、生理和心理过程。最初的脑发育速度超过人体任何其他器官或组织，在妊娠26周达到高峰，并一直延续到整个生命的前2年都保持快速的发育速度。营养及外部环境刺激对脑在产前和产后的发育产生着深远的影响，并在很大程度上影响人在未来的认知功能。

1.1 生命早期脑发育过程

人类的脑可以说是所有生物系统中最复杂的，其发育始于妊娠2～3周，在胚胎期结束时（妊娠8周）脑的基本结构已经建立，中枢和末梢神经系统的主要隔室也已经确立。妊娠4周时，神经管吻侧部分形成三个囊泡，这些囊泡将发育为前脑、中脑和后脑。最顶端的前脑囊泡继续分化成两个囊泡，最终成为端脑（大脑皮层）和间脑（丘脑、下丘脑和其他结构）。随后是一系列复杂的、动态的、连续的，但在时间上重叠的细胞发生过程（图1-1）[1]：妊娠28天后神经管内开始产生神经细胞（神经元）和神经胶质细胞（支持神经元的细胞）。随着神经元迁移至脑的各个位置，神经元逐渐形成轴突和树突等关键"元件"，神经元之间通过这些元件进行连接形成神经网络（图1-2）[2]。神经元的连接处会形成突触，神经信号通过突触结构进行传递。成熟的脑由超过1000亿个神经元组成，负责人类所有的思想、感觉和行动。每个神经元可以与1000多个其他神经元连接，据估计成人的脑中有超过60万亿个神经元连接。

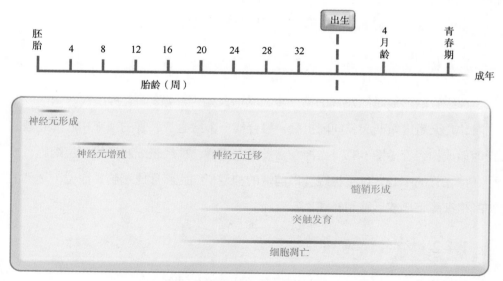

图1-1　脑发育的关键过程及时间

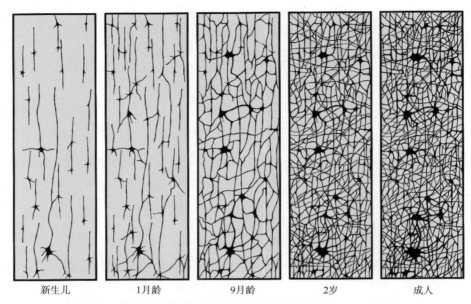

| 新生儿 | 1月龄 | 9月龄 | 2岁 | 成人 |

图1-2　从出生到2岁神经网络结构的发育过程及与成人的比较

脑发育的这个漫长过程从怀孕开始持续到青春期，在这个过程中大约一半的神经细胞会发生凋亡，突触也会过度产生及选择性凋亡，脑会保留和加强被激活的神经细胞及神经元连接，这是脑可塑性的主要机制之一[3, 4]。

整体来看，影响生命早期脑发育的几个关键过程如下。

1.1.1　神经管的形成

神经管的形成是脑发育的第一步，其形成始于妊娠3周，神经板两侧形成两个嵴，几天后内嵴凸起，向内折叠，融合成一个空心管，管的顶部和底部逐渐闭合即形成神经管（图1-3）。当神经管发育完成后，神经祖细胞形成单层细胞，排列在神经管的中心，位于神经管最前端的神经祖细胞将形成端脑，而位于尾部的神经祖细胞将形成后脑和脊柱[5, 6]。

1.1.2　神经元增殖

神经元增殖是指通过神经母细胞有丝分裂产生神经元的过程。这个过程从妊娠7周开始，持续到出生后至少4.5个月。这一过程的结果是使新生儿脑比成人脑中具有更多的神经元（图1-4）。神经元的过度产生最终通过程序性细胞死亡的过程得以平衡[3, 5, 7]。

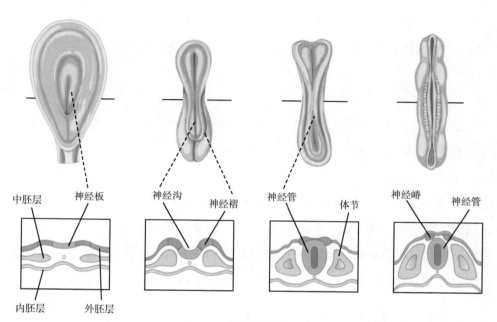

中胚层　神经板　　神经沟　神经褶　　神经管　体节　　神经嵴　神经管

内胚层　外胚层

图1-3　神经管形成过程

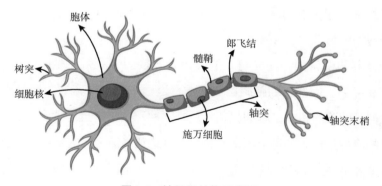

胞体

树突　　　郎飞结

髓鞘

细胞核

轴突

施万细胞　轴突末梢

图1-4　神经元结构示意图

1.1.3　轴突和树突的生长

轴突和树突是从神经元胞体上生长出来的分支突出物，用来与其他神经元连接，这一过程开始于妊娠期，并至少持续到出生后第2年。轴突可以延伸很长一段距离，与其他脑区域的神经元的树突连接，它们负责向远距离的神经元传递电化学信号。在一些脑区域，轴突生长在妊娠15周时完成；而在另一些区域则在妊娠32周时完成。树突可以延伸到神经元周围，主要功能是接收来自其他神经元的电化学信号，树突生长开始于妊娠15周，并在部分脑区域持续到出生后第2年[8, 3]。

1.1.4　突触的形成

最常见的突触是一个神经元的轴突终末与另一个神经元的树突的连接结构，它促使电化学信号在神经元之间转导，这是脑中信息交流的基本方式。突触的形成约始于妊娠23周，并持续整个生命周期。突触密度在不同脑区域达到峰值的时间不同（例如，视皮层在出生后4～12个月，前额叶皮层在出生后15个月分别达到峰值）。突触密度达到峰值的时间差异很重要，因为它会影响这些区域保持可塑性的时间，突触密度达到峰值越晚，该区域保持可塑性的时间越长。突触形成的同时也伴随着细胞程序性死亡，脑中产生的所有细胞最终约一半通过各种机制而死亡[6, 7, 3]。

1.1.5　细胞凋亡及突触的修剪

脑细胞凋亡和突触的修剪是脑发育过程中两个重要的非病理事件，对脑中复杂的神经网络的形成至关重要。

神经营养假说认为，建立有效的神经元连接能够获得更多的神经营养因子，细胞更容易存活。因此，细胞凋亡在脑发育过程中的一个重要功能是调节有效的和功能性神经回路的建立。脑细胞凋亡从妊娠期开始，一直持续到青春期[9, 5, 3]。

突触的修剪是指大脑每个区域的突触密度达到峰值之后的下降。突触的修剪是脑在发育过程中形成适应环境所需具备的灵活性必不可少的实现方式，通过这种方式参与神经网络的微调和修改，使得那些未被使用的途径消失，而被环境激活的途径得到加强。突触修剪的时间取决于其发生的脑区域。例如，在大脑皮层中与视觉和听觉感知有关的部分，突触的修剪在出生后4～6岁时完成。相比之下，涉及高级认知功能的区域（如抑制控制和情绪调节）突触的修剪会持续整个青春期[10]。

1.1.6 髓鞘的形成

脑发育的最后一个过程是髓鞘的形成。在这个过程中，神经元的轴突被一层髓磷脂形成的膜包裹，这一结构加强了神经元间的活动和交流，使有髓神经的轴突比无髓神经的轴突更快地传递电信号。髓鞘形成早在妊娠期12～14周开始，并一直持续至成年。最显著的髓鞘形成期发生在妊娠中期至出生后2岁。脑中某些感觉和运动区域的髓鞘化较早，且在学龄前即完成。相比之下，涉及更高认知能力的区域，如前额叶皮层，这一过程直到青春期或成年期才完成[11, 3]。

1.2 脑的结构、功能及化学组成

1.2.1 脑的结构与功能

生命早期1000天神经系统的发育领先于其他系统，新生儿脑重已达成人脑重的25%左右，约为370 g，6月龄时脑重600～700 g，2岁时达900～1000 g，为成人脑重的75%，到3岁时脑重为出生时的3倍，7岁时已接近成人脑重，成熟人脑的重量为1.2～1.5 kg[12]。从结构上看，人类脑部整体上分为四个主要部分：端脑（大脑）、间脑、小脑和脑干[13]，每个部分又由若干部分构成（图1-5）。

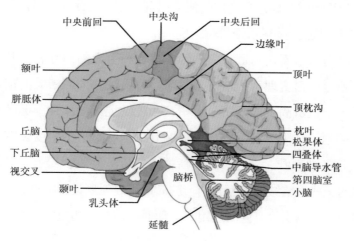

图1-5 人类脑结构剖面图

1.2.1.1 端脑（大脑）

大脑由两个半球构成，称为大脑半球，它们并排排列并且外观非常接近。两个半球之间由宽而扁且含有大量髓鞘的轴突束（也称为胼胝体）连接。大脑半球表面有许多褶皱和嵴构成的回旋，而回旋之间由凹槽隔开。较浅或者稍深的凹槽称为"沟"，而极深的凹槽则称为"裂隙"，大脑半球表面的这些隆起和凹陷的结构非常复杂。左右大脑半球被纵裂分开，而大脑和小脑被横裂分开，脑沟又将每个半球分成不同裂片。大脑半球的叶以它们对应的颅骨命名，分为额叶、顶叶、枕叶、颞叶及岛叶（脑岛）。

额叶位于额骨后方，眼睛上方，从前额尾部一直延伸到中央沟。额叶是抽象思维和有意识思维的中心，也是陈述性或外显性记忆的中心，同时还是情绪和认知过程发生的区域，包括动机、决策、预见、计划、情绪控制、行为适当性判断、言语产生和其他自主运动控制等。

顶叶位于大脑的上部，顶骨的下方，始于中央沟，向尾部延伸至顶枕沟。它与视觉过程的处理有关：通过视放射穿过顶叶和颞叶，到达枕叶的最终目的地。顶叶还控制着人的空间感，通常称为"视觉空间知觉"。顶叶部位的严重病变会导致视觉感知的丧失。例如，右顶叶卒中，会导致患者对其左侧视野无法进行视觉感知。顶叶的萎缩会导致视觉空间任务出现中断，因此会使得阿尔茨海默病患者出现导航困难从而可能在周围环境中迷路。

颞叶从侧面水平深入到颞骨，外侧裂将其与上方的额叶和顶叶分开。颞叶用于听觉、嗅觉、语言理解、情感、学习、与语法和词汇相关的记忆、新长期记忆的形成（记忆巩固）以及听觉、语言和视觉记忆的储存。颞叶病变可能导致出现记忆问题，在阿尔茨海默病中，颞叶和顶叶是大脑中受影响和萎缩的主要部分[14]。脑岛被额叶、顶叶和颞叶所掩盖，位于外侧裂深处，只能通过缩回或移除上面的一些大脑结构才能看到。脑岛用于处理痛觉和味觉、内脏知觉、情绪反应和同理心、意识等，同时还用于运动时平衡心率和血压，以及心血管稳态的其他活动。

枕叶位于大脑的后部，枕骨的下方，顶枕沟的尾部。枕叶是主要的视觉中心。

大脑皮层的灰质含有神经元细胞体、树突以及相关的胶质细胞和血管。数十亿个神经元形成皮质，皮质分为六层。皮质厚度约为 1/8 英寸（约 3.2 mm），但却占到了大脑总重量的 40%，这是因为其表面有许多卷积。

大脑皮层被认为是神经系统的执行套件，涉及意识、交流、记忆、理解、视觉、语言和自主运动等多种高级功能。一些运动和感觉功能位于大脑皮层的特定区域。包括语言和记忆等许多高级的精神层面的活动，分别对应于大脑皮层的相关区域，且不同功能区域之间存在重叠。大脑皮层有运动区、感觉区和联合区，但运动区和感觉区不等同于运动神经元和感觉神经元。大脑皮层中的所有神经元都为中间神经元。每个半球主要参与身体对侧或者相反一侧的感觉和运动功能[15]。两个大脑半球在结构上基本对称，外观也基本相同，但功能却并不相同。皮层功能针对不同侧存在专门化（称为偏侧化）的现象[16]。大脑皮层的任何功能区都不能独立运作。有意识的行为以多种方式涉及整个大脑皮层。大脑皮层不同区域的功能见表 1-1。

表 1-1　大脑皮层不同区域的功能

脑叶/区域	功能
额叶：主要负责运动的皮层	对骨骼肌的自主控制
顶叶：主要负责体感的皮层	对疼痛、压力、味觉、温度、触觉和振动的有意识感知；视觉空间任务的处理
颞叶：听觉和嗅觉皮层	对听觉、嗅觉刺激和记忆的有意识感知与记忆
枕叶：视皮层	对视觉刺激的有意识感知
所有脑叶：运动、感觉、关联及体感皮层	感觉数据的整合与处理；运动活动的处理和启动

1.2.1.2　间脑

间脑形成前脑的中央核心，被大脑半球所包围。间脑一般被分成背侧丘脑、上丘脑、下丘脑等部分。

背侧丘脑又称丘脑，长约 4 cm，位于大脑深处，约占间脑的 80%，它是投射到初级感觉皮层的上行感觉信息的重要中继点，可以过滤和放大信息并传递感官信息。丘脑还可以协调基底核和大脑皮层的活动，在这些区域之间传递信息。丘脑是多巴胺通路的最后一部分。

丘脑接收来自全身的传入冲动后，对数据进行分类和过滤，并能够将功能相似的一些冲动成组进行传递，最终到达感觉皮层的适当区域和其他特定皮层的关联区域。因此，可以说丘脑是大脑皮层的"网关"，大脑皮层负责感觉、运动和联想等的不同区域与丘脑不同部分紧密相连[17]。几乎所有到达大脑皮层的其他传入冲动都通过丘脑核传递，包括来自小脑和基底核的辅助运动皮层活动的指令等。记忆或感觉整合的输入信号经过丘脑之后被发送到特定的联合皮层。丘脑对于调节感觉、意识觉醒（皮质觉醒）、运动、学习和记忆都至关重要。对丘脑的了解有助于治疗多种疾病，包括癫痫、各种类型的疼痛、帕金森病和精神疾病等。

下丘脑位于丘脑下方，覆盖脑干，同时形成第三脑室的下外侧壁。下丘脑向下并入中脑，从视交叉延伸，通过位于第三脑室壁中的浅下丘脑沟与丘脑分开。整个下丘脑体积很小，约占整个脑重量的0.3%。下丘脑虽然很小，但却有许多具有重要功能的核团，是主要的内脏控制中心，对内稳态非常重要，几乎影响所有组织。

下丘脑的损伤与内分泌失调及代谢、运动、情绪、内脏障碍有关。下丘脑通常通过巨细胞神经分泌细胞延伸至垂体后叶来控制内分泌系统，也可通过小细胞神经分泌细胞投射到正中隆起，还可通过自主神经系统起作用。下丘脑控制垂体前叶和外周内分泌器官的输出，影响甲状腺、肾上腺皮质、性腺、乳腺的分泌功能，以及生长和代谢稳态过程，此外，下丘脑还影响自主神经系统（ANS）的交感神经和副交感神经。副交感神经效应主要发生在下丘脑前部受到刺激时，而交感神经效应与下丘脑后部更相关。刺激下丘脑前部和室旁核可降低血压和心率。下丘脑前部的损伤会导致体温不受控制地升高。下丘脑也有助于调节食物摄入量，如果下丘脑功能受损，会导致饮食失控，最终导致肥胖。刺激下丘脑后部可引起交感神经兴奋，引起血管收缩，代谢热产生增加和颤抖。下丘脑的相应部分在受到刺激时会显著改变心输出量、血流量、心率、外周阻力、呼吸深度和频率、血管收缩、消化道运动和消化液分泌、勃起和射精等。

上丘脑位于间脑的最背侧，构成第三脑室顶部的周围边缘部分，从第三脑室顶部的后缘延伸至松果体。松果体释放褪黑激素，有助于调节睡眠-觉醒周期[17]。

1.2.1.3　脑干

脑干位于脊髓和间脑之间，是中枢神经系统的重要结构[18]，由中脑、脑桥和延髓组成，占脑重量的2.5%。脑干组织产生生存所必需的严格程序化的非自主（自动）行为。脑干为在高级和低级神经中枢之间运行的纤维束提供了通路，它还与12对脑神经中的10对相关联。脑干连接大脑、脊髓和小脑，通过脑神经束将信号从小脑传递到参与运动控制的大脑皮层部分，这种结构使其可以协调许多不同活动的精细运动。脑干控制着几个重要的身体功能，包括警觉性、觉醒、呼吸、血压调节、消化、心率等，以及周围神经和脊髓到大脑区域的信息传递。当脑干受损时，会影响到活动性和动作协调性，如走路、写字、吃饭等可能会变得非常困难。脑干卒中会破坏调节呼吸、心律和吞咽等活动的组织区域，会影响听力、言语、肢体运动和正常感觉[19]。

中脑位于大脑皮层的下方、脑干的顶部，靠近脑结构的中心，也处于颅腔的最中央，它由顶盖、被盖、中脑导水管、"大脑脚"，以及数个神经核和神经束组成。在中脑腹侧有两个称为"大脑脚"的凸起。"大脑脚"这个称呼是一种形象化的比喻，它们呈垂直的柱状结构，看起来是"支撑"了大脑。每个脚都有一个脚底，包含一个大的皮质脊髓束或锥体运动束，下行至脊髓。纤维束（"大脑脚"上部）将中脑连接到小脑背侧。一些下行纤维携带着来自大脑半球的自主运动命令。中脑的主要功能是充当视觉和听觉系统的中继站。中脑中称为红核和黑质的部分参与对身体运动的控制，并包含大量产生多巴胺的神经元。黑质神经元的退化与帕金森病的发生有关。

脑桥是脑干的隆起区域，在背侧被第四脑室与小脑隔开。脑桥解剖结构复杂，有多种神经核团和神经纤维[20]。它主要有两个方向的传导束，将小脑与中脑、间脑、大脑和脊髓连接起来。深部投射纤维在较高级脑中枢和脊髓之间纵向延伸。而更表层的腹侧纤维则是从横向背侧形成小脑中脚，在背面从两侧分别与脑桥和小脑连接。这些纤维从许多脑桥核中发出，在小脑和运动皮层之间传递信息。三叉神经、外展神经和面神经都来自脑桥核。其他脑桥核是网状结构的一部分，其中一些有助于延髓对正常呼吸节律的控制。脑桥包括的一些关键的区域及其功能如下：呼吸调节中心，调节延髓内呼吸节律中枢的活动；网状结构，自动处理传入的感觉信息，传出运动指令；脑神经核，传递感官信息，发出躯体运动指令；其他核或中继中心，将感觉和运动信息传递给小脑；下行传导束，将运动命令从更高级的中心传递到脑神经或脊神经核；上行传导束，将感觉信息从脑干核传递到丘脑；横脑桥纤维，连接小脑半球。

延髓位于脊髓和脑的交界处，是脑干最下层的部分。它是一个锥形结构，在颅骨枕骨大孔附近与脊髓融合。从剖面图看，延髓的下部看起来非常像脊髓，但其灰质和白质组织更为复杂。随着脊髓的中央管继续向上进入延髓，形成第四脑室腔。延髓和脑桥形成了第四脑室的腹壁。延髓中有三类神经核团：第一类包括控制内脏功能的细胞核和处理中心，对复杂自主神经反射的协调发生在延髓中；第二类有中枢神经系统的感觉和运动核；第三类包括中继核，通过延髓的上升束或下降束在脑和脊髓之间进行信息传递。延髓的主要作用是调节非自主的与生命维持相关的功能，如呼吸、吞咽和心率等。此外，作为脑干的一部分，延髓还有助于神经信息传入和传出。

1.2.1.4　小脑

小脑位于脑桥、延髓和第四脑室的背侧。它在大脑半球的枕叶下方，向外突出，外观类似于花椰菜。它通过大脑横裂或小脑幕与大脑的半球分开。小脑左右对称，是后脑最大的部分。两个小脑半球大小相当，约有苹果大小，中间由蚓部相连，形似蠕虫结构。小脑约占整个脑重量的10%，但是表面积却非常大，类似于大脑皮层。它的神经元占到整个脑部的50%以上，共计约1000亿个。小脑中微小颗粒细胞是整个脑中最丰富的神经元细胞。小脑中最独特的神经元细胞是体积巨大且呈圆形的浦肯野细胞，它们排列在一条直线上，粗大的树突面呈平行排列，而轴突一直深入到核的深处。它们在伸出的神经元细胞上形成突触，并将神经纤维延伸至脑干。浦肯野细胞是小脑皮层主要的输出神经元细胞。

　　小脑的前叶位于原裂之前，该叶从脊髓接收大量传入信息，在协调躯干和四肢的运动中起着重要作用。前庭小脑（絮状结节叶）可分为三个小的部分，结节是它的垂直部分，每侧各有两个绒球小结叶，紧贴前庭蜗神经，解剖时可以看到结节与每个绒球小结叶连接呈连续性。前庭小脑从前庭系统获得传入输入，有助于控制眼球运动，并根据重力调整姿势。深裂缝将小脑的不同叶片分开。除前庭小脑外，小脑在主裂之后的所有部分都称为后叶，后叶是体积最大的叶。后叶通过脑桥核中继接收来自大脑皮层的大部分输入。后叶的作用是协调自主性运动。

　　小脑负责处理来自大脑运动皮层、不同脑干核团和感觉受体所输入的信号。它能够调节骨骼肌的收缩，使得运动更加平稳和协调，例如驾驶、操作计算机或演奏乐器等行为[21]。小脑的活动是潜意识的，它利用大脑输入的信息持续监测身体运动，发出控制信息，对运动进行精细修正。因此，小脑的损伤会导致肌肉紧张度和运动功能的丧失，使得行为变得笨拙和不确定，这种情况称为共济失调如严重时患者无法在缺少帮助的情况下坐下或站立。酒精等药物的使用也能达到类似的效果，但却是暂时的。同时，小脑还与情绪、语言和思维有关[22]。人们认为，小脑能够将这些事件进行分析，并与大脑的"意图"进行比较，还能够在需要时做出调整。关于小脑及其如何影响非运动功能，目前的了解仍然有限。

1.2.1.5　脑脊液

　　脑脊液为无色透明的液体，充满在各脑室、蛛网膜下腔和脊髓中央管内。脑脊液由脑室中的脉络丛产生，与血浆和淋巴液的性质相似，略带黏性。脑脊液属于细胞外液。正常脑脊液具有一定的化学成分和压力，对维持颅压的相对稳定有重要作用。脑脊液不断产生又不断被吸收回流至静脉，在中枢神经系统中起着淋巴液的作用，它供应脑细胞一定的营养，运走脑组织的代谢产物，调节中枢神经系统的酸碱平衡，并缓冲脑和脊髓的压力，对脑和脊髓具有保护和支持作用。

1.2.2　脑的化学组成

从元素的角度看，目前人体组织中有超过60种化学元素被检测到，而最主要的构成人体组织的化学元素为氢、碳、氮、氧、氯及硫等[23]，它们更多地参与到组织结构的构成和各种生命活动中，此外的大部分元素都是以微量或者超微量的浓度存在。碱金属或碱土金属元素如钠、钾、镁、钙在人体组织中的浓度约为0.1 mol/L，而在脑组织中的浓度相对高一些[24]，其中钠、钾、钙在人脑中的一项重要功能是作为信号分子。磷元素是构成细胞膜和核酸的重要元素，并且参与很多重要的生命活动。溴是相对较晚被发现的与组织构成和发育相关的必需元素[25]，而碘是甲状腺激素的组成成分，为脑发育所必需。硫和硒存在于氨基酸中，对于细胞特殊功能具有重要作用。硫存在众多的氧化态，它参与很多物质的结构构成、催化过程以及生物调控等生命活动。硒参与构成超过25种活性蛋白，因此对于脑功能非常重要，其功能涵盖抗氧化到神经信号转导等。过渡金属元素含量由高到低分别为铁、锌、铜和锰。除此之外，微量存在但是具有重要作用的元素还包括铬、钴、钼及镍等。这些金属元素常存在于功能蛋白的活性中心，成为结构和催化功能的辅助因子。

1.2.2.1　脂类

从化合物的角度看脑的主要成分是水，可占到脑重量的约73%[26]。脑组织中干物质包含脂肪、蛋白质、碳水化合物以及无机盐等，其中脂肪的含量最高，约占脑组织干重的50%。脂肪是脑中最重要的成分之一，对于脑结构的完整性和功能的完备性具有重要作用。

与脂肪组织中脂肪酸经乙酰化后形成三酰甘油酯的形式被储存起来不同，脑组织利用乙酰化的脂肪主要形成细胞膜的成分——磷脂。人类脑组织细胞膜上除了磷脂这一最主要的脂类以外，还含有胆固醇、脑苷脂、硫苷脂及神经节苷脂等。有研究分析了年龄介于20岁和100岁人群的脑组织中额叶、颞叶皮层及白质中细胞膜的脂类构成[27]，结果见表1-2。通过对不同年龄人群脑组织额叶和颞叶脂类的研究发现，随年龄增加，额叶和颞叶皮层中最主要的两种脂类磷脂和胆固醇含量均有下降的趋势，唾液酸神经节苷脂含量也有下降的趋势，尤其是 80～89 岁年龄段相比于 60～79 年龄段，其含量下降较为显著。在额叶和颞叶白质中，磷脂、胆固醇、脑苷脂、硫苷脂含量也随年龄增加呈现下降趋势。其中，在额叶白质中，磷脂和胆固醇这两种最主要的脂类在 40～59 岁、60～79 岁及 80～89 岁年龄段中相比上一个年龄段均有显著的下降；脑苷脂和硫苷脂在 80～89 岁年龄段中的含量比上一个年龄段也有明显下降，而唾液酸神经节苷脂则是在 90～99 岁年龄段时含量有显著下降。在颞叶白质中，磷脂和胆固醇在 40～59 岁及 80～89 岁年龄段中有显著下降，磷脂在 90～99 岁年龄段中含量也有明显下降；脑苷脂在90～99 岁年龄段中含量也有明显下降；硫苷脂在 40～59 岁年龄段及 90～99岁年龄段中含量也出现了明显下降；唾液酸神经节苷脂在 60～79 岁年龄段中含量出现了明显下降。总体来说，随着年龄的增加，脑组织额叶和颞叶中细胞膜的脂类含量总体呈下降的趋势，但是下降的幅度较为平缓，多下降并不显著。

表 1-2　不同年龄人群脑组织中细胞膜的脂类构成

	年龄分布（平均值）				
	20～39 岁（27.0 岁）	40～59 岁（49.7 岁）	60～79 岁（70.6 岁）	80～89 岁（83.6 岁）	90～99 岁（93.0 岁）
额叶皮层					
样本数	21	24	30	24	19
磷脂（μmol/g）	44.0±2.7	42.3±3.3	40.6±3.8	39.0±4.0	37.2±4.2
胆固醇（μmol/g）	26.3±2.5	24.3±2.4	23.5±3.2	23.0±3.0	21.8±3.3
唾液酸神经节苷脂（μmol/g）	3.35±0.23	3.36±0.28	3.37±0.32	3.11±0.22**	3.03±0.23
颞叶皮层					
样本数	21	24	30	24	19
磷脂（μmol/g）	48.7±3.4	45.2±3.7	42.6±4.2	41.3±4.0	39.1±4.7
胆固醇（μmol/g）	28.5±2.8	26.5±2.4*	25.6±2.4	25.0±3.8	23.4±3.7
唾液酸神经节苷脂（μmol/g）	3.55±0.29	3.51±0.21	3.42±0.25	3.24±0.25*	2.95±0.30

续表

	年龄分布（平均值）				
	20～39岁 （27.0岁）	40～59岁 （49.7岁）	60～79岁 （70.6岁）	80～89岁 （83.6岁）	90～99岁 （93.0岁）
额叶白质					
样本数	21	24	30	24	19
磷脂（µmol/g）	113.6±6.8	107.0±7.9*	100.3±9.0*	91.5±8.1***	85.2±10.2
胆固醇（µmol/g）	127.6±7.4	117.2±9.6**	110.9±10.2*	98.5±12.3***	91.1±12.4
脑苷脂（µmol/g）	52.6±3.4	49.2±3.7	45.8±5.4	39.5±6.3*	37.7±5.1
硫苷脂（µmol/g）	15.2±1.8	13.8±1.7	13.6±2.2	11.0±1.6*	10.8±1.9
唾液酸神经节苷脂（µmol/g）	1.35±0.11	1.39±0.10	1.28±0.11	1.22±0.12	1.10±0.14**
颞叶白质					
样本数	21	24	30	24	19
磷脂（µmol/g）	108.3±10.8	101.5±8.7*	96.1±9.2	88.8±9.0*	81.7±8.5*
胆固醇（µmol/g）	119.0±11.8	108.2±7.9**	104.4±9.2	93.0±13.5**	84.8±12.0
脑苷脂（µmol/g）	50.2±5.7	46.8±3.2	43.7±4.6	42.2±4.5	35.5±7.0***
硫苷脂（µmol/g）	15.1±2.3	13.1±1.5**	12.4±1.9	11.6±1.6	10.0±1.4**
唾液酸神经节苷脂（µmol/g）	1.52±0.16	1.54±0.12	1.42±0.11**	1.39±0.13	1.35±0.10

注：表中数据方差分析仅限于该年龄段的数值与其相邻的上个年龄段的数值进行比较。$*p < 0.05$；$**p < 0.01$；$***p < 0.001$。

上述研究数据仅限于脑组织额叶和颞叶中脂类的情况，又有学者研究了不同年龄来源脑整体或灰质和白质中磷脂的构成情况[28, 1]。该研究结果显示，磷脂在人类脑发育的不同阶段含量呈现一定规律，12周胎儿脑中的磷脂含量约占脑组织干重的13%，足月婴儿脑中的磷脂含量快速增加至约22%，儿童时期缓慢增加，其后直到老年，磷脂含量变化不大，基本保持在20%～30%。磷脂各成分在不同年龄人群的脑组织中的含量也呈一定的变化趋势，胎儿脑中磷脂酰胆碱（PC）约占磷脂总摩尔数的50%，磷脂酰乙醇胺（PE）约占磷脂摩尔数的30%，磷脂酰丝氨酸（PS）、磷脂酰肌醇（PI）以及鞘磷脂（SM）约占总磷脂摩尔数的20%。随着年龄增加，脑灰质中的磷脂组成发生了一定的变化：PC摩尔百分数降低至35%～40%，PE增加至35%～40%，而SM从5%增加到10%

（表1-3）。

表1-3 不同年龄人类脑组织中磷脂含量及构成

年龄或人群	脑组织	总磷脂（g/100 g）脑组织干重	磷脂摩尔百分数（%）				
			PE	PS	PI	PC	SM
12周龄（胎儿）	全脑	12.6	28.6	13.2	2.9	50.8	4.6
35周龄（胎儿）	全脑	22.5	31.5	13.9	3.3	46.6	4.7
足月儿	灰质	21.5	28	14.4	3.4	46.7	7.4
	白质	20.4	31	14.2	4.3	45	5.5
1月龄（女）	灰质	21.7	34.9	14.4	3	41	6.8
	白质	24.5	34.5	16	3.2	38.3	8.1
7月龄（男）	灰质	23.8	34.4	14.2	2.8	39.2	9.4
	白质	26.6	33.7	16	2.6	34.5	13.2
4岁（女）	灰质	23	35.4	13.6	2.2	37.9	10.9
	白质	30.7	35.9	20.5	1.9	25.6	16.1
16岁（男）	灰质	24.6	36.1	13.3	2.6	37.1	10.9
	白质	29.7	35.2	21.1	2.3	24.6	16.9
26岁（女）	灰质	21.7	33.6	11.4	4.4	39.7	10.9
	白质	31.3	33.2	19.6	3.1	25.8	19.6
52岁（女）	灰质	26.1	35.6	13.9	3.2	36.9	10.4
	白质	30.8	33.9	20.3	2.4	25.1	18.3
81岁（男）	灰质	24.9	37.0	12.4	3.1	37.5	9.0
	白质	30.7	37.1	19.8	2.1	25.0	16.0
82岁（男）	灰质	24.8	36.8	12.7	4.1	35.5	10.9
	白质	28.7	36.4	19.3	2.7	25.3	16.3

　　脑中脂肪酸的组成特别且多样，包括高含量的多不饱和脂肪酸（PUFA），其对于脑结构和功能非常关键，尤其是花生四烯酸[AA，C20:4（n-6）]和二十二碳六烯酸[DHA，C22:6（n-3）]等[29]。表1-4中列出了前人研究成果中不同磷脂类型中最主要的几种脂肪酸的构成情况[28]，这几种最主要的脂肪酸分别是棕榈酸（palmitic acid，C16:0）、硬脂酸（stearic acid，C18:0）、油酸[oleic acid，C18:1（n-9）]、花生四烯酸[ARA，C20:4（n-6）]、二十二碳四烯酸[docosatetraenoic acid，C22:4（n-6）]以及二十二碳六烯酸[DHA，C22:6（n-3）]。该研究发现[28]，脑组织中四种主要磷脂的脂肪酸构成均有一定的特点，且脂肪酸在灰质和白质中的分布也不同。各年龄段大脑皮层（也就是灰质）的磷脂PE中最主要的脂肪酸均为C18:0，并且占比为约30%。年轻脑组织中，亚油酸酯系列的多不饱和脂肪酸占有更高的比例，C20:4（n-6）和C22:4（n-6）共占到约25%，随着年龄的增加，二者的比例逐渐下降，但是亚麻酸系列的脂肪酸[C22:6（n-3）]呈逐渐增加的趋势，从胎儿期的近20%增加到老年脑中的近35%。白质中的PE所含脂肪酸与灰质中有所不同：C18:1是儿童和成人脑白质中PE的主要脂肪酸，且占到约40%，但是C18:0只占到约10%；亚油酸系列的脂肪酸与灰质中比例基本相同，但是C22:4（n-6）的含量要高于C20:4（n-6）；C22:6（n-3）亚麻酸系列的脂肪酸比例随年龄增加而有所降低，且C22:6（n-3）在儿童早期之后在白质中的含量是相对少的，且不随年龄增加而增加。PS和PE中脂肪酸构成的主要区别在于，PS中的亚油酸家族的脂肪酸含量低了很多，但是C18:0却高了很多。成人脑白质PS中含有低浓度的多不饱和脂肪酸，但是C18:0和C18:1的含量却达到了约80%。与PE类似，白质PS中C18:1的含量远高于灰质中的含量。PI中脂肪酸的构成特点是，C18:0和C20:4（n-6）的含量高，C16:0和C18:1的含量中等，而其他脂肪酸的含量低于20%，且PI中的亚麻酸系列的脂肪酸含量非常低。与其他脑磷脂类似，白质PI中的单不饱和脂肪酸的比例高于灰质中的含量。而灰质和白质中PI中的C20:4（n-6）占比差异相对较小。PC中的多不饱和脂肪酸的比例非常低，其主要的脂肪酸为C16:0和C18:1，灰质PC中C16:0的比例更高，而成人白质PC中C18:1的比例更高。

　　虽然一些脂肪酸在人体内可以被合成，但必需脂肪酸只能由循环系统转运至脑供其利用。最新的研究表明脑中的脂肪酸存在一个动态变化的过程，每天约有8%的长链多不饱和脂肪酸会发生更新，被来自血清中的脂肪酸替代，而脂肪酸能够穿过血脑屏障进入脑神经细胞[30]。

表 1-4　不同年龄脑组织中磷脂的脂肪酸构成

	12周龄胎儿	35周龄胎儿	足月儿	1月龄女婴	7月龄男童	4岁女童	16岁男性	26岁女性	52岁女性	81岁男性	82岁男性大脑
大脑灰质中磷脂酰乙醇胺（PE）的脂肪酸构成（%）											
C16:0	10.6	6.9	7.6	6.4	6.5	5.0	6.0	5.9	5.7	6.3	6.8
C18:0	30.0	29.1	32.8	34.6	27.8	30.1	29.8	30.4	28.4	29.6	27.2
C18:1	13.3	9.8	8.5	8.7	10.3	8.8	10.2	8.7	10.3	9.1	9.8
C20:4(n-6)	17.3	17.8	14.9	16.5	16.4	16.7	13.0	13.2	11.2	9.9	10.3
C22:4(n-6)	9.5	10.1	10.6	11.1	11.7	9.9	8.4	8.3	7.7	7.0	6.3
C22:6(n-3)	10.8	18.3	17.1	16.1	16.9	22.3	27.0	28.6	30.5	31.4	33.9
大脑白质中磷脂酰乙醇胺（PE）的脂肪酸构成（%）											
C16:0			7.8	5.9	5.0	4.8	4.9	6.2	3.4	4.7	5.4
C18:0			28.9	28.7	13.8	10.2	9.6	13.8	9.3	17.6	10.7
C18:1			7.6	13.0	23.6	35.2	38.3	43.2	38.9	39.7	40.4
C20:4(n-6)			16.2	15.1	13.4	9.5	8.4	7.9	8.3	7.7	9.2
C22:4(n-6)			13.3	13.3	19.6	18.0	18.6	13.4	16.5	10.6	12.8
C22:6(n-3)			17.7	15.2	8.7	5.7	5.7	3.0	7.5	8.6	8.3
大脑灰质中磷脂酰丝氨酸（PS）的脂肪酸构成（%）											
C16:0	10.9	4.6	4.2	3.0	4.6	5.4	3.6	2.9	4.2	4.7	3.7
C18:0	41.1	41.9	47.4	49.9	48.6	47.4	50.1	43.6	45.3	46.9	40.6
C18:1	10.3	8.2	6.8	9.6	9.5	12.0	17.5	10.7	17.5	14.0	14.2
C20:4(n-6)	6.6	5.7	4.3	3.8	3.1	2.4	1.8	2.0	1.8	1.7	2.2
C22:4(n-6)	9.4	9.5	10.7	7.7	6.3	4.6	3.5	5.0	3.0	3.1	3.2
C22:6(n-3)	13.7	20.5	18.2	18.7	18.1	21.5	18.1	30.7	23.2	24.9	29.8

续表

	12周龄胎儿	35周龄胎儿	足月儿	1月龄女婴	7月龄男童	4岁女童	16岁男性	26岁女性	52岁女性	81岁男性	82岁男性大脑
大脑白质中磷脂酰丝氨酸（PS）的脂肪酸构成（%）											
C16:0			3.0	3.3	4.6	4.0	3.4	1.8	1.9	6.0	4.4
C18:0			45.4	50.1	47.3	43.9	43.7	45.7	44.1	42.0	39.1
C18:1			6.6	19.1	26.2	36.5	40.0	38.1	41.4	41.5	42.0
C20:4（n-6）			4.5	4.3	3.2	2.1	1.6	1.4	1.2	1.1	1.8
C22:4（n-6）			11.3	5.8	4.2	2.6	2.1	2.0	1.6	1.2	1.9
C22:6（n-3）			19.3	10.3	6.1	2.5	1.3	0.9	1.3	1.3	1.9
大脑灰质中磷脂酰肌醇（PI）的脂肪酸构成（%）											
C16:0	18.3	15.9	18.1	14.0	11.4	10.4	15.9	14.0	9.0	14.3	8.1
C18:0	33.1	33.5	33.7	40.2	41.5	39.7	37.8	34.9	39.1	37.2	38.0
C18:1	11.9	10.3	9.9	8.2	8.6	8.0	12.7	12.6	13.0	9.9	8.9
C20:4（n-6）	26.6	32.2	29.5	29.0	27.2	31.6	22.5	28.2	28.5	26.9	33.2
C22:4（n-6）	1.5	1.2	1.3	1.4	1.7	1.2	1.4	1.5	1.6	1.1	1.7
C22:6（n-3）	1.2	1.9	1.5	2.5	3.6	3.0	5.3	4.0	4.8	5.3	5.3
大脑白质中磷脂酰肌醇（PI）的脂肪酸构成（%）											
C16:0			17.0	11.7	11.4	16.1	16.5	15.9	9.4	11.5	10.0
C18:0			35.6	41.0	37.1	34.8	35.2	32.4	34.7	33.8	32.5
C18:1			8.7	9.1	15.0	19.3	18.5	19.5	24.7	21.4	19.3
C20:4（n-6）			32.8	29.8	24.4	19.2	17.1	17.3	18.7	18.0	21.4
C22:4（n-6）			0.7	1.3	2.4	2.0	2.4	2.4	2.3	1.9	2.6
C22:6（n-3）			1.3	2.1	3.0	0.9	1.9	1.1	1.5	3.3	3.8

续表

	12周龄胎儿	35周龄胎儿	足月儿	1月龄女婴	7月龄男童	4岁女童	16岁男性	26岁女性	52岁女性	81岁男性	82岁男性大脑
大脑灰质中磷脂酰胆碱（PC）的脂肪酸构成（%）											
C16:0	52.8	51.7	52.4	46.4	47.1	43.5	48.9	44.0	45.9	45.7	45.7
C18:0	8.3	7.3	9.1	9.6	12.1	13.5	11.7	11.6	11.2	9.6	9.9
C18:1	23.7	23.7	21.5	25.9	25.7	29.0	29.0	29.5	30.3	30.9	28.4
C20:4 (n-6)	3.0	3.0	4.2	6.1	5.0	5.2	3.8	5.5	3.6	4.5	4.7
C22:4 (n-6)	0.5	0.5	0.7	0.8	0.7	0.7	0.7	0.8	0.5	0.5	0.6
C22:6 (n-3)	0.7	0.8	0.9	1.7	1.5	1.5	0.8	2.6	2.5	2.7	3.6
大脑白质中磷脂酰胆碱（PC）的脂肪酸构成（%）											
C16:0			52.8	41.9	37.3	30.9	30.4	30.8	30.2	30.0	31.4
C18:0			9.1	11.9	14.5	14.5	15.2	15.3	12.9	12.8	12.2
C18:1			21.5	30.1	34.6	44.5	45.8	44.0	47.1	46.3	46.7
C20:4 (n-6)			5.0	5.0	3.2	2.1	2.0	2.0	1.9	2.0	2.1
C22:4 (n-6)			0.8	0.4	0.7	0.8	0.7	0.9	0.8	0.7	0.6
C22:6 (n-3)			1.0	1.5	0.6	0.5	0.2	0.4	0.3	0.6	0.6

注：表中数值为甲酯的重量百分比。

1.2.2.2　蛋白质与氨基酸

蛋白质也是人类脑组织的重要成分，其在脑组织中主要有两方面作用：一是形成脑细胞内部的支撑结构和不同细胞间的连接，二是对脑细胞间通信的化学反应的控制（酶和神经递质等）。有研究分析了人类脑组织不同区域蛋白质含量情况[31]（表1-5），结果发现人类脑组织大部分区域的蛋白质含量占到脑组织鲜重的9%～10%，脑不同部位的蛋白质含量差异并不明显，老年人端脑中蛋白质含量有高于成人的趋势，但在端脑的大部分区域这种差异并不显著。丘脑区域的蛋白质含量占到鲜重的10%～11%，稍高于下丘脑和中脑（8%～10%），随年龄增加，并没有出现蛋白质含量增加或减少的趋势。后脑（包括脑桥、髓质和小脑）的蛋白质含量平均约为9%，老年人与成人含量接近。然而与上述观察到的现象不同的是，许多特定功能的酶和蛋白质在脑中的分布具有明显的区域性，这与脑的功能呈现明显的区域性是一致的。例如，谷氨酰胺合成酶、酪氨酸激酶以及促生长素抑制素等，均具有特定的功能，因而在脑组织中的分布也具有特异性[31]。尽管如此，可能有更多的蛋白质在脑组织中的分布并不具有明显的特异性，且不同蛋白质的分布方式也各不相同，因而导致脑组织中不同区域的蛋白质的总量差异并不十分明显。有研究分析了11只大鼠脑组织中的数百个蛋白质的分布情况，结果发现，大多数的蛋白质在脑中不同区域的含量接近[32]。蛋白质随年龄的改变既包括代谢物和蛋白酶含量的改变，也包括酶活性的改变，还包括蛋白质结构和稳定性的改变等。另外需要说明的是，神经元的寿命可能和人的寿命一样长，其结构相对稳定，但是其中的蛋白质却不断在合成和分解，形成一个动态平衡的过程[33]，而中枢神经系统需要不断从食物中的蛋白质获取氨基酸如色氨酸、酪氨酸、组氨酸和精氨酸等来满足脑对于蛋白质的需求[34]。

表 1-5 人类脑组织不同区域蛋白质含量（mg/g ± SEM）

人脑不同区域	成人	老年人
端脑（telencephalon）（大脑半球）		
额叶皮层（frontal cortex）	82±6	106±3
躯体运动皮层（somatomotor cortex）	85±7	106±4
体感皮层（somatosensory cortex）	102±4	105±5
扣带皮层（cingulate cortex）	96±4	101±4
枕叶（视）皮层[occipital（optic）cortex]	104±3	108±2
隔膜（septum）	96±10	84±7
尾状核（caudate nucleus）	111±3	114±4
壳核（putamen）	110±4	116±3
苍白球（globus pallidus）		
内区（inner zone）	105±5	109±6
外区（outer zone）	108±9	105±4
杏仁核（amygdala）	98±6	112±2
海马体（hippocampus）	92±3	105±2
海马旁皮质（parahippocampal cortex）	99±4	99±6
丘脑（thalamus）		
前丘脑核（anterior thalamic nucleus）	103±6	97±6
腹侧丘脑核（ventral thalamic nucleus）	114±7	118±3
后内侧丘脑核（posteromedial thalamic nucleus）	97±7	104±4
丘脑枕（pulvinar）	100±4	98±4
外侧膝状体（lateral geniculate body）	113±5	122±5
内侧膝状体（medial geniculate body）	103±7	122±6
下丘脑（hypothalamus）		
视前区（preoptic area）	88±6	94±7
前下丘脑（anterior hypothalamus）	88±6	84±4
内侧下丘脑（medial hypothalamus）	93±3	73±3
下丘脑外侧（lateral hypothalamus）	101±8	90±7
下丘脑后侧（posterior hypothalamus）	75±7	79±6
乳头体（mamillary body）	98±6	92±2

续表

人脑不同区域	成人	老年人
中脑（midbrain）		
黑质（substantia nigra）	99±5	114±8
红核（red nucleus）	102±5	114±6
中央灰质（central grey matter）	89±7	71±6
中缝背核（dorsal raphe nucleus）	84±6	80±5
上丘（superior golliculus）	92±7	83±5
下丘（inferior colliculus）	90±3	88±6
脑桥（pons）		
脑桥核（pontine nucleus）	93±5	96±5
脑桥被盖（pontine tegmentum）	87±5	95±2
前庭神经核（vestibular nucleus）	88±5	100±8
蜗神经核（cochlear nucleus）	87±5	87±3
髓质（medulla）		
网状结构（reticular formation）	88±4	98±5
脊髓三叉神经核（spinal trigeminal nucleus）	98±4	99±6
下橄榄核（inferior olive nucleus）	93±5	95±6
延髓腹外侧（ventrolateral medulla）	83±8	85±5
薄束核（gracile nucleus）		81±6
楔束核（cuneate nucleus）	98±8	77±6
小脑（cerebellum）		
小脑皮质（蚓部）[cerebellar cortex（vermis）]	97±5	96±3
小脑核团（cerebellar nucleus）	102±3	89±2
小脑白质（cerebellar white matter）	99±4	
脊髓（spinal cord）		
颈椎脊髓（cervical spinal cord）	87±3	90±12

注：表中脑组织单位重量为鲜重。

影响脑功能的氨基酸大致可以分为两类。一类是与神经传导物质相关的氨基酸，包括色氨酸、苯丙氨酸等芳香族氨基酸，它们是合成神经传导物质的前体，如血清素、多巴胺及去甲肾上腺素等，同时也包括谷氨酸和天冬氨酸等酸性氨基酸，它们本身就是脑的神经传导物质[35]；另一类是非神经传导物质的氨基酸，如丙氨酸、异亮氨酸、亮氨酸等[36]。有学者研究了成人脑前叶中的氨基酸含量[25]，结果发现（表1-6）与神经递质相关的氨基酸中谷氨酸和谷氨酰胺的含量最高，分别达到了每毫克蛋白102.4 nmol和49.5 nmol，其次是天冬氨酸、γ-氨基丁酸及牛磺酸。而事实上，谷氨酸建立起了中枢神经系统中最主要的兴奋性神经递质，有80%～90%的脑突触是谷氨酸能突触[37]。额叶皮层中与神经传导物质无关的氨基酸中含量最高的是丙氨酸，其次是丝氨酸[36]。

表1-6 脑额叶皮层中的氨基酸含量

氨基酸	浓度（nmol/mg 蛋白）	氨基酸	浓度（nmol/mg 蛋白）
与神经传导物质相关的氨基酸		与神经传导物质无关的氨基酸	
γ-氨基丁酸	14.5±2.9	丙氨酸	7.53±1.63
天冬酰胺	0.92±0.44	异亮氨酸	0.66±0.31
天冬氨酸	19.1±3.9	亮氨酸	1.26±0.36
谷氨酸	102.4±15.5	鸟氨酸	0.64±0.28
谷氨酰胺	49.5±13.7	丝氨酸	5.87±1.99
同型半胱氨酸	0.26±0.14		
苯丙氨酸	0.85±0.34		
牛磺酸	12.2±3.0		
色氨酸	0.74±0.30		

注：脑组织样本捐献者年龄为（43±13）岁，其中男性11人，女性6人。

1.2.2.3 糖类

细胞表面有复杂排列的一系列寡糖、糖蛋白及糖脂。这些糖类携带丰富的信息，参与调控一系列的细胞活动，如细胞迁移、增殖、转录调节及分化等。糖化是转录后修饰的一个最为特别的方式，人体中约有50%的蛋白质会经历这一过程。糖化使得复杂的细胞信号转导又增加了一个维度，扩展了细胞调节蛋白的功能。对聚糖结构的修饰可能非常多变和复杂，既可以是在原有结构的基础上增加一个寡糖，也可以是增加一个由上百个单糖呈线性或支链结构排列的多糖，这种化学结构的多样性使得聚糖的功能更加丰富，包括对结构稳定性和蛋白水解的保护，再到蛋白质识别和细胞信号转导网络的调控等。越来越多的研究结果显示，聚糖对于神经系统发育和功能具有关键的作用，而某些聚糖结构的缺陷会直接导致疾病的发生，如先天性糖基化障碍等。目前研究较多的糖基包括唾液酸（sialic acid，Sia）、α-L-岩藻糖（Fuc）、O-乙酰葡糖胺（O-GlcNAc）、葡糖氨基葡聚糖（GAG）及其衍生物等[38]。

唾液酸参与众多有趣的生物现象，包括细胞-细胞识别、黏附、胞内信号转导等，因而也与许多疾病的发生关系密切，如癌症、炎症以及病毒感染等，长期以来备受关注[35]。唾液酸是由9个碳原子骨架构成的α-酮酸的一系列化合物，通常称为神经氨酸及其衍生物，包括N-乙酰神经氨酸（Neu5Ac）、N-糖基神经氨酸（Neu5Gc）和脱氨基神经氨酸（KDN）等。除了上述基本构型外，有超过50种不同的唾液酸结构被发现，它们都是通过4、5、7、8位的碳或9位的羟基经乙酰化、甲基化、乳酸化、硫化、磷酸化等途径衍生而来[38]。人体中唾液酸表达最多的器官是脑，它们调节神经元的生长和可塑性、调节轴突髓鞘和鞘磷脂的稳定性，并且参与成熟神经元连接的重塑过程[39]。

α-L-岩藻糖通常是作为糖蛋白和糖脂的端基上的单糖，并通过N和O与之相连，它经常作为蛋白质重要的分子识别元件。α-L-岩藻糖与其他天然存在的糖类不同，因为它是只有L构型的一种脱氧己糖。它通过不同碳位的连接使得聚糖形成多种结构。岩藻糖基化的聚糖在众多生理和病理途径中发挥重要作用，如白细胞黏附、宿主-微生物互作以及神经发育等过程。虽然它们在脑中作用的相关研究还很少，但已有证据表明岩藻糖基化的聚糖可能在神经发育、学习活动、记忆过程中发挥重要作用[38]。

O-乙酰葡糖胺糖基化是通过共价键将β-N-乙酰葡糖胺连接到蛋白质的丝氨酸或苏氨酸残基上。与其他糖基化过程不同的是，该糖基化过程是动态且可逆的，这一过程只在胞内蛋白上进行，类似于蛋白的磷酸化过程。很多蛋白质都是经过了这一糖化过程的修饰，包括转录因子、核孔蛋白、细胞骨架蛋白及突触蛋白等。因此，该糖基化在转录、细胞凋亡、信号转导、营养感知及蛋白酶体降解等诸多过程中发挥作用。同时，该糖基化同样参与细胞胁迫反应，氧化、渗透压、代谢及化学压力的改变均会触发该糖基化过程。O-乙酰葡糖胺糖基化在神经系统中扮演重要角色，因此相关的糖基化和去糖基化的酶在脑组织中表达得最多，且超过50种的神经蛋白被该糖基化过程所修饰[38]。

葡糖氨基葡聚糖是经过硫化的线性排列的糖聚合物，是细胞外基质的核心成分，参与一系列生物功能过程，包括血液的凝集、血管生成、肿瘤生长和转移、轴索生长、脊髓损伤和发育等。葡糖氨基葡聚糖由重复的己糖酸-己糖胺二糖单元构成，其为二糖单元介于10～200之间具有不同碳架结构的聚糖，而碳骨架上不同部位羟基的不同程度的硫化，使得该聚糖的结构更加丰富。现有证据显示，该聚糖不同的硫化过程对于其生物活性的调节具有重要意义，因此能够对机体发育产生深远影响。例如，硫酸乙酰肝素（HS）和硫酸软骨素（CS）这两种葡糖氨基葡聚糖的硫化类型在脑发育的整个过程中都在改变，且在脑的不同特定区域中CS的硫化类型不同，二者的硫化类型同样具有器官和年龄的特异性，因此，HS和CS的硫化模式受到神经元发育所需的精细的时空控制的严格调控[38]。

脑中的糖类除了上述功能外，还有一个非常重要的功能是为脑组织供能，而为脑组织供能的糖类主要是葡萄糖。脑组织的重量仅约占到人体体重的2%，但是却消耗了整个人体所需能量的20%。脑组织主要的能量来源是葡萄糖，因此葡萄糖对于脑的重要性不言而喻。此外，葡萄糖也作为信号分子来告知脑组织其血流中葡萄糖浓度的任何变化，以保证脑组织中葡萄糖浓度的稳定[40]。

1.3 影响脑发育的因素

智力发育是每个家庭对孩子的生长发育最为关注的要素之一，而影响智力发育的因素主要有先天遗传因素和后天环境因素两大方面。

1.3.1 遗传因素

智力是一种推理、抽象思维和有效适应环境的能力，涉及心理学、神经生物学和遗传学等不同研究领域。从20世纪后期以家庭、双生子和收养家庭为基础的基因检测和智力相关研究表明基因对个体智力差异有重大影响，从而证实了遗传因素对认知过程的影响[41]。全基因组关联研究已确定遗传基因组序列差异占智力遗传度的20%～50%[42]。关于智力遗传背景的研究主要集中在多巴胺能系统、肾上腺素能系统基因，以及脑源性神经营养因子和氧化应激基因，对这些基因的多态性研究结果表明，智力特征不仅受遗传因素的影响，还受环境因素的影响[43]。在中国开展的双生子研究发现，6～18岁儿童总智商遗传度为0.63，10～14岁和15～18岁儿童总智商遗传度分别为0.78和0.79，高于6～9岁儿童[44]。由此可见智力受遗传与环境的共同作用，并且随着年龄的增长，智力受遗传基因的影响越来越大，智力水平也越来越固化。另外，母亲怀孕年龄、孕前父母的生理节律、孕期母亲健康状况，是否不当使用药物、接触放射性元素，以及是否有不良生活习惯和传染病等都是影响脑发育的遗传因子，严重者会导致子代智力低下。因此，父母拥有健康的生活习惯和良好的身体素质是保障子代智力水平的先决条件。

1.3.2　环境因素

1.3.2.1　营养影响脑发育的机制

在生命最初的1000天里，脑组织快速生长发育，在脑这种高度功能专业化的器官中，细胞逐渐分化，同时慢慢失去可塑性而发育成高度分化的细胞。这一时期的生长速度在整个生命周期中是最高的。生命早期的营养（产前和新生儿）是一个可以深刻影响脑发育的基本环境因素。营养缺乏非常容易导致脑损伤。脑是一个异质性器官，它由不同的解剖区域（如海马体、皮层和纹状体等）组成，其发育需要有不同的过程（如神经元增殖、髓鞘化等），这些区域和过程都需要匹配针对其功能特性的独特的营养。这些区域或过程都有两个关键时期：关键期和敏感期。关键期是指对某种能力学习最为重要的时期，此时脑对某一方面的刺激最为敏感，一旦遭遇损伤就会造成不可逆转的长期后果，可能终身难以弥补。敏感期是指某种能力发展过程中，特定环境影响能起到较大作用的时期，此时脑对外部刺激特别敏感，更容易受到环境的影响，如营养缺乏，但这种影响并不是永久性的。可以说，在脑的整个发育过程中存在一系列的营养和组织特异性的关键时期，营养缺乏对脑脆弱性的影响程度取决于两个主要因素：营养缺乏的时间和当时脑特定区域对营养的需求。关键期脑区域构建失败将导致永久性后果，例如残余结构缺陷、持续性的神经化学和电生理异常以及基因表达改变，这将进一步导致认知、社交、情感、神经和精神方面短期和长期的不良健康后果。因此，充足的营养摄入确保了脑的协同发展，以及创造了完整的健康的脑结构[45]。

1.3.2.2　喂养方式

母乳既能为婴幼儿提供全面丰富的营养，又有利于建立良好的亲子关系，母乳喂养过程中的目光对视、情感交流和皮肤接触，能为婴儿脑发育提供舒适安全的刺激，培养良好的个性心理。对全国九地区 973 名学龄前儿童的调查研究发现，出生后前 4 个月纯母乳喂养和混合喂养的儿童智力水平显著高于纯配方奶粉喂养[46]，与张烈民、何自力等的研究结果一致[47, 48]。另外，有研究发现，冬季时婴儿厚重的着装会阻碍其运动能力的发展和对周围环境的探索[49]，所以冬季在室内需尽量减轻婴儿衣物束缚，加强身体机能的训练。

除此之外，摄入过多甜食、精细化喂养、母乳喂养不当、儿童挑食等情况会引起营养素摄入不足、不均衡，影响脑和智力发育。研究表明，吃饭时看电视、使用塑料餐具、非独立进食与幼儿的智力发展指数（MDI）呈负相关[50]。这些不良喂养和生活方式，需家长与幼儿共同纠正与改善。

1.3.2.3　社会和家庭

社会环境是指地理环境、居住环境、社交环境等，这些因素从出生起便影响着儿童智力发育和行为方式的形成。其中，早期教育对儿童智力发展有极显著的促进作用（$p < 0.0001$）[47]。早期教育是通过对 0～3 岁正常儿童提供一系列丰富而适宜的环境刺激，促进脑神经细胞间的突触联系，让儿童在感知觉、

认知、语言、动作、社交等方面的能力有较好的发展。早期教育的形式多样，但需要根据每个儿童自身的身心特点和发育规律，把握好儿童特定能力和行为发展的敏感期对儿童进行引导和训练，切不可强行灌输和拔苗助长。适宜的早期教育可充分提升脑的潜力，促进智能发展，并且这种作用会随着婴幼儿月龄的增大而更加显著[51]。

婴幼儿出生后最先接受的环境刺激来自父母和家庭，家庭的社会经济状况是影响后代智力发展的重要因素。研究显示，家庭的社会经济状况良好的儿童，其身体状况和社会适应能力更好，自信心更强。同时，家庭也能为子女智力发育提供充足的营养和教育支持。关于家庭教育方式对儿童智力发育的调查发现，教育型（包括说服、民主、鼓励、宽容、情感）为主的家庭，儿童智商优秀率为58.54%，显著高于严厉型和放任型，并且放任型家庭养育的儿童智商优秀率仅为10.53%[52]。父母是儿童的第一模仿对象，父母的情绪和行为直接影响儿童的情感、意志的养成，对儿童的智力发展起着潜移默化的作用。父母的文化程度高、婚姻和谐、更多有效陪伴，儿童的精神状态、生活习惯和学习成绩会相对较好，不容易出现行为问题，相应能促进儿童的智力发展。

儿童的生长发育随年龄增长遵循一定的总体规律，但是不同个体之间受先天遗传和后天环境因素的影响，发育的结果千差万别。不仅要重视先天因素，优生优育，使生命的孕育有一个良好的开端，更要注重后天因素——营养全面、身体健康和良好意志品质的培养，因为这些因素影响着儿童智能的发展和智慧潜能的发挥。

1.4　促进脑及神经认知行为发育的研究

脑是一个复杂的、动态的系统，其结构和功能是在发展的过程中形成的。但是受学习、训练及经验等因素的影响，大脑皮层会出现结构的改变以及功能的重组，也就是所谓的可塑性。脑成熟的过程需要多种形式的信息输入。这些输入一方面包括生物体内部的分子信号转导和脑的跨区域活动，另一方面则主要来源于外部的刺激[5]。前者基于充足、均衡的营养并且受到基因的严格调控，后者则主要取决于个体的生活经历、行为和所处的环境。本章将从营养和个体行为经历方面讨论其对脑和智力发育的促进作用。

1.4.1　营养素促进脑发育的研究

1.4.1.1　蛋白质

氨基酸是蛋白质的基本组成单位，是脑发育至关重要的营养素，也是 DNA 和 RNA 合成和维持的必需营养成分。改善生命早期蛋白质摄入对未来认知发展至关重要。20 世纪 60 年代末和 70 年代初，在危地马拉进行的一项具有里程碑意义的研究也证明了早期营养，特别是蛋白质的摄入对儿童神经发育的重要性。在这项研究中，四个村庄的母亲和儿童分别被给予两种不同的膳食补充剂，一种既含蛋白质又含热量（Atole，每杯 11.5 g 蛋白质和每杯 163 kcal）（1cal=4.18J），另一种只含有热量（Fresco，每杯 59 kcal）。在青春期进行的一系列测评中发现，早年摄入 Atole 的受试者在认知、数字、阅读和词汇方面的得分显著高于早年摄入 Fresco 的受试者；在信息处理方面摄入 Atole 的受试者表现出更快的反应速度[53]。

1.4.1.2　长链多不饱和脂肪酸

长链多不饱和脂肪酸（LC-PUFA），特别是二十二碳六烯酸（DHA）和花生四烯酸（ARA）对脑发育非常重要。在妊娠期最后 3 个月孕妇可以将 LC-PUFA 传递给胎儿，足月儿全身 DHA 的含量约为 3800 mg[54]。出生后，母亲通过母乳将 LC-PUFA 传递给婴儿，母乳是丰富的 DHA 来源，这也是母乳喂养婴儿比配方奶粉喂养婴儿具有更高认知能力的原因[55]。多项临床研究也证实了婴幼儿补充 LC-PUFA 对脑及神经认知行为发育的重要性。Birch 等[56] 的研究考察了补充不同剂量 DHA 对 12 月龄配方奶粉喂养婴儿视力的影响，结果发现婴儿奶粉中添加 0.23% 的 DHA 可提高视力；LC-PUFA 对神经认知行为的研究结果显示，与未补充 DHA 或其含量更高或更低时相比，在出生后第一年补充 0.64% 的 DHA 的婴儿，在其9岁时多模态磁共振成像（MRI）随访研究结果显示前额叶和顶叶区域之间表现出更强的连通性[54]。Colombo等[57]的研究发现婴儿时期补充LC-PUFA的儿童在其3～5岁时的规则学习和抑制训练，以及5岁时的图片词汇测试和6岁时的学龄前智力测试结果中观察到了积极的影响。

1.4.1.3　矿物质和维生素

铁是神经系统发育所必需的微量元素，主要分布于苍白球、黑质、红核、丘脑、尾状核和伏隔核等多巴胺能区域。铁缺乏可导致实验动物非血红素铁浓度降低，多巴胺D_2受体数量下降，且学习能力受损。一定程度的铁缺乏即可引起机体行为异常，而重度铁缺乏将导致神经心理功能损伤[58]。我国的一项探讨铁缺乏对婴幼儿早期识别记忆的影响的研究发现出生时铁缺乏的婴儿比出生时铁正常的婴儿识别记忆能力差[59]；另一项在我国河北开展的婴儿期铁补充的随机对照试验（RCT）结果发现婴儿期补充铁比不补充或仅在孕期补充相比，9月龄时大运动得分提高了0.3 SD[60]。

锌在海马、下丘脑等大脑边缘系统含量丰富，与脑功能及行为密切相关。妊娠期和较大婴儿期是缺锌风险较高的时期[58]。许多临床前研究表明锌在神经发育过程（如神经发生、神经元迁移、突触发生和髓鞘形成）与调节细胞内和细胞间信号（GABA能神经元）中发挥关键作用[61, 62]。已有研究报道严重锌缺乏会导致严重的脑结构畸形[63]。一项针对秘鲁婴儿开展的双盲随机对照临床试验研究发现锌有助于维持生命早期两年的正常神经发育[64]；两项小型病例对照研究显示低锌水平与多动症之间存在相关性[65]。

叶酸（folic acid，FA）又名蝶酰谷氨酸，在体内以活性形式存在，是维持机体正常生命周期与生长发育过程的一类必需营养物质，人体只能通过日常饮食获得。在孕期，叶酸水平低的孕妇其后代神经管缺陷和先天性心脏缺陷的风险增加[66]；在儿童生长发育期，叶酸可以促进神经系统进一步发育；在成人中，低叶酸水平与心血管疾病死亡率、认知功能障碍和多种癌症的风险增加有关[67]。在胎儿期，孕妇叶酸摄入不足，可能会干扰胎儿脑发育和功能，导致神经解剖学、神经化学和神经代谢变化，这些变化包括限制髓鞘形成和突触连接，以及神经递质水平的变化（如5-羟色胺、多巴胺、去甲肾上腺素和乙酰胆碱等）[68]。孕妇补充叶酸可预防神经管畸形（NTD）。一项针对256对母子的纵向队列研究，采用MRI技术测量了子代的脑容量，结果发现孕妇在妊娠后期叶酸缺乏与其子代6～8岁的脑容量减少有关[69]。多项研究探讨了孕期高于推荐剂量0.4 mg/d补充叶酸与子代认知的关系。有研究显示，孕妇在妊娠后期补充5 mg/d的叶酸与孩子在出生后2年内词汇量和语言能力提高有关[70]。另一项欧洲的研究显示，与每日摄入0.4 mg/d叶酸的孕妇相比，每日摄入1 mg/d叶酸的孕妇，其子代在儿童时期语言和认知发展更好[71]。

1.4.1.4 新型功能活性成分

乳脂肪球膜（milk fat globule membrane，MFGM）是包裹乳脂肪球的一层很薄的膜，它的横截面直径为10～20 nm[72]。乳脂肪球膜是由磷脂、鞘脂及多种蛋白质组成的包括活性蛋白和极性脂质的复杂三层结构。其中，乳脂肪球膜蛋白质占乳蛋白总量的1%～4%，主要包括乳凝集素、嗜乳脂蛋白、还原酶、脂肪酸结合蛋白等，据报道在各种细胞中发挥重要作用[73]；极性脂质包括磷脂（如磷脂酰胆碱、神经鞘磷脂、磷脂酰丝氨酸、磷脂酰乙醇胺和磷脂酰肌醇）和鞘脂类（如神经节苷脂）。磷脂是脑细胞生物膜的主要成分，神经节苷脂是一类含有唾液酸的鞘糖脂[72]。乳脂肪球膜是母乳中众多有益成分之一，越来越多的证据表明乳脂肪球膜及其成分支持婴幼儿的生长发育，对免疫、脑发育和认知、肠道功能和代谢产生多种积极的影响[74, 75]。

2014～2021年，瑞典开展的一项针对240名小于2月龄健康婴儿的临床研究发现，喂养至4月龄时，添加乳脂肪球膜的试验配方奶粉组（磷脂70 mg/100 ml，鞘磷脂15.75 mg/100 ml）婴儿的血浆中鞘磷脂、磷脂酰胆碱和神经酰胺含量高于标准配方奶粉组（磷脂30 mg/100 ml）[76]。12月龄时，Bayley婴幼儿发育量表（BSID）评价显示，试验组评分与母乳组类似，并显著高于标准配方奶粉组（$p=0.008$）[77]；由于乳脂肪球膜含有磷脂、鞘磷脂和神经节苷脂等物质，通过乳脂肪球膜带入的几种功能脂质的临床功效也有报道。2012年的一项针对

110名2～8周龄婴儿的临床试验发现，24周龄时神经节苷脂强化试验组（神经节苷脂9 mg/100 g）婴儿的血清神经节苷脂含量和格里菲斯（Griffiths）发育评估量表得分显著高于对照组（神经节苷脂6 mg/100 g），说明提高血清神经节苷脂水平对认知发育有益[78]；2013年日本的一项针对24名低出生体重儿的临床研究表明，鞘磷脂强化奶粉组（鞘磷脂40 mg/100 g）和对照乳粉组（鞘磷脂26 mg/100 g）分别喂养18个月后，鞘磷脂强化组婴儿的BSID-II行为评分、Fagan评分和视觉诱发电位潜伏期等指标均优于对照组[79]。2019年报道的一项于我国开展的多中心、双盲对照临床试验，将451名健康足月婴儿随机分配到试验奶粉组（磷脂70 mg/100 ml，其中鞘磷脂约为9 mg/100 ml，神经节苷脂约为1 mg/100 ml）和对照奶粉组，在第365天的Bayley婴幼儿发育量表（第3版）测试中，试验奶粉组的平均认知、语言和运动得分更高（$p < 0.001$）；两组婴儿在第545天的神经发育结果中虽无显著差异，但试验奶粉组婴儿的MacArthur-Bates沟通发展量表得分更高[80]。2021年报道了一项针对我国212名小于14日龄健康婴儿的前瞻性多中心临床试验，结果发现喂养至4月龄时试验奶粉组（鞘磷脂92.2 mg/100 g，神经节苷脂17.9 mg/100 g）婴儿的血清神经节苷脂水平高于对照奶粉组（$p=0.025$）。6月龄时Bayley-III婴幼儿发育量表评估发现试验奶粉组婴儿神经发育情况明显好于对照奶粉组，且与母乳喂养组无显著差异。12月龄时试验奶粉组婴儿的短期记忆明显高于对照奶粉组[81]。

　　胆碱（choline）是一种强有机碱，是卵磷脂和鞘磷脂的重要组成部分。在机体内胆碱的生理功能和磷脂的生理功能有密切联系。迄今为止，关于胆碱支持脑发育的相关研究已经持续了近30年，且这些研究主要围绕在促进海马体发育方面。研究表明胆碱补充的关键时期应在妊娠中期海马神经发生期，以及产后海马神经元快速生长和分化期[82]。2019年报道的一项双盲研究中，从妊娠期最后3个月开始孕妇每天服用930 mg胆碱，其后代在4月龄、7月龄、10月龄和13月龄时具有更快的平均反应速度，这可能反映了胆碱在髓鞘形成中的作用。即使在妊娠后期孕妇每天补充480 mg胆碱，其补充天数和婴儿反应速度之间依然存在线性关系，这表明即使在较低剂量下，长时间补充胆碱也是有益处的，且这种益处可以持续到儿童时期。研究发现每天补充 930 mg 胆碱的孕妇的子代在 7 岁时颜色定位记忆方面的表现显著优于安慰剂组[83]；另一项研究从妊娠早期给予孕妇每天 900 mg 胆碱，产后婴儿每天补充 600 mg 磷脂酰胆碱（约 100 mg 胆碱）并持续 52 周，结果发现婴儿在 40 月龄时脑对听觉刺激的诱发反应抑制增强，并且父母报告的婴儿行为问题较少，且表现出更好的注意力和较少的社交退缩行为[84, 85]。

　　N-乙酰神经氨酸（N-acetylneuraminic acid，Neu5Ac）又称唾液酸，是酸性糖神经氨酸的乙酰化衍生物[86]。Neu5Ac 广泛存在于哺乳动物组织中，是黏蛋白、糖蛋白和糖脂的低聚糖链的组成部分，占据复杂碳水化合物低聚糖链的末端非还原端位置，以各种方式连接在细胞膜内外表面，具有重要的生理功能[87]。研究发现，母乳中的 Neu5Ac 对促进婴幼儿神经系统发育、增强免疫力具有重要意义。Neu5Ac 在脑中的浓度较高，在脑神经细胞膜上的含量是其他细胞的 20 倍。Neu5Ac 参与细胞间的识别，调节神经发生、细胞增殖和迁移、突触发生、细胞附着和轴突引导，在脑信息传递、神经冲动传导及突触形成过程中起关键作用[88, 89]，有助于促进婴幼儿学习和记忆行为[90]。Wang 等[91]用添加 Neu5Ac 的配方奶粉喂养仔猪，发现可以增加存储脑中 Neu5Ac 的含量，并提升与学习相关基本的表达水平，且存在正向剂量效应关系；Morgan 等[92]的动物实验表明，给幼鼠喂养低 Neu5Ac 含量的食物，其学习及记忆能力明显下降，而对脑发育已经成熟的成年鼠无明显影响，表明了 Neu5Ac 在生命早期脑及神经系统发育关键时期的重要性；临床研究方面，Stafne 等[93]的研究发现 0～6 个月的婴儿在喂养中添加 Neu5Ac 的配方奶可以促进婴儿手眼协调等认知能力的发育。

1.4.2　外部环境刺激促进脑及神经认知行为发育的研究

1.4.2.1　认知丰富化对脑发育的促进作用

　　已有大量的研究表明，儿童期的家庭社会经济地位会影响儿童的脑发育。生活在较高社会经济地位家庭的儿童和青少年具有更大的大脑皮层厚度、皮层表面积和海马灰质体积[94, 95]。这一现象主要与认知丰富化（cognitive enrichment）程度有关。认知丰富化是指通过提供具有挑战性和刺激性的活动或环境来刺激脑的认知功能，从而促进个体的智力发展和学习能力的提高。这些活动包括学习新技能、解决难题、参加有益的社交互动和游戏、体育运动等，都可以为脑提供新的刺激和挑战，从而增强认知能力，提高智力水平，促进思维和学习能力的发展。社会经济地位较高的家庭能提供相对更好的认知丰富化场景，从而促进生活在这种环境中的婴幼儿和儿童的脑发育。出于伦理方面的考虑，认知丰富化程度与脑发育的因果关系研究通常基于动物模型。已有研究表明，将小鼠置于认知丰富化程度高的环境中4天就能观测到大脑皮层厚度的显著增加[96]。

1.4.2.2　音乐训练对脑发育的促进作用

音乐是通过声音来塑造艺术形象的艺术，无论是对音乐的聆听与感受，还是对一首完整的乐曲进行演奏，个体脑内的听觉皮层都起着重要的监听和辨识作用，因此涉及声音分析、听觉记忆及听觉场景分析等复杂的脑部活动。已有研究表明，对5～6岁的儿童开展为期15个月的电子琴演奏训练后，脑可塑性得到了明显增强，接受了演奏训练的儿童脑的主运动区和胼胝体的尺寸都显著高于对照组[97]。由于童年时期是神经系统发育的敏感期，此时脑的运动皮层对于相关刺激非常敏感且更易受到外界环境和相关经历的影响，因此早期音乐学习经历使儿童运动皮层的组织结构改变比未接受音乐训练的儿童更为显著[98]。

1.4.2.3　体育锻炼对脑发育的促进作用

大量的研究表明，运动有利于认知功能的发育。锻炼可以提高脑源性神经营养因子和其他生长因子的水平，刺激神经生成，并能提升学习能力。除此之外，研究表明体育运动可以刺激与脑可塑性相关的基因表达，从而促进脑发育[99]。长期以来的动物研究显示，在生活环境中加入运动设备并进行体育活动，对神经元的生长与参与学习和记忆的神经系统有积极的影响，表明体育活动能够影响认知功能和支持脑发育[100, 101]。一项系统性综述研究了体育锻炼对儿童和青少年（4～18岁）脑和认知发育的影响。结果显示，体育锻炼可以显著提高知觉技巧、学习能力、语言能力、数学能力和生长水平，而且体育锻炼开展得越早对脑和认知发育的促进作用越明显[102]。横向比较研究显示，相较心肺耐力较低的儿童，心肺耐力较高的儿童在 Flanker 任务不一致条件下呈现较低的额叶、颞叶和顶叶脑区激活，表明心肺耐力较高的儿童有着较多的认知资源应对当前任务[103]。

1.4.2.4 文字阅读对脑发育的影响

文字阅读是一个多维度的概念，包括视觉、语音、运动和文化等。阅读尤其是阅读印刷制品依赖于脑视觉能力，也会对脑视觉能力的发育产生影响。与不识字的成人相比，在成年或儿童时期学习字母表的识字成人在对各种视觉刺激（包括字母、面孔和图片）做出反应时，通过功能性磁共振成像（fMRI）观测到的双侧枕骨激活显著增加。文字阅读还能激活位于大脑左腹侧枕颞皮质（left ventral occipitotemporal cortex）的视觉词形区域（visual word form area），6 岁左右会阅读的儿童表现出比其他视觉刺激更强的视觉词形区域激活能力，而这一现象在 6 岁左右不阅读的儿童中却没有观测到。文字阅读涉及口语表达，因此文字阅读也能产生与语言表达类似的对大脑负责语言网络区域的激活作用，而这种激活作用在不识字的成年人群中没有观察到[104]。由此可见，儿童期的文字阅读训练有利于促进脑特定区域的发育。

1.5 脑及神经心理发育评价方法

1.5.1 脑结构发育的量化评价

在过去的几十年里，神经影像学已成为人脑基础研究和临床研究中的普遍应用工具。磁共振成像（magnetic resonance imaging，MRI）是一种生物磁自旋成像技术，能提供医学影像学中其他成像技术所不能提供的大量信息，是目前临床医学诊断和基础生命科学研究中最重要的影像学工具之一，具有无损无创、软组织对比度高、成像参数众多、图像信息丰富等特点[105]。MRI 是一个不断扩展的神经成像技术。MRI 分析包括扩散张量成像、量化磁共振光谱和体积测量，是详细评估脑结构的方法[106-108]。早产和神经遗传性疾病与脑结构异常具有相关性，精神疾病和痴呆症共同代表了全球最大的健康负担，这也突出了脑发育标准化评估工具开发的迫切需要。英国剑桥大学和美国宾夕法尼亚大学领衔的100多个研究团队合作，组建了"国际人脑图表联盟"，通过集聚以往几十年来的100多项脑成像研究资源，建立了来自101 457名志愿者共123 984次磁共振脑扫描影像的大数据，对脑的四个主要组织体积的数据进行收集，包括：灰质总体积（GMV）、白质总体积（WMV）、皮质下灰质体积（sGMV）和脑室或脑脊液（CSF）体积。这些志愿者的年龄覆盖了从15周龄到100岁的人类生命周期。基于WHO推荐的标准化生长图表统计建模方法，建立了首个人类毕生发展的常模脑图表，揭示出人脑全生命周期发展的里程碑（图1-6）。此项研究实现了建立规范的图表来衡量脑结构的个体差异，并为神经影像学研究提供了一套开放的科学资源，以加速MRI数据标准化定量评估方向的进一步发展[109]。

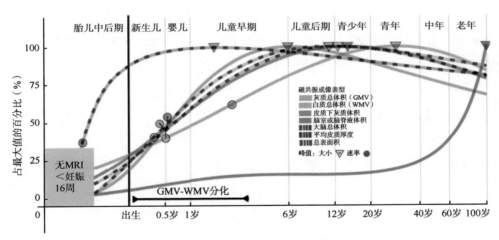

图1-6　人脑全生命周期发展的里程碑

图中展示了全生命周期的脑发育情况，重在在生命早期，也就是脑发育最为迅速的阶段；

横坐标中未按等比例间距标注年龄

随脑电图技术的不断发展，振幅整合脑电图（amplitude-integrated electroen-cephalography，aEEG）已逐渐应用于婴幼儿及新生儿神经发育结局的评估中，可进行连续实时监测，且图像便于阅读，能够通过脑电图参数对新生儿脑发育情况进行评估[110]。aEEG的评估标准包括：根据脑电背景活动对脑功能进行评价，即根据aEEG上、下边界振幅和连续性对新生儿脑电活动进行分类。aEEG波谱带的上边界电压为上边界振幅，反映脑电活动所能达到的最高强度，早产儿上边界振幅随出生时胎龄增加而降低，至胎龄37周后出生儿上边界振幅随出生时胎龄增加而增加。aEEG波谱带的下边界电压为下边界振幅，反映脑电活动的基础水平，随出生时胎龄增加而增加。基于aEEG背景分类法将脑电活动分为正常、轻度异常、中重度异常、重度异常[110-112]，如aEEG表现为背景异常提示足月儿可能存在脑损伤；根据睡眠周期进行评价，随睡眠-觉醒程度的变化aEEG波谱带呈现光滑正弦曲线样变化。睡眠周期与胎龄有关，胎龄28周以前出生儿无睡眠周期，后逐渐出现，多数胎龄32周的早产儿出现可以识别的睡眠周期，胎龄37周新生儿睡眠周期成熟，清晰可辨，新生儿脑损伤时可能出现睡眠周期成熟度落后于出生时胎龄[110, 113]，如aEEG表现为睡眠周期不成熟，提示足月儿可能存在脑损伤；根据是否存在惊厥进行评价，在aEEG上表现为下边界和（或）上边界振幅突然升高，紧随其后可能出现一段短暂的电压抑制期。其中，单次惊厥发作表现为背景波谱带中断的"驼峰样"改变，反复惊厥发作表现为背景波谱带多次"驼峰样"改变，惊厥持续状态为惊厥发作时间超过30分钟，aEEG表现为"锯齿样"波形。在新生惊厥患儿中，如aEEG表现为背景活动重度异常、爆发间期超过30秒、aEEG检测到惊厥频繁发作（发作＞7次）及睡眠周期消失，提示患儿预后不良[110, 114, 115]。

1.5.2　儿童神经心理发育及评价方法

1.5.2.1　儿童神经心理发育特点及进程

儿童神经心理发育主要是指感知、运动、语言的发育，以及记忆、思维、情感、性格等心理活动的发展。它与儿童的智力发育密切相关，是儿童健康成长的一个重要方面[116]。

感知觉的发育　感知觉是人脑对当前作用于感觉器官的客观事实的反映，包括视觉、听觉、味觉、嗅觉、皮肤感觉所获得的客观事物形状、色彩、声音、气味、味道等[117]。

（1）视觉：新生儿已有视觉感应功能，瞳孔有对光反射，在安静清醒状态下可短暂注视物体，但只能看清20 cm内的事物。出生后2个月起可协调地注视物体，开始有头眼协调性；3～4个月时喜看自己的手，头眼协调较好；6～7个月时目光可随上下移动的物体转动；8～9个月时开始出现深度感觉，能看到小物体，18个月时已能区别各种形状，2岁时可区别垂直线与横线；5岁时已可区别各种颜色；6岁时视深度已充分发育[116]。

（2）听觉：出生时鼓室无空气，听力差；出生后3～7日听觉已相当良好；3～4个月时头可转向声源，听到悦耳声时会微笑；7～9个月时能确定声源，有区别语言的意愿；13～16个月时可寻找不同响度的声源，听懂自己的名字；4岁时听觉发育已经完善。听感知发育和儿童的语言发育直接相关，听力障碍如果不能在语言发育的关键期（6个月）内或之前得到确诊和干预，则可因聋致哑[116]。

（3）味觉：出生时味觉发育已很完善，4～5个月时甚至对食物轻微的味道改变已经很敏感，此期为味觉发育关键期，应适时添加各类转乳期食物[116]。

（4）嗅觉：出生时嗅觉中枢与神经末梢已基本发育成熟；3～4个月时能区别令人愉快与不愉快的气味；7～8个月时开始对芳香气味有反应[116]。

（5）皮肤感觉：包括触觉、痛觉、温度觉及深感觉等。触觉是引起某些反射的基础。新生儿眼、口周、手掌、足底等部位的触觉已很灵敏，而前臂、大腿、躯干的触觉则较迟钝。新生儿已有痛觉，但较迟钝，出生后2个月起才逐渐改善。新生儿时温度觉已很灵敏[116]。

运动的发育 婴幼儿的运动发育是从出生时的保持仰卧位、俯卧位，经过翻身、坐、站到行走，随着身体的抗重力屈曲活动与抗重力伸展活动的逐渐发育不断克服地心引力，从水平位逐渐到与地面垂直位的发育过程。遵循的发育规律为由上向下、由近向远、由全身向部分、由粗大运动到精细运动、由不协调到协调、先正向动作后反向动作[118]。运动发育可分为大运动和精细运动两大类运动的发育。

正常儿童大运动发育的里程碑是儿童发育阶段中获得某项大运动功能的年龄，里程碑是一个较宽的范围，具有一定的规律性[116]，图1-7显示了2020年中国15个

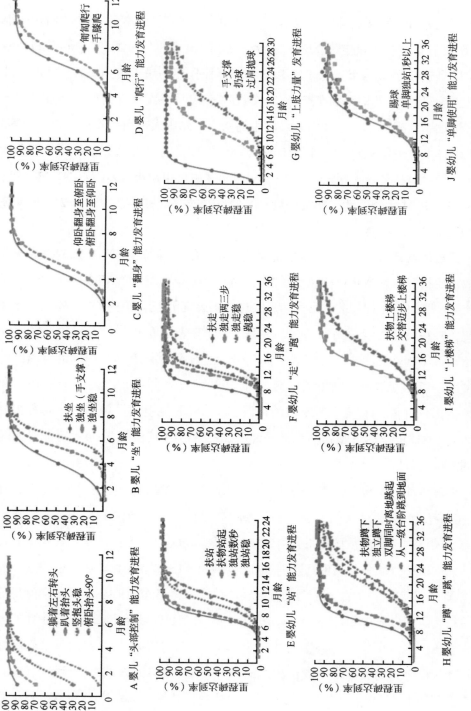

图 1-7　婴幼儿大运动发育里程碑曲线图

省婴幼儿大运动发育进程[119]。总体看大运动发育的主要里程碑：4个月时抬头很稳；6个月时能双手向前撑住独坐；7个月能有意识地从仰卧位翻身至俯卧位或从俯卧位翻身至仰卧位；8个月时能坐稳；8～9个月时可双上肢向前爬；11个月时可独自站立片刻；15个月时可独自走稳；24个月时可双足并跳；30个月时会单脚跳[116]。

精细运动相对于大运动而言是较小的动作，如用大拇指和食指捏起东西等。精细动作发育的里程碑：3～4个月时握持反射消失之后手指可以活动；6～7个月时出现换手与捏、敲等探索性动作；9～10个月时可用拇指、食指拾物，喜撕纸；12～15个月时学会用匙，喜乱涂画；18个月时能叠2～3块方积木，2岁时可叠6～7块方积木，会翻书[120]。

语言的发育　语言和言语的发展水平是评估儿童全面发展和认知能力的一个有效初始指标，许多儿童神经发育相关疾病往往伴随着不同的语言障碍。语言问题与脑加工机制密切相关，语言信息经过视听感官传入语言中枢进行处理及存储编码，并经传出神经后由咽、喉、舌等言语器官表达输出[121]。儿童语言发育的几个关键里程碑：新生儿已会哭叫，3～4个月时咿呀发音；6个月时能听懂自己的名字，12个月时能说简单的单词，如"再见""没了"；18个月时能用15～20个字，指认并说出家庭主要成员的称谓；24个月时能指出简单的人、物名和图片，而3岁时能指认许多物品名，并说由2～3个字组成的短句；4岁时能讲述简单的故事情节[116]。

心理活动的发展　心理活动是指通过人脑神经生理过程进行的信息识别、编码、存储、提取和运用的过程，亦即人脑高级神经活动产生关于外界事物映象和意义的过程。心理活动通常分为认知、情感和意志3个方面。三者在统一的心理活动中既相互联系，又相互区别。具体分类包括注意、记忆、思维、想象、情绪情感、意志和性格[122]。早期的社会行为表现：2～3个月时小儿以笑、停止啼哭等行为，或以眼神和发音表示认识父母；3～4个月时开始出现社会反应性的大笑；7～8个月时可表现出认生、对发声玩具感兴趣等；9～12个月时是认生的高峰；12～13个月时喜欢玩变戏法和躲猫猫游戏；18个月时逐渐有自我控制能力，成人在附近时可独自玩耍很久；2岁时不再认生，易与父母分开；3岁后可与小朋友做游戏[116]。心理活动发展的关键点及里程碑如下。

（1）注意力的发展：婴儿期以无意注意为主，随着年龄的增长逐渐出现有意注意。5～6 岁后儿童能较好地控制自己的注意力。

（2）记忆的发展：1 岁内婴儿只有再认而无重现能力，随年龄的增长，重现能力亦增强。幼年儿童只按事物的表面特性记忆信息，以机械记忆为主。随着年龄的增加和理解、语言思维能力的加强，儿童的逻辑记忆逐渐发展。

（3）思维的发展：大概 1 岁以后的儿童开始产生思维，在 3 岁以前只有最初级的形象思维；3 岁以后开始有初步抽象思维；6～11 岁以后逐渐学会综合分析、分类比较等抽象思维方法，具有进一步独立思考的能力。

（4）想象的发展：新生儿无想象的能力；1～2 岁的儿童仅出现想象的萌芽。学龄前儿童仍以无意想象及再造想象为主，有意想象和创造性想象到学龄期才迅速发展。

（5）情绪、情感的发展：新生儿因出生后不易适应宫外环境，较多处于消极情绪中，表现为不安、啼哭，而哺乳、抱、摇、抚摸等则可使其愉快。婴幼儿情绪表现特点是时间短暂、反应强烈、容易变化、外显而真实。随着年龄的增长，儿童对不愉快因素的耐受性逐渐增加，能够有意识地控制自己，使情绪渐趋向稳定。

（6）个性和性格的发展：婴儿期由于一切生理需要均要依赖成人，逐渐建立对亲人的依赖性和信任感。幼儿时期已能独立行走，说出自己的需求，故有一定自主感，但又未脱离对亲人的依赖，常出现违拗言行与依赖行为互相交替的现象。学龄前期儿童生活基本能自理，主动性增强，但主动行为失败时易出现失望和内疚。学龄期儿童开始正规的学习生活，重视自己勤奋学习的成就，如不能发现自己的学习潜力，将产生自卑心理。青春期体格生长和性发育开始成熟，社交增多，心理适应能力增强，但容易波动。在感情问题、伙伴问题、职业选择、道德评价和人生观等问题上处理不当时易发生性格变化，性格一旦形成即相对稳定[116]。

1.5.2.2　儿童神经心理发育的临床评价方法

在婴幼儿及儿童期，身体、认知、社会情感、语言和行为各方面都在有规律地变化，随着围产医学的迅速发展，早产儿和高危儿的存活率有了显著提高[123]，具有神经发育障碍风险的患儿数量也在不断增加，因此有效的评价方法对于婴幼儿及儿童的健康成长至关重要。当前婴幼儿发育迟缓筛查及诊断成为研究热点。常用的发育量表主要包括筛查性量表、诊断性量表和行为测试量表。

筛查性量表主要针对常规生长发育监测，采用发育筛查工具识别那些可能偏离正常发育的个体，具有快速、便捷等优势；可以进行群体测试，同时也可在较短的时间内筛查发育或智力方面的问题。常见的量表及其特点如表1-7所示[124]。

表1-7　国内常用的筛查性测评量表

筛查性量表	适用对象	评估内容	所需时长
丹佛发育筛查测验（DDST）	2个月至6岁儿童	包括个人-社交、精细动作-适应性、语言、大运动4个能区	<30分钟
绘人测验	4～12岁儿童	根据儿童所绘人物形象评分，反映儿童的情绪状态、观察力及思维发展，不能评估其整体智力水平	不限时间
皮博迪图片词汇测验（PPVT）	2.5～18岁青少年	测评词汇命名和词汇表达情况，侧重评估儿童的语言发展能力	15～20分钟
学前儿童能力筛查（50项）	4～6岁儿童	初步衡量4岁以上儿童学习能力	20～25分钟
年龄与发育进程问卷（ASQ）中文版	1～66个月儿童	含沟通、粗大动作、精细动作、解决问题和个人-社会5个能区，由抚养者填写，对抚养者文化程度要求较高	10～20分钟

诊断性量表主要是针对特定高危人群（如高危儿、早产儿），在识别轻度发育迟缓和损伤方面，能够详细评估个体发育情况，准确分辨发育异常情况，量化发育迟缓的程度，并辅助评价质量效果及判断预后。常见的诊断性量表及其特点如表1-8所示[125]。

表1-8　婴幼儿神经发育评估常用诊断性量表

量表	适用对象	评估能区	数值含义	测试时间
Bayley婴幼儿发展量表（BSID）（2019年第4版）	16天至42个月	认知、运动、语言、社会情感、适应性行为	综合评分：＜70分为中度/重度损伤，70～84分为轻度损伤/有发育迟缓的"风险"，≥85分为正常	30～90分钟
Gesell发育量表（GDS）	4～6岁	大运动行为、精细动作行为、语言行为、个人-社交行为、适应性行为	各能区发育商：≤85分为迟缓，＞85分为正常；两个及以上能区迟缓则可认为总体迟缓	40～90分钟
Griffiths精神发育量表（GMDS）	0～8岁	0～2岁：运动技能、个人-社会互动、语言、手眼协调、表现 3～8岁：增加实际推理	发育商：≥85分为发育正常，70～84为临界状态，＜70分为发育迟缓	约60分钟
儿童发育行为评估量表（儿心-Ⅱ）	0～6岁	大运动、精细运动；适应能力、语言、社交行为	综合发育商：≥85分为神经发育正常；＜85分为神经发育异常	20～30分钟

行为测试量表主要有以下几种：

婴儿-初中学生社会生活能力量表　是目前国内普遍采用的一种适应性行为检查量表。测试内容涵盖独立生活能力、适应能力、做作业能力、交往能力、参加集体活动、自我管理，适用于6月龄至15岁儿童及青少年。

Conner注意缺陷多动障碍儿童行为量表　是目前儿科广泛使用的注意缺陷多动障碍（attention deficit hyperactivity disorder，ADHD）评估量表之一。该量表分为父母量表、教师量表及简明症状量表，内容涉及注意力缺陷、多动-冲动和品行问题3个方面。

Vanderbilt注意缺陷多动障碍儿童行为量表　是儿科另一个广泛应用的ADHD评估量表。该量表分为父母量表、教师量表，内容涉及注意力缺陷、多动-冲动、对立违抗障碍、品行障碍、焦虑/抑郁及学习问题6个方面。

孤独症婴幼儿筛查量表（修订版）　是初期孤独症筛查工具，共设23个条目。由父母或带养人完成，专业人员或医生评分并给出结论。该量表适用于

16～48个月儿童。

儿童孤独症评定量表（CARS） 是临床常用的孤独症诊断量表，内容包括15个方面：人际关系、模仿行为、情感反应、奇异的身体运动或仪式、对无生命物的特殊喜好、抗拒环境的改变、奇特的视觉反应、奇特的听觉反应、浅感觉反应、焦虑反应、口语沟通、非口语沟通、活动水平、智力功能、总的印象。该量表适用于2岁以上儿童。

孤独症诊断访谈量表（ADI-R） 是目前国际通用的孤独症诊断量表之一，属半定式诊断访谈工具。内容涉及社会交互作用方面质的缺陷、语言及交流方面异常、刻板局限重复的兴趣与行为、已获语言或其他技能丧失、判断起病年龄、非诊断积分、特殊能力或天赋，共7方面、93项内容。

孤独症诊断观察量表（ADOS） 是目前国际通用的另一孤独症诊断量表，属于半定式诊断工具。该量表评估个体的沟通、人际交往、游戏及想象能力。

1.6 总结

脑发育始于胚胎期，从胚胎期至出生后2岁是脑发育的关键期和敏感期，主要的细胞层面的发育过程包括神经管形成、神经元增殖、轴突和树突生长、突触的形成及修剪、髓鞘的形成。成熟脑是人体的司令部，具有人体最为精密和复杂的结构，其结构和化学组成的复杂性是其进行复杂生命活动的物质基础。脑发育程度受遗传因素、家庭养护及营养摄入等多种因素的影响。在儿童期给予适当偶发、正向的激励更加有利于增强脑可塑性。此外，家长适当提供具有挑战性和丰富化的认知场景同样有利于儿童脑发育，这些场景包括音乐训练、体育锻炼和文字阅读等。同时，全面合理的营养摄入对婴幼儿直至成年的神经系统发育都起到关键作用。最后，基于对脑及神经心理发育的不断了解，采用合适的发育工具/量表定期对儿童的发育情况进行评价将有助于儿童的健康发展。

参 考 文 献

[1] 解庆刚, 李雪, 许英伟, 等. 磷脂促进婴儿大脑发育研究进展. 中国乳品工业, 2018, 46(1): 33-36.

[2] Huttenlocher P. Neural plasticity: the effects of the environment on the development of the cerebral cortex. Cambridge: Harvard University Press, 2002.

[3] Prado EL, Dewey KG. Nutrition and brain development in early life. Nutr Rev, 2014, 72(4): 267-284.

[4] Tierney AL, Nelson CA. Brain development and the role of experience in the early years. Zero Three, 2009, 30(2):9-13.

[5] Stiles J, Jernigan TL. The basics of brain development. Neuropsychol Rev, 2010, 20(4): 327-348.

[6] Copp AJ, Greene ND, Murdoch JN. The genetic basis of mammalian neurulation. Nat Rev Genet, 2003, 4(10): 784-793.

[7] Johnson MH. Functional brain development in humans. Nat Rev Neurosci, 2001, 2(7): 475-483.

[8] Couperus JW, Nelson CA. Early brain development and plasticity. Oxford: Blackwell Publishing Ltd, 2006.

[9] Buss RR, Sun W, Oppenheim RW. Adaptive roles of programmed cell death during nervous system development. Annu Rev Neurosci, 2006, 29: 1-35.

[10] Huttenlocher PR, Dabholkar AS. Regional differences in synaptogenesis in human cerebral cortex. J Comp Neurol, 1997, 387(2): 167-178.

[11] Kinney HC, Karthigasan J, Borenshteyn NI, et al. Myelination in the developing human brain: biochemical correlates. Neurochem Res, 1994, 19(8): 983-996.

[12] 沈德立. 关于大脑左右半球功能及其协调开发. 天津师大学报(社会科学版), 1998,(4): 19-25, 32.

[13] Moini J, Koenitzer J, LoGalbo A. Brain structures and functions//Moini J, Koenitzer J, LoGalbo A. Global Emergency of Mental Disorders. New York: Academic Press, 2021.

[14] 杨炯炯, 周晓林, 陈煊之. 大脑执行功能障碍与相关疾病. 中华精神科杂志, 2002,(2): 61-63.

[15] 蔡厚德. 大脑功能一侧化研究的新进展. 南京师大学报(社会科学版), 2000,(3): 77-81.

[16] 朱镛连. 大脑两半球的解剖、功能与障碍. 中国康复理论与实践, 2011, 17(6): 598-600.

[17] 耿新玲, 吴建永, 高和. 与睡眠相关的脑结构(一). 世界睡眠医学杂志, 2015, 2(2): 105-110.

[18] 张勇, 李辉, 张富兴, 等. 关于脑干的本科教学方法. 解剖学杂志, 2015, 38(5): 637-638.

[19] 杨焜. 脑干网状结构机能概述. 武汉医学院学报, 1978,(5): 83-86.

[20] 高犇, 刘静, 张栩, 等. 脑桥梗死的研究进展. 卒中与神经疾病, 2019, 26(6): 759-763.

[21] 曹莉, 颜振瀛, 高素荣. 小脑的认知及语言功能探讨. 中华神经科杂志, 1997,(3): 59-61.

[22] 林冲宇, 翁旭初. 运动、语言和学习:小脑的功能磁共振成像研究. 心理科学进展, 2006,(4):

532-539.

[23] Maret W. The metals in the biological periodic system of the elements: concepts and conjectures. Int J Mol Sci, 2016, 17(1): 66.

[24] Que EL, Domaille DW, Chang CJ. Metals in neurobiology: probing their chemistry and biology with molecular imaging. Chem Rev, 2008, 108(5): 1517-1549.

[25] McCall AS, Cummings CF, Bhave G, et al. Bromine is an essential trace element for assembly of collagen Ⅳ scaffolds in tissue development and architecture. Cell, 2014, 157(6): 1380-1392.

[26] Mitchell HH, Hamilton TS, Steggerda FR, et al. The chemical composition of the adult human body and its bearing on the biochemistry growth. J Biol Chem, 1945, 158(3): 625-637.

[27] Svennerholm L, Boström K, Jungbjer B, et al. Membrane lipids of adult human brain: lipid composition of frontal and temporal lobe in subjects of age 20 to 100 years. J Neurochem, 1994, 63(5): 1802-1811.

[28] Svennerholm L. Distribution and fatty acid composition of phosphoglycerides in normal human brain. J Lipid Res, 1968, 9(5): 570-579.

[29] Hamilton JA, Hillard CJ, Spector AA, et al. Brain uptake and utilization of fatty acids, lipids and lipoproteins: application to neurological disorders. J Mol Neurosci, 2007, 33(1): 2-11.

[30] Rapoport SI, Chang MC, Spector AA. Delivery and turnover of plasma-derived essential PUFAs in mammalian brain. J Lipid Res, 2001, 42(5): 678-685.

[31] Banay-Schwartz M, Kenessey A, DeGuzman T, et al. Protein content of various regions of rat brain and adult and aging human brain. AGE, 1992, 15(2): 51-54.

[32] Cosgrove JW, Atack JR, Rapoport SI. Regional analysis of rat brain proteins during senescence. Exp Gerontol, 1987, 22(3): 187-198.

[33] Agranoff BW. Protein synthesis and memory//Wright JD. International encyclopedia of the social & behavioral sciences. Oxford: Pergamon, 2001.

[34] Lieberman HR. Amino acid and protein requirements: cognitive performance, stress, and brain function//Institute of Medicine (US) Committee on Military Nutrition Research. The role of protein and amino acids in sustaining and enhancing performance. Washington, DC：National Academies Press(US), 1999.

[35] Fernstrom JD. Dietary amino acids and brain function. J Am Diet Assoc, 1994, 94(1): 71-77.

[36] Francis PT, Poynton A, Lowe SL, et al. Brain amino acid concentrations and Ca^{2+}-dependent release in intractable depression assessed antemortem. Brain Res, 1989, 494(2): 315-324.

[37] Dalangin R, Kim A, Campbell RE. The role of amino acids in neurotransmission and fluorescent tools for their detection. Int J Mol Sci, 2020, 21(17): 6197.

[38] Murrey HE, Hsieh-Wilson LC. The chemical neurobiology of carbohydrates. Chem Rev, 2008, 108(5): 1708-1731.

[39] Rawal P, Zhao L. Sialometabolism in brain health and Alzheimer's disease. Front Neurosci, 2021,

15: 648617.

[40] Fioramonti X, Pénicaud L. Carbohydrates and the brain: roles and impact//Feed your mind—How does nutrition modulate brain function throughout life? IntechOpen, 2019. [2023-06-01]. https://www. intechopen. com/chapters/68362.

[41] Bouchard TJ, McGue M. Familial studies of intelligence: a review. Science, 1981, 212(4498): 1055-1059.

[42] Plomin R, von Stumm S. The new genetics of intelligence. Nat Rev Genet, 2018, 19(3): 148-159.

[43] Junkiert-Czarnecka A, Haus O. Genetical background of intelligence. Postepy Hig Med Dosw(Online), 2016, 70(0): 590-598.

[44] 胡小梅, 傅一笑, 马兴顺, 等. 遗传对儿童青少年智力发育影响的双生子研究. 重庆医学, 2014, 43(4): 394-395, 398.

[45] Mattei D, Pietrobelli A. Micronutrients and brain development. Curr Nutr Rep, 2019, 8(2): 99-107.

[46] 薛勇, 赵艾, 王金子, 等. 全国九地区学龄前儿童智力水平及其影响因素分析. 中国食物与营养, 2015, 21(3): 85-89.

[47] 张烈民, 徐海青, 谭志华. 社会环境因素对儿童智力影响研究. 中国优生与遗传杂志, 1999, 7(5): 98-82.

[48] 何自力. 3种喂养方式与儿童智力发育相关性的探讨. 中国妇幼保健, 2007, 22(1): 25-26.

[49] 丁莉华, 齐小田, 汤汉玲. 出生季节与6月龄婴儿智能发育的关系分析. 中国儿童保健杂志, 2004, 12(6): 535-536.

[50] 雷志辉, 李妍, 赵瑞, 等. 武汉城区18～30月龄儿童智力和运动发育现状及影响因素分析. 华中科技大学学报(医学版), 2020, 49(5): 562-567.

[51] 江雯, 万国斌, 何慧静. 0～1岁早期发展指导对正常婴幼儿智能发育的影响. 中国妇幼保健, 2008, 23(2): 198-199.

[52] 薛慧, 于倩, 贾波, 等. 家庭教养方式对儿童智力发育和非智力因素的影响. 中国公共卫生, 1998, 14(4): 22-23.

[53] Pollitt E, Gorman KS, Engle PL, et al. Nutrition in early life and the fulfillment of intellectual potential. J Nutr, 1995, 125(4 Suppl): 1111S-1118S.

[54] Das UN, Fams. Long-chain polyunsaturated fatty acids in the growth and development of the brain and memory. Nutrition, 2003, 19(1): 62-65.

[55] Scholtz SA, Colombo J, Carlson SE. Clinical overview of effects of dietary long-chain polyunsaturated fatty acids during the perinatal period. Nestle Nutr Inst Workshop Ser, 2013, 77: 145-154.

[56] Birch EE, Carlson SE, Hoffman DR, et al. The DIAMOND(DHA Intake And Measurement of Neural Development) study: a double-masked, randomized controlled clinical trial of the maturation of infant visual acuity as a function of the dietary level of docosahexaenoic acid. Am J Clin Nutr, 2010, 91(4): 848-859.

[57] Colombo J, Carlson SE, Cheatham CL, et al. Long-term effects of LCPUFA supplementation on childhood cognitive outcomes. Am J Clin Nutr, 2013, 98(2): 403-412.

[58] 葛可佑. 中国营养科学全书. 北京：人民卫生出版社, 2006.

[59] Geng F, Mai X, Zhan J, et al. Impact of fetal-neonatal iron deficiency on recognition memory at 2 months of age. J Pediatr, 2015, 167(6): 1226-1232.

[60] Angulo-Barroso RM, Li M, Santos DC, et al. Iron supplementation in pregnancy or infancy and motor development: a randomized controlled trial. Pediatrics, 2016, 137(4): e20153547.

[61] Sandstead HH. Zinc deficiency. A public health problem? Am J Dis Child, 1991, 145(8): 853-859.

[62] Sandstead HH. Zinc: essentiality for brain development and function. Nutr Rev, 1985, 43(5): 129-137.

[63] Black MM. Zinc deficiency and child development. Am J Clin Nutr, 1998, 68(2 Suppl): 464S-469S.

[64] Colombo J, Zavaleta N, Kannass KN, et al. Zinc supplementation sustained normative neurodevelopment in a randomized, controlled trial of Peruvian infants aged 6-18 months. J Nutr, 2014, 144(8): 1298-1305.

[65] Elbaz F, Zahra S, Hanafy H. Magnesium, zinc and copper estimation in children with attention deficit hyperactivity disorder(ADHD). Egypt J Med Hum Genet, 2017, 18(2): 153-163.

[66] Czeizel AE, Dudás I, Vereczkey A, et al. Folate deficiency and folic acid supplementation: the prevention of neural-tube defects and congenital heart defects. Nutrients, 2013, 5(11): 4760-4775.

[67] Cao L, Wang Y, Zhang R, et al. Association of neural tube defects with gene polymorphisms in one-carbon metabolic pathway. Childs Nerv Syst, 2018, 34(2): 277-284.

[68] Black MM. Effects of vitamin B_{12} and folate deficiency on brain development in children. Food Nutr Bull, 2008, 29(2 Suppl): S126-S131.

[69] Breton C. The hypothalamus-adipose axis is a key target of developmental programming by maternal nutritional manipulation. J Endocrinol, 2013, 216(2): R19-R31.

[70] Vinaykumar N, Kumar A, Quadros LS, et al. Determining the effect of folate diets during pregnancy and lactation on neurobehavioural changes in the adult life of offspring. J Taibah Univ Med Sci, 2019, 14(6): 523-530.

[71] Lindsay KL, Buss C, Wadhwa PD, et al. The interplay between nutrition and stress in pregnancy: Implications for fetal programming of brain development. Biol Psychiatry, 2019, 85(2): 135-149.

[72] 揭良, 苏米亚. 乳脂肪球膜与婴幼儿健康研究进展. 食品工业, 2021, 42(10):227-230.

[73] 乔发东. 乳脂肪球膜的组成与应用研究进展. 中国乳品工业, 2011, 39(11): 35-38.

[74] Brink LR, Lönnerdal B. The role of milk fat globule membranes in behavior and cognitive function using a suckling rat pup supplementation model. J Nutr Biochem, 2018, 58: 131-137.

[75] Bhinder G, Allaire JM, Garcia C, et al. Milk fat globule membrane supplementation in formula modulates

the neonatal gut microbiome and normalizes intestinal development. Sci Rep, 2017, 7: 45274.

[76] Grip T, Dyrlund TS, Ahonen L, et al. Serum, plasma and erythrocyte membrane lipidomes in infants fed formula supplemented with bovine milk fat globule membranes. Pediatr Res, 2018, 84(5): 726-732.

[77] Timby N, Domellöf E, Hernell O, et al. Neurodevelopment, nutrition, and growth until 12 mo of age in infants fed a low-energy, low-protein formula supplemented with bovine milk fat globule membranes: a randomized controlled trial. Am J Clin Nutr, 2014, 99(4): 860-868.

[78] Gurnida DA, Rowan AM, Idjradinata P, et al. Association of complex lipids containing gangliosides with cognitive development of 6-month-old infants. Early Hum Dev, 2012, 88(8): 595-601.

[79] Tanaka K, Hosozawa M, Kudo N, et al. The pilot study: sphingomyelin-fortified milk has a positive association with the neurobehavioural development of very low birth weight infants during infancy, randomized control trial. Brain Dev, 2013, 35(1): 45-52.

[80] Li F, Wu SS, Berseth CL, et al. Improved neurodevelopmental outcomes associated with bovine milk fat globule membrane and lactoferrin in infant formula: a randomized, controlled trial. J Pediatr, 2019, 215: 24-31. e8.

[81] Xia Y, Jiang B, Zhou L, et al. Neurodevelopmental outcomes of healthy Chinese term infants fed infant formula enriched in bovine milk fat globule membrane for 12 months—A randomized controlled trial. Asia Pac J Clin Nutr, 2021, 30(3): 401-414.

[82] Meck WH, Williams CL, Cermak JM, et al. Developmental periods of choline sensitivity provide an ontogenetic mechanism for regulating memory capacity and age-related dementia. Front Integr Neurosci, 2007, 1: 7.

[83] Bahnfleth C, Canfield R, Nevins J, et al. Prenatal choline supplementation improves child color-location memory task performance at 7 y of age(FS05-01-19). Curr Dev Nutr, 2019, 3(Supplement_1). DOI: 10.1093/cdn/nzz052.Fs05-01-19.

[84] Ross RG, Hunter SK, McCarthy L, et al. Perinatal choline effects on neonatal pathophysiology related to later schizophrenia risk. Am J Psychiatry, 2013, 170(3): 290-298.

[85] Ross RG, Hunter SK, Hoffman MC, et al. Perinatal phosphatidylcholine supplementation and early childhood behavior problems: evidence for CHRNA7 moderation. Am J Psychiatry, 2016, 173(5): 509-516.

[86] Cheeseman J, Kuhnle G, Spencer DIR, et al. Assays for the identification and quantification of sialic acids: challenges, opportunities and future perspectives. Bioorg Med Chem, 2021, 30: 115882.

[87] Wang B, Brand-Miller J. The role and potential of sialic acid in human nutrition. Eur J Clin Nutr, 2003, 57(11): 1351-1369.

[88] Klaus C, Liao H, Allendorf DH, et al. Sialylation acts as a checkpoint for innate immune

responses in the central nervous system. Glia, 2021, 69(7): 1619-1636.

[89] 卢晓婷, 刘钊燕, 罗赟, 等. N-乙酰神经氨酸对婴幼儿的营养功能及其在婴幼儿配方产品中的应用现状. 现代预防医学, 2020, 47(16): 2953-2957.

[90] Schnaar RL, Gerardy-Schahn R, Hildebrandt H. Sialic acids in the brain: gangliosides and polysialic acid in nervous system development, stability, disease, and regeneration. Physiol Rev, 2014, 94(2):461-518.

[91] Wang B, Yu B, Karim M, et al. Dietary sialic acid supplementation improves learning and memory in piglets. Am J Clin Nutr, 2007, 85(2): 561-569.

[92] Morgan BL. Nutritional requirements for normative development of the brain and behavior. Ann N Y Acad Sci, 1990, 602: 127-132.

[93] Stafne SN, Salvesen KÅ, Romundstad PR, et al. Regular exercise during pregnancy to prevent gestational diabetes: a randomized controlled trial. Obstet Gynecol, 2012, 119(1): 29-36.

[94] Tooley UA, Bassett DS, Mackey AP. Environmental influences on the pace of brain development. Nat Rev Neurosci, 2021, 22(6): 372-384.

[95] 吕子旸, 彭凯平, 胡传鹏. 社会经济地位对大脑结构与功能的影响. 科学通报, 2019, 64(20): 2114-2126.

[96] Diamond MC. Enriching heredity: The impact of the environment on the anatomy of the brain. New York, NY, US: Free Press, 1988.

[97] Hyde KL, Lerch J, Norton A, et al. Musical training shapes structural brain development. J Neurosci, 2009, 29(10): 3019-3025.

[98] 宋蓓, 侯建成. 音乐训练对大脑可塑性的影响. 武汉音乐学院学报, 2013,(1): 170-175.

[99] Cotman CW, Berchtold NC. Exercise: a behavioral intervention to enhance brain health and plasticity. Trends Neurosci, 2002, 25(6): 295-301.

[100] Vaynman S, Gomez-Pinilla F. Revenge of the "Sit": how lifestyle impacts neuronal and cognitive health through molecular systems that interface energy metabolism with neuronal plasticity. J Neurosci Res, 2006, 84(4): 699-715.

[101] Hillman CH, Erickson KI, Kramer AF. Be smart, exercise your heart: exercise effects on brain and cognition. Nat Rev Neurosci, 2008, 9(1): 58-65.

[102] Sibley BA, Etnier JL. The Relationship between physical activity and cognition in children: a meta-analysis. Pediatric Exercise Science, 2003, 15(3): 243-256.

[103] 陈承宇, 吴嘉敏, 严进洪. 体育运动训练增强肌肉可塑性和大脑可塑性. 生理科学进展, 2020, 51(4): 311-315.

[104] Dehaene S, Cohen L, Morais J, et al. Illiterate to literate: behavioural and cerebral changes induced by reading acquisition. Nat Rev Neurosci, 2015, 16(4): 234-244.

[105] 高家红, 雷皓, 陈群, 等. 磁共振成像发展综述. 中国科学:生命科学, 2020, 50(11): 1285-1295.

[106] Grant PE. Emerging cerebral connectivity in the human fetal brain: an MR tractography study. Cereb Cortex, 2012, 22(2): 455-464.

[107] Thayyil S, Chandrasekaran M, Taylor A, et al. Cerebral magnetic resonance biomarkers in neonatal encephalopathy: a Meta-analysis. Pediatrics, 2010, 125(2): e382-e395.

[108] Okumura A. Advances in the evaluation of the neonatal brain. Brain Dev, 2013, 35(1): 2-3.

[109] Bethlehem R, Seidlitz J, White SR, et al. Brain charts for the human lifespan. Cold Spring Harbor Laboratory, 2021.

[110] 中华医学会儿科学分会围产专业委员会, 侯新琳, 程国强. 新生儿振幅整合脑电图临床应用专家共识. 中华新生儿科杂志(中英文), 2019, 34(1): 3-7.

[111] L Hellströmwestas, I Rosén, Vries LD, et al. Amplitude-integrated EEG classification and interpretation in preterm and term infants. Neoreviews, 2006, 7(12): 1199-1205.

[112] 张喆, 卢伟能, 李薇, 等. 早产儿振幅整合脑电图的背景活动. 中华围产医学杂志, 2011, 14(7): 436-438.

[113] 周从乐. 新生儿振幅整合脑电图. 北京: 人民卫生出版社, 2018.

[114] Zhang L, Zhou YX, Luo CXP. Diagnostic value of amplitude-integrated electroencephalogram in neonatal seizures. Neuroscience Bulletin, 2011, 27(4): 251-257.

[115] Hellstrm-Westas L. Amplitude-integrated electroencephalography for seizure detection in newborn infants. Semin Fetal Neonatal Med, 2018, 23(3):175-182.

[116] 薛辛东. 儿科学: 卷 11. 2 版. 北京: 人民卫生出版社, 2010.

[117] 李秀, 刘新民. 普通心理学. 2 版. 合肥: 中国科学技术大学出版社, 2021.

[118] 刘芳然. 婴幼儿运动发育评估指导. 中国实用乡村医生杂志, 2022, 29(11): 8-9.

[119] 潘虹地, 张悦, 李一辰, 等. 2020 年中国 15 省婴幼儿大运动发育进程研究. 中国儿童保健杂志, 2022, 30(10): 1053-1057.

[120] 赵聪敏. 婴幼儿感觉-运动障碍的评估与干预: 卷 11. 重庆: 重庆大学出版社, 2016.

[121] 李沁. 儿童语言及相关发育障碍筛查量表的编制与信效度评价(硕士学位论文). 广州: 暨南大学, 2021.

[122] 杨治良, 郝兴昌. 心理学辞典. 上海: 上海辞书出版社, 2016.

[123] 翟倩. 极低和超低出生体重儿神经发育预后及影响因素分析(硕士学位论文). 上海: 复旦大学, 2013.

[124] 王静蓉. 1～2 岁儿童神经心理发育筛查模式的构建(硕士学位论文). 福州: 福建医科大学, 2021.

[125] 黄亨烨, 于广军. 婴幼儿早期神经发育评估诊断量表的综述. 中国儿童保健杂志, 2023, 31(2): 162-166, 219.

2

孕妇和哺乳期母亲营养需求及健康调节

孕妇和哺乳期母亲（乳母）的营养不仅关系到胎儿和婴幼儿是否能够获得丰富的营养，而且在母亲的产后恢复和对未来的健康影响中发挥着关键作用。在孕期和哺乳期，孕妇和哺乳期母亲的营养需求增加，因此给予合理、科学的营养极为重要。

2.1 孕期生理特点、营养需求及健康调节

孕期是指从受精卵在子宫内着床到胎儿娩出的时间段，是绝大多数育龄女性需要经历的生理过程。在此期间，生殖器官孕育及胎儿生长发育均需要额外的能量和营养素。孕期的合理营养不仅是胎儿生长发育的重要保障，也有助于预防妊娠期贫血、妊娠糖尿病等妊娠并发症，对母亲及子代健康具有重要意义。

2.1.1 孕期生理特点

2.1.1.1 孕期不同阶段生理代谢特点

孕早期　孕早期阶段，女性的血容量开始增加，白细胞水平比正常人偏高，其中主要为中性粒细胞增多。与孕前相比，胰岛素分泌反应和胰岛素敏感性均显著增加，反映了随着脂肪组织的增加而形成的代谢适应[1, 2]。在孕早期，阴道菌群以乳酸杆菌为主，乳酸和几种氨基酸（如色氨酸、苏氨酸、异亮氨酸、亮氨酸）的浓度较高[3]。随着代谢产物增多，肾的血流量增加，肾功能的负担也随之增加。与孕前相比性腺激素分泌减少，垂体催乳素分泌增多。

孕中期　在孕中期到预产期，骨髓造血功能的提高，使其增殖活性显著升高，造血成熟细胞数量、核分裂指数升高，粒细胞系统也发生了类似的变化，大量的成熟粒细胞释放出来，使血中的白细胞增多[4]。在孕中期，很多女性的阴道菌群是正常的，并且生态紊乱的情况也有所缓解[3]。

孕晚期　到孕晚期阶段，女性的血容量会增加并达到高峰，长期站立或者久坐都会引起下肢的血液循环不畅，从而引起凹陷性水肿；如果只有下肢凹陷性水肿，但血压正常，属于生理现象；如果有上肢或脸部水肿，要特别留意，以排除妊娠高血压症候群的可能[5, 6]。胰岛素分泌反应和胰岛素敏感性在孕晚期降低。孕晚期胰岛素敏感性的降低可能利于氨基酸、葡萄糖和脂质用于胎儿生长。孕妇阴道微生物总体多样性和丰富度显著下降，稳定性增加，乳杆菌属富集[7, 8]。孕

晚期孕妇的血液是高凝的，这样可以快速地止血，避免过多的出血[7]。

2.1.1.2 高龄与适龄孕妇的对比

35～40岁的高龄孕妇　与20～34岁的适龄孕期的孕妇相比，35～40岁的高龄孕妇卵巢功能下降，雌激素、孕激素水平明显降低，体内钙流失加速。妊娠年龄过大，会增加胎儿畸形、染色体异常、痴呆的概率[9]。35～40岁的高龄孕妇易患妊娠糖尿病，且早产和子痫的风险也随之增加，容易发生超重和肥胖，应警惕孕前体重指数和妊娠中期的血脂水平[10]。

40岁以上的高龄孕妇　与适龄孕期的孕妇相比，40岁以上的高龄孕妇染色体异常、流产、孕34周前分娩的风险较高，但先天性畸形和死产的风险并未增加[11]。与40岁及以下孕妇相比，40岁以上孕妇的妊娠合并症及并发症的危险显著增加。

2.1.1.3 胎盘的结构及营养物质转运

胎盘的结构对胎儿健康的影响　胎盘可使母体和胎儿进行多种营养、内分泌信号、细胞因子和生长因子的交流，并根据母胎环境的内在和外在变化来调整供应营养的能力[12]。在哺乳动物中，胎盘将孕体固定到子宫壁并防止其被母体免疫系统排斥，使营养物质、气体和废物能够在母亲和胎儿间转运。胎盘绒毛是胎盘的功能单元，容纳胎儿毛细血管，毛细血管输送从母体循环中摄取的营养物质，并被一层薄薄的胎盘细胞和合体滋养层覆盖。胎盘的分支绒毛树结构保证了有效的胎盘交换[13]，绒毛扩张和合体滋养层的营养转运能力保证了胎儿发育所需呼吸气体、水、离子和营养物质供给。

胎盘发育功能障碍是一系列妊娠并发症的基础，其中胎儿生长受限（fetal growth restriction，FGR）可能由胎盘早剥或其他疾病和因素引起[14]。FGR胎盘平均大小为正常胎盘的一半，表现出绒毛树和胎盘血管网络的畸形[15]。随着胎盘功能障碍的进展，慢性缺氧可能会发展到胎儿无法再适应的程度，胎盘对妊娠晚期缺氧的反应包括内质网应激、激素产生、营养物质处理和血管生成因子分泌的变化等[16]，可采用胎儿多普勒超声和胎儿心率监测进行监护[17]。

　　脐带血的营养特征　脐带血含有蛋白质、脂质、微量营养素等多种营养物质，使胎儿从母亲体内获得生长所需的营养物质。脐带血既能满足胎儿的生长需求，又能对其认知能力和免疫系统产生一定的影响[18]。

　　（1）蛋白质类营养成分：脐带血中含有大量的氨基酸。氨基酸是人体蛋白质合成的重要物质，在胎儿的各种生理活动中起着重要作用。脐带血中的免疫球蛋白主要是免疫球蛋白G（IgG），在产后新生儿免疫系统未发育成熟前，自母体获得的IgG对新生儿起到保护作用。

　　（2）脂质类营养成分：脐带血中的脂类物质以游离脂肪酸和甘油为主[18]，由胎盘脂肪酶将其分解为甘油和脂肪酸，最后进入胎儿体内。脂肪酸既是细胞膜的主要成分，又是胚胎的能源物质。陈爱菊等[19]的研究表明孕妇血中的总脂肪酸含量明显高于脐带血，但脐带血中二十碳四烯酸和二十二碳六烯酸含量明显高于孕妇血。

　　（3）脐带血中的微量元素：微量元素是维持胎儿正常生长的必需养分，而脐带血中矿物质元素的含量较孕妇血中高，而铜含量则低于孕妇血。铁在胎儿期各个器官的发育中起着非常重要的作用，特别是脑的发育。钙是胎儿骨骼生长和矿化必不可少的物质，如果孕妇缺钙，会引起胎儿的发育缓慢和先天性佝偻病。锌是人体内多种酶的重要组成物质，它参与了细胞的生长和分裂，对生殖、免疫系统的功能也有一定的影响，如果脐带血中的锌含量过低，会引起胎儿的发育受到限制，从而增加胎儿和婴儿体重较轻的风险[20]。因此，孕期注意补充适量的钙、铁和锌，有利于胎儿的生长发育。

　　脐带血中的叶酸和胆碱是胎儿发育过程中重要的微量营养素。研究报道脐带血中的总叶酸含量远高于孕妇血[21]。叶酸和胆碱参与了一碳代谢、DNA甲基化等关键代谢反应，是胎儿神经发育的必需微量营养素[22]。

　　可通过母婴传递的营养素　碘是合成甲状腺激素的必要底物，摄入适量的碘对于人体十分重要。婴儿对碘缺乏特别敏感，出生时新生儿甲状腺碘储备很少[23]，完全母乳喂养的婴儿仅依靠母乳中的碘来满足其较高的甲状腺激素产生率。妊娠期间严重的碘缺乏可能导致孕妇和胎儿患甲状腺功能减退症（简称甲减），并增加围生期死亡的风险。甲状腺激素对胎儿和婴儿的神经发育至关重要，妊娠期间严重的碘缺乏与儿童的神经功能缺陷和克汀病相关[24, 25]。轻中度碘缺乏可能影响孕妇和胎儿的甲状腺功能，但对后代神经发育的影响仍不确定[26]。越来越多的证据证明了产前补充多种微量营养素的有益作用，尤其是对于营养状况不佳的孕妇。补充碘可以改善孕妇的碘营养状况和甲状腺功能，并且这种影响会持续到产后，并改善母乳碘浓度和婴儿的碘营养状况[27]。

人体肠道内的微生物组是维持妊娠期间最佳健康状况的重要因素，而且可能减少并发症的发生。益生菌是对宿主健康有益的活微生物，当以适当和最佳剂量给药时，均有益于免疫和激素的调节与代谢。没有补充益生菌的晚期早产儿正常肠道微生物组发育可能会遭到破坏，益生菌补充剂有益于晚期早产儿的发育。益生菌补充剂还可调节异常和不平衡的菌群，从而控制肥胖症和糖尿病等疾病的发病。孕期补充益生菌是安全的，益生菌在子痫前期、妊娠糖尿病和孕妇体重增加过多等并发症中起保护作用，有助于成功生产[28, 29]。益生菌主要包括乳杆菌属、肠球菌属、双歧杆菌属、小儿球菌属等。随着对益生菌的研究不断发展，益生菌的使用受到越来越多的关注。最新的研究显示了酵母菌在食品工业中的广泛应用潜力，其独特的性质迄今尚未在其他益生菌中发现[30, 31]。

孕中期血清叶酸水平与孕中期叶酸摄入量呈正相关[32]，孕妇服用叶酸可以预防贫血，孕妇在孕初期服用叶酸，能够促进身体内血液的生成[33, 34]。在妊娠期间，由于胎儿和母体共用一个血液循环系统，因此孕妇对血液的需求量逐渐增加，如果没有及时补充，可能就会出现贫血的情况。孕妇补充叶酸，可以降低胎儿出现神经管畸形的概率[35]。神经管畸形可能会导致出现唇裂、腭裂、隐性脊柱裂等情况。此外，孕妇服用叶酸还可以降低先兆子痫的风险[36]。

孕期和围产期的母亲补充维生素D可以帮助调节胚胎发育、骨骼发育和发育中胎儿的钙含量[37]。维生素D不但可以改善妊娠糖尿病、子痫前期、复发性流产、产后抑郁等疾病的预后，而且可以直接影响新生儿呼吸道感染发生率，影响新生儿出生体重和体内脂肪形成，对新生儿神经系统的发育也有影响[38, 39]。

孕妇补充足够的钙元素有利于胎儿骨骼的发育，特别是在孕中期，还有利于维持心肺功能和凝血功能及毛细血管的通透性[40]。缺钙会导致孕妇出现骨质疏松，还会出现神经、肌肉异常，出现小腿肌痉挛（抽筋）、骨盆疼痛等现象，先兆子痫的风险也会升高[41]。

2.1.1.4　本部分小结

本部分总结了孕期生理代谢特点、胎盘结构与营养物质对胎儿健康的影响，其中孕期生理代谢特点对于孕妇不良反应的发现和预防至关重要。胎盘作为连接母体和胎儿的生物桥梁，对妊娠的顺利进行起着重要作用，胎盘形态及功能改变已成为影响胎儿正常生长的主要原因。此外，还要注意孕期的营养摄入，保证足够的营养，以满足胎儿生长发育的需求。

2.1.2　孕期营养需求与体重管理

女性在妊娠期间生理变化较大，需要提供能量、碳水化合物、蛋白质、脂类、矿物质、维生素等多方面营养，且需要量较非孕期有明显差异。为了让孕妇更好地度过孕期，下文将对孕期营养需求和部分需要重点健康管理人群的体重管理进行介绍。

2.1.2.1　孕期营养需求

女性在孕期为满足胎儿发育需求，对于营养的需求较非孕期增加。同时，在孕期不同阶段，胎儿生长发育速度有明显差异[42]。例如：妊娠1～11周，主要是胎儿重要脏器的分化和形成，此阶段胎儿体重增长与整个孕期相比增幅较小，对于维生素和矿物质的需求较高；而妊娠24～40周，主要是胎儿外形增长、外生殖器发育及皮下脂肪储存，因此对于蛋白质、脂类、维生素和矿物质的需求总量普遍较高。孕妇的营养需要根据妊娠阶段进行适当调整[43]，以满足孕期母体的生理需求和胎儿生长发育的营养要求，达到保障母体和胎儿健康的目的。以下将依据营养物质基础需求和差异进行介绍。

女性自受孕后，体内的正常代谢过程会发生一系列变化。胎儿生长发育所需的各种营养主要来自母体，孕妇本身还需要为分娩和泌乳储存一定的营养素，所以孕妇的营养素需求较非孕期均应有所增加[42]。妊娠是一个复杂的生理过程，为适应胎儿在体内的生长发育，在妊娠期间孕妇身体需要经历一系列的生理调整[42]，包括内分泌变化、代谢变化、消化系统功能改变、肾功能改变、体重变化，以及血液容积增加、血液成分改变等。

因此，孕妇的营养状况对整个妊娠过程、胎儿的生长发育都有极为重要的作用。整个孕期分三个时期：孕早期（妊娠12周末以前）、孕中期（妊娠13～27周）、孕晚期（妊娠28周及以后）[42]。以《中国居民膳食指南（2022）》[44]为纲要指导孕妇营养。由于胎儿生长发育的速度不同，孕期不同阶段需要的营养也不相同，尤其是蛋白质。因此，必须调整孕妇的营养与膳食，以适应妊娠期母体的特殊生理需求和充分满足胎儿生长发育对各种营养素的需要，保证母婴健康。如果孕妇营养失调或营养不足，对母体健康和胎儿的正常发育都将产生不良影响[45]。

能量需求　妊娠期母体对能量的需求主要用于额外负担胎儿的生长发育，此外，胎盘、母体组织的增长同样需要额外的能量供应。在孕早期，孕妇的基础代谢无明显变化[42]，自孕中期胎儿体重增加、羊水体积增多、血液容积提升后开始逐渐升高，直至孕晚期能量需求提升幅度为15%～20%[44]。此外，由于居住地、民族、气候、生活习惯、劳动强度、运动习惯等的差异[46]，孕妇对能量的需求会有所不同，且差异越大，需求差异也会越明显。因而，孕期能量供应需根据个体情况差异进行调整。孕期能量供应调整主要以孕妇体重增减为重要参考依据。

蛋白质需求　孕期母体蛋白质能量的增加主要供应母体新组织的形成和胎儿成长所需，孕期母体对蛋白质需求增加量约为900 g[42]。由于孕早期胎儿体重增长不明显，孕中期开始孕妇身体组织、孕妇血液容积、胎儿体重、羊水容量增加，且其变化在孕晚期尤为明显，因此整个孕期蛋白质需求呈现一定差异[47]。根据现有数据统计，孕妇体内蛋白质的日增加量在孕早、中、晚期分别为1 g、4 g、6 g[42]。孕妇所需的蛋白质主要从食物中获取，且考虑到不同食物被摄取后存在消化吸收率差异，因此中国营养学会建议孕妇在孕早、中、晚期每日蛋白质摄入量分别增加 5 g、15 g 及 20 g[42]，以满足孕期对蛋白质的需求。由于蛋、奶、肉、鱼及大豆中的蛋白质所含有的氨基酸模式接近于人体蛋白质组成，容易被人体吸收利用，因此这些蛋白质被称为优质蛋白质[48]。为减少孕妇消化负担，推荐孕妇膳食中优质蛋白质的量不低于蛋白质日推荐摄入量的 50%[44]。结合现阶段蛋白质类产品较多，也可在营养师或医生指导下酌情考虑蛋白质类营养补剂[49]。

　　脂类需求　整个孕期，孕妇脂肪储存量平均值为 2～4 kg，其中胎儿储存的脂肪量占其体重的 5%～15%[42]。孕早期为胎儿神经系统、脑组织发育的重要阶段，在细胞增殖、生长过程中尤其需要一定量的必需脂肪酸供应。根据营养学调查研究，孕妇膳食中脂肪（包括饱和脂肪酸和不饱和脂肪酸）的供应应适量[44]，以满足孕妇和胎儿的脂肪需求。由于孕期代谢特点的变化，孕妇容易出现血脂较非孕期升高的现象，过多脂类摄入容易加剧血脂进一步升高，会增加孕期高脂血症患病风险[50]。因此，孕妇膳食中脂肪摄入总量不宜过多，脂质提供的能量占总能量的 20%～30% 即可[42]。

　　维生素和矿物质　维生素是维持生命和生长所需要的一类有机物，因此在孕期对维生素的需要量增加。然而维生素在机体内不能合成，或者所合成的量难以满足机体的需要，所以必须从食物中摄取。中国营养学会调查和研究结果表明[44]，孕期容易缺乏的水溶性维生素有维生素 B_1、维生素 B_2、叶酸和维生素 B_{12}，容易缺乏的脂溶性维生素有维生素 A、维生素 D。

　　矿物质一样是机体无法合成的，也必须从食物中摄取。虽然在机体中的占比极少，但其在维持人体健康与活力方面却有举足轻重的作用，有助于肌肉和神经的运动、骨骼和牙齿的形成[42]。以钙为例，其在肢体协调、神经传导、维持正常代谢等方面具有重要作用[51]。在钙离子作用下，人体肌肉呈现多种生理反应，使人体能够完成多种肢体动作。当钙离子在肌肉中的浓度出现较大变化时，会引起肌肉疼痛、抽搐及功能下降等，使人体肢体协调、运动平衡等功能降低或丧失。同时，孕期胎儿骨骼、牙齿的形成主要来源于钙的积累。现代医学研究表明[52]，除满足自身营养需求和胎儿所需外，母体还需要额外储存部分钙以满足泌乳所需。若孕期钙摄入不足，母体会出现骨骼中钙被动员至血液中[53]，通过胎盘运送给胎儿，以满足其生长所需，从而造成母体妊娠高血压（pregnancy-induced hypertension，PIH）、先兆子痫（preeclampsia，PE）、骨质疏松（osteoporosis，OP）等问题，对母体健康造成打击。根据中国营养学会数据统计[44]，孕期容易出现缺乏的矿物质以钙、铁、锌、碘为主。

2.1.2.2　孕期营养需求差异

除孕期不同阶段的营养需求差异外，孕妇所在地区不同，受当地饮食习惯、农业发展、风俗习惯等影响其孕期营养供应也会有所不同。

我国不同地区孕期营养需求差异　我国俗语有云"一方水土养一方人"，这句话背后包含着"水土"与"人"之间的内在逻辑关系。地区不同，风俗习惯、饮食习惯差异，形成了不同地域人群的营养差异。因此，在不同地区孕妇人群营养摄入存在明显的地域差异。

西藏地区是我国代表性的高海拔、高原高寒气候地带。徐小红等[54]通过对西藏自治区6915例（其中农牧区3805例，城镇3110例）孕妇跟踪调查，发现其农牧区孕妇各项孕产保健指标全面低于城镇孕妇，尤其叶酸达标率仅为8.7%，早产率达到23.1%，是城镇早产史的1.99倍，贫血患病率达到78.8%，妊娠高血压发病率高达8.9%，结果明显高于内地水平。李中锋等[55]自2010年开始对西藏山南市、那曲市等地食品消费等情况开展了长达11年的调查，调查结果显示藏区饮食中主食种类相对较单一，蔬菜种类欠丰富且存在摄入量不足的问题。而妊娠期母体氧气消耗量和供血需求增加，高海拔地区寒冷缺氧，引起血管代偿性收缩是造成西藏地区妊娠高血压发病率高的主要原因。因此，为弥补饮食缺陷，西藏等高海拔地区女性孕期饮食应适当增加杂粮类的摄入，并且增加果蔬种类，以保证摄入量充足，同时还应注意叶酸、铁元素等重要维生素和矿物质的补充性摄入。

贵州黔南地区为喀斯特地貌，亚热带湿润季风气候，区域内水系丰富，是我国典型的多山地带和少数民族聚居地区，与中国东部沿海地区相比，居住环境相对较差，人均可支配收入偏低，文化水平相对落后，且饮食习惯等多受民族信仰等影响。许晓琴等[56]对当地孕期女性调查发现，当地意外妊娠终止率为18.06%，孕期女性贫血患病率为23.96%，超过国内统计平均值。同时，苗族、布依族孕期女性贫血患病率分别达到37.12%、31.29%，与调查结果中文化程度、经济收入、孕期膳食补充量呈现明显负相关，与饮茶、饮酒和玉米等谷物类为主食习惯呈现明显正相关。另外，饮食调查发现其主食以谷物类食物为主，畜禽类食物、蔬菜、水果的摄入量总体较低，整体饮食结构呈现明显单一特点，果蔬摄入不足，必要维生素、铁剂等补充缺乏。因此，此部分地区孕期女性建议适当调整饮食习惯，增加畜禽类鲜肉制品摄入比例，补充必要维生素、铁剂，还需加强孕期保健知识和膳食指导，减少孕期茶品摄入。

甘肃省地处我国西北内陆，大部分地区气候干燥，属温带季风气候。而邵亚雯等[57]、鲁立等[58]调查结果表明，兰州地区膳食模式中多以谷薯类、畜肉为主，水产、蛋类摄入不足。此与甘肃省内以粮食种植、家畜养殖为主体的循环农业发展模式下的膳食模式表现一致[59]。王艺格[60]对兰州地区孕产妇的营养摄入调查显示，谷薯类、肉类高摄入比例与高膳食炎症指数、不良妊娠结局（低出生体重、早产儿、巨大儿等）呈现正相关，且存在维生素、矿物质不同程度的缺乏。已有研究表明[61]，高碳水摄入、高盐摄入和红肉过量摄入易导致妊娠糖尿病、妊娠高血压等发生，且与不良妊娠结局呈现一定关联性。因此，建议应降低膳食中碳水化合物类摄入总量，倡导低盐饮食，增加坚果类、乳品类及水产类食品摄入，降低蛋白质摄入总量，并提高优质蛋白摄入量。与此同时，还应注意叶酸、维生素E的适量补充。

福州地处中国东南沿海，属亚热带海洋性季风气候，海产品、果类产品丰富，甜食、喝汤饮食习惯明显。林春梅等[62]对福州地区孕妇膳食模式的调查中发现6种孕期膳食模式，总体表现为海产品、果蔬摄入量多，乳品摄入相对不足。这一表现与福州当地饮食习惯呈现高度一致性。在6种孕期膳食模式中，蔬菜水果零食类膳食模式存在高血糖指数果品、高热量零食摄入过多和蛋白质摄入不足的问题，大米内脏类膳食模式中大米及其制品具有更高的血糖指数，且内脏中脂肪和胆固醇含量较高，此两种膳食模式均可显著增加妊娠糖尿病发生风险。根据膳食模式特征，应适当降低高血糖指数主食、果品的摄入量，适当增加优质蛋白摄入量，避免过多动物内脏的摄入。

西藏地区、贵州黔南地区、甘肃、福州是我国具有代表性的区域，现有证据表明，各地区孕妇膳食受当地饮食习惯、农业发展、风俗习惯等影响而形成了风格迥异的膳食模式，引发的膳食风险也各不相同，因此建议应当根据实际情况进行个性化引导和指导。

不同国家孕期营养需求差异　除地区差异外，国别、人种/遗传基因、饮食结构、行为习惯等常见因素也会造成孕期营养需求差异。同时，战乱、自然灾害等偶发性因素会引发需求差异的扩大。因此，在进行营养指导或营养补充过程中应予以充分考虑。

2021年，印度人口总量达到13.93亿，其国内存在的种姓制度、宗教信仰和风俗文化因素[63]，使得社会资源向男性和高种姓倾斜。Kaur等[64]对阿德什医院就诊孕妇贫血情况调查显示，贫血孕妇达到81.8%，按照印度医学研究理事会贫血分类，中重度贫血占比达到91.2%，远超世界卫生组织（WHO）对发展中国家贫血患病率预估值（51%）。Prabhu等[65]对妊娠糖尿病认知调查结果发现被调查孕妇中对妊娠糖尿病有良好了解的占比为51.5%，且其危害认知与受教育程度呈现显著相关。论文中称克什米尔（注：此处为论文中原称，不代表本书作者政治立场）、泰米尔纳德妊娠糖尿病发病率分别为3.8%、17.9%。两地均以农业种植为主，克什米尔居民以大米为主食，偏爱肉食和乳制品，而泰米尔纳德居民大多数食品以谷子、小扁豆、稻米为主，肉制品摄入比例低于克什米尔。结合两地饮食差异和妊娠糖尿病发病率差异，泰米尔纳德妊娠糖尿病高发病率与高碳水摄入有一定关联性。另外，克什米尔争端导致克什米尔各行业持续受到不同程度影响，不排除经济收入下降对该地区膳食摄入量、妊娠糖尿病发病率的影响。鉴于印度地区宗教信仰及部分存在素食文化，推荐在孕期营养中增加果蔬摄入，适当降低碳水化合物摄入比例，增加铁、钙元素补充。同时，在经济条件允许下，可以适当增加植物性膳食补剂的使用，以提高孕期母体健康水平，降低不良妊娠结局发生率。

美国饮食以快餐形式为主，Yarlagadda 等[66] 的调查结果显示，美国成年人肥胖率约为42.4%，其中9.2%为严重肥胖，其肥胖发生率居高不下与快餐型饮食密切相关。Shah 等[67] 对美国不良妊娠结局的调查显示，健康问题、乡村、种族差异影响妊娠结局，肥胖、心血管疾病、乡村等因素与不良妊娠结局和孕产妇死亡率存在正相关，且与未来生活中疾病风险增加有关。Kay 等[68] 研究表明，看护人饮食习惯对家庭膳食偏好存在一定影响，其中西班牙裔组绿色蔬菜、豆类和奶制品方面的成分得分显著较高，但在全谷物方面的得分较低，此研究结果一定程度上与Lochan 等研究中"种族差异"分析存在一定程度的相符。2020年，美国政府发布的2020～2025年膳食指南[69] 中将"各种蔬菜"放在推荐膳食的首要位置，并提出"不添加或较少添加糖、饱和脂肪和钠"。基于现有资料，美国育龄期妇女在备孕期宜先进行体重管理，以降低孕期、产后自身健康风险，并降低不良妊娠结局发生率。孕期内，遵循上述指南[69] 推荐，增加蔬菜、水果、全谷物的摄入，适当食用海产品，注意富含钙、钾、膳食纤维、维生素D食物的摄入或补充相应膳食补剂等。同时，还应加强孕期内体重监测，避免孕期内体重增加过多，以降低巨大儿、妊娠糖尿病等的发生率。

Aparicio 等[70] 对西班牙孕期妇女的调查发现，调查对象能量、蛋白质、碳水化合物、维生素C、维生素B_2和维生素B_{12}摄入总体较充足，但维生素D、铁和叶酸普遍存在摄入不足。Asali 等[71] 对约旦孕期妇女膳食补剂使用调查结果显示膳食补剂使用率达到96.8%，包含铁、维生素D、叶酸、n-3脂肪酸等，孕中晚期使用率明显高于孕早期。笔者在文献搜集过程中还发现，虽然国别、地区、种族、信仰等存在明显差异，但孕期妇女需求差异存在一定的共性：①蔬菜类摄入不足；②铁、钙、钾补充不足；③存在钙类补剂与铁类补剂同时服用等误区；④体重管理问题。因此，建议孕妇增加孕期知识学习，孕期注意膳食摄入营养素之间均衡问题，优先选择富含铁、钙等营养素的食物。另外，乡村地区居住人群还应注意减少重体力劳动，以减少由此引发的流产等问题。

高龄孕产妇营养需求　施金云等[72]、Maria等[73]调查均发现，35岁后，卵子活性随年龄增长逐渐下降，胎儿染色体异常发生率增加，妊娠并发症发生的可能性更大，容易导致不良妊娠结局发生率提高。Zhan等[53]调查发现35岁以上血铜水平比35岁及以下年龄组略有升高，而妊娠期锰含量升高是妊娠高血压的潜在危险因素。田美玲等[74]对河北省巨大儿的调查中发现，年龄≥35岁时，妊娠期合并糖尿病发生率增加，造成巨大儿发生率和母体健康风险上升。除以上调查结果外，Salzer等[75]、Umezuluike等[76]调查结果显示高龄生育与胎盘障碍风险增加有关，影响母体生命健康。由此表明，生育年龄增加不仅容易导致不良妊娠结局，还容易增加孕妇自身健康风险。

因此，高龄女性怀孕前应对身体进行全面的生殖评估。在孕期，尤其是中后期应在保证营养均衡基础上严格控制膳食摄入量，主食建议以低血糖生成指数类食品（如糙米、燕麦等）替代精制米面制品，定期监测全血必需元素水平，达到严格控制体重增长的目的，减少巨大儿、早产儿及其他妊娠并发症的发生。同时，建议高龄孕妇加强自我个体化管理或者专业性个体化监护，进行孕期营养指导，必要时应注意给予心理疏导，确保母婴安全。

我国当前孕期"隐性饥饿"现状　铁缺乏是孕期常见的营养问题之一。由于铁居人体必需的微量元素之首，因此又将铁缺乏称为"隐性饥饿"。

2012年WHO发布的报告预估全世界41.8%的孕妇患有贫血症，且其中一半以上可归因于铁缺乏[77]。何国琳等[78]通过对国内12 403例孕妇的调查发现，缺铁性贫血总体患病率为13.87%，孕早、中、晚期缺铁性贫血发病率分别为1.96%、8.40%、17.82%，孕晚期患病率较高。Sun等[79]联合澳大利亚、芬兰的多个机构对29个低收入国家育龄妇女缺铁情况的调查显示，育龄妇女贫血的总患病率为40.4%，且孕妇比未怀孕妇女更容易患贫血，孕期妇女在孕晚期贫血发生率高于孕早期。Shah等[80]对巴基斯坦2018年9月至2019年9月在某医疗机构生产的产妇进行调查统计，结果显示总体贫血症患病率为51.5%，且早产、低出生体重的发生率较高，贫血症组产妇所生新生儿阿普加（Apgar）评分低分发生率达25.73%，剖宫产发生率为53.3%，较非贫血症组普遍偏高。由此可以看出，孕期妇女依然是"隐性饥饿"的高危人群，且严重影响胎儿和孕妇自身健康，应给予重点关注。

由于孕期胎儿生长和营养需求，孕妇血容量和红细胞数量增加，造成孕期生理性贫血[42]。胎盘组织生长和胎儿持续发育所需铁均需母体供应，且此阶段是逆浓度梯度的主动供应[53]，会消耗孕妇储存铁，即使孕妇已经出现缺铁性贫血，此供应也依然继续，随着时间发展会进一步加重孕妇贫血。鉴于此，建议日常饮食应注意富含膳食铁类食物（红肉、禽肉、鱼等）的摄入，动物肝脏中血红素铁含量较高，但其中胆固醇、维生素A含量偏高，不宜过多食用。食物中维生素C、半胱氨酸、谷胱甘肽等还原性物质可促进铁的吸收。与之相反，谷物和蔬菜中的植酸盐、草酸盐、纤维素等，茶叶中的鞣酸、咖啡等和高磷酸的膳食不利于铁的吸收，口服碱性药物可降低铁的溶解度，因此也妨碍了铁的吸收。钙会抑制铁的吸收，因此含钙补剂与含铁补剂不应同时服用。

为充分保障育龄期妇女健康，提高新生儿健康水平，建议在备孕期积极增加含铁丰富食物的摄入，或补充含铁补剂，以提高育龄妇女体内铁储备水平。孕期应定期进行贫血相关检查，规律饮食，保持良好饮食习惯，在专业人士指导下补充含铁补剂和促进铁吸收的维生素C等营养素。发生贫血症时，应在专业人士指导下规范完成疗程内的药物、含铁补剂的定期服用，至血红蛋白恢复正常后，应继续口服含铁补剂3～6个月或至产后3个月。

2.1.2.3　孕期体重管理

孕期合理的营养摄入可保证胎儿的健康成长，而过度的、不合理的营养摄入增加会给孕妇带来诸多负面健康问题。因此，体重管理成为孕期健康评估的重要指标。

《中国居民膳食指南（2022）（科普版）》[44]中给出了妊娠期膳食建议：①保证孕期体重适宜增长；②常吃含铁丰富食物、选用碘盐；③补充叶酸和维生素D；④摄入含必需量碳水化合物的食物；⑤孕中晚期适量增加奶、鱼、蛋、瘦肉的摄入；⑥经常参加户外活动、禁烟酒、健康生活。中国营养学会对孕期体重增加范围给出了更加严格的范围要求。依据妊娠前体质指数（body mass index，BMI）不同，结合孕期进展对孕早期、孕中晚期每周体重增加范围进行详细指导（表2-1[81]）。

表2-1　孕期体重的合理增长

妊娠前BMI（kg/m²）	总增重范围（kg）	孕早期增重范围（kg）	孕中晚期每周体重增加值范围（kg）
低体重（BMI＜18.5）	11.0～16.0	0～2.0ᵃ	0.37～0.56ᵇ
正常体重（18.5≤BMI＜24.0）	8.0～14.0	0～2.0	0.26～0.48
超重（24.0≤BMI＜28.0）	7.0～11.0	0～2.0	0.22～0.37
肥胖（BMI≥28.0）	5.0～9.0	0～2.0	0.15～0.30

a表示孕早期增重0～2.0 kg；b数据为推荐值范围。

一般情况下，孕早期不需要额外增加热量摄入。孕中晚期因胎儿生长需要和母体需要逐渐增加，与非孕期相比，孕中期推荐增加300 kcal/d，孕晚期推荐增加450 kcal/d，整个孕期热量摄入量控制在1800～2400 kcal/d为宜[42]。此外，因体质不同，部分孕早期妇女可能出现严重早孕反应[82]并影响膳食摄入。此时，可不必严格遵守指南推荐，每日摄入碳水化合物含量不低于130 g食物[44]并保障基础需求即可，以平稳度过早孕反应阶段。孕中期再逐步恢复正常饮食，并注意优先选择富含优质蛋白质、钙、铁、碘等营养素的食物。

为充分了解胎儿发育情况和孕妇自身健康状况，孕期妇女应定期进行孕期检查[83]，孕早期进行家族史、个人既往病史、心理健康及常规健康检查等多方面评估，以充分了解孕妇个人健康状况。在条件允许情况下，推荐进行传染性疾病相关指标筛查。同时，应在早、中、晚不同阶段分别给予孕妇和家属必要的健康指导和心理辅导，帮助孕妇了解、逐步适应孕期一般生理变化过程及其对孕妇自身健康状况的影响，引导孕妇建立良好心态。对于孕前、孕期内出现妊娠危险因素，可能有妊娠禁忌证或严重并发症的，应当予以重点监督、指导，对其孕期的生活方式、心理、运动和营养进行个性化指导。

2.1.2.4　本部分小结

妊娠是一个复杂的生理过程。受气候、地域、农业发展、经济收入、风俗文化、饮食偏好等因素影响，不同孕妇在孕期因生理状态和心理状态存在差异，具体变化表现有所不同，需要根据定期健康检查结果对饮食、运动、作息等进行适度调整，以保持孕妇营养均衡，体重增长合理，保障胎儿顺利发育和娩出。为顺利帮助孕妇平安生产，倡议家庭成员储备孕期相关知识、膳食配餐技能，关心孕妇心理变化，必要时可向专业人员寻求帮助，引导孕妇健康愉快地度过孕期。

2.1.3　孕期疾病与营养防治

2.1.3.1　超重、肥胖和低体重

超重、肥胖人群　中国营养学会发布的团体标准《中国妇女妊娠期体重监测与评价》（T/CNSS 009—2021）[81]中将24 kg/m² ≤ BMI < 28.0 kg/m²的人群定义为超重人群，将BMI ≥ 28.0 kg/m²的人群定义为肥胖人群。对于两类人群孕期总增重范围，后者增重范围明显小于前者，对肥胖人群的增重限制更加明显。相关研究已经证实[84, 85]，生命早期的环境和营养状况会影响人类一生的健康发展。孕妇体重超标，会在一定概率上增加子代成年后肥胖风险和慢性病患病率。另外，体重超标显著增加孕妇妊娠糖尿病、妊娠高血压、先兆子痫等疾病患病风险[86]，且与不良妊娠结局存在一定关联性[87]。因此，在孕期内这两类人群应注意优选优质蛋白质类食物，落实"主食定量、粗细搭配"原则，少吃腌制类、烧烤类食品。在饮食基础上，还应注意吃、动平衡。受孕期和大体重双向约束，体育锻炼应以对膝关节软骨等友好或损伤较小的运动为主。在条件允许情况下，推荐在建立母婴健康档案机构定期参加营养指导、运动指导相关活动，养成科学饮食、规范运动的良好习惯。

为保障孕妇和胎儿健康，孕妇在孕期内建议记录每日体重、饮食和基本运动情况。现有多种膳食模式在体重管理应用中获得一定的临床证据支持[88]，建议在个人饮食喜好基础上，根据专业人士指导意见制定个性化膳食方案。对于孕妇建

议在专业人士评估后针对性制定合理的运动计划，并注意运动的循序渐进性。在膳食计划和运动计划执行过程中，建议家人或专业人士给予心理干预，增强其自信，缓解压力、焦虑、抑郁等情绪，保障体重管理的效果，协助稳定度过孕期。

低体重人群 孕中后期，胎儿生长、发育速度较快，对营养素需求较高。因此，低体重孕妇在孕早期应注意适当增加膳食摄入，以保障自身和胎儿发育需求。对比不同妊娠前BMI条件下孕期体重增长范围（表2-1[81]），可以看出低体重人群的孕期推荐总增重范围上限高于正常及肥胖人群，其增重压力较大。研究表明[87]，孕期母体体重过低时，贫血、低钙血症、营养不良发生比例比正常体重孕妇要高，不良妊娠结局发生率也会随之增加。建议低体重孕妇及时对自身状况进行全面、系统的检查，适当增加体重，加强饮食，定期运动。若存在厌食、糖尿病、消化/吸收弱等易导致低体重的疾病，建议在专科医师指导下对疾病进行规范治疗，并制订科学、合理的增重膳食计划。膳食计划制订过程中，可结合个人饮食偏好，膳食摄入增加应遵循循序渐进、唤起食欲的同时，避免引发孕妇的心理抵触。在排除病理性因素，结合个人饮食偏好基础上，优先考虑热量相对较高且富含优质蛋白质、微量元素、维生素等营养素的食物，多种类、合理搭配，必要时可以增加用餐次数。饭前应适当减少汤类饮品摄入，避免影响其他肉、蛋、奶制品等食物摄入。另外，可适当减少过量的劳动或运动，减少能量的额外消耗，帮助体重快速增加。

低体重孕妇在增重计划达成前，应注意定期检查钙、磷、铁、锌、镁等矿物元素含量水平，并每日记录体重增长、饮食摄入和BMI；若存在厌食等疾病，还应定期复查，保障治疗效果。孕中晚期孕检过程中需密切注意胎儿畸形筛查和发育进展。在条件允许情况下，应对围产期胎儿体重、头围等进行监测估算，评估胎儿发育状况。除此之外，还应注重孕妇心理疏导，避免膳食习惯、运动习惯等改变带来的心理压力，保障孕妇身心舒畅。

2.1.3.2 妊娠恶心和呕吐

妊娠恶心和呕吐（nausea and vomiting during pregnancy，NVP）是一种常见

的孕期症状，影响多达70%的孕妇。妊娠剧吐（hyperemesis gravidarum，HG）被认为是NVP的一种严重形式，影响0.3%～10.8%的孕妇。NVP的病程相对良性，不会增加出生缺陷的风险，但HG可能与一些不良的母体、胎儿和后代有关[89]。与NVP和HG发病机制相关的包括激素因素、幽门螺杆菌因素、胃肠动力障碍因素、胎盘相关因素、心理社会因素、遗传学确定的新因素[90]。在妊娠早期，有强烈焦虑或失眠症状的女性往往会出现NVP，随着妊娠的进行，这些症状可能加重[91]。研究发现，幽门螺杆菌的感染与HG和NVP的发病机制之间存在潜在关联。慢性幽门螺杆菌感染是HG和NVP的危险因素，但并非是该疾病的单一影响因素。HG可能导致唾液氧化负荷显著增加和抗氧化能力小幅度下降，这种情况下HG造成的营养不良会使维生素K缺乏，从而致使凝血功能失常[92]。快速的母体水合作用通常可以缓解HG的许多症状，除了水合作用，维生素和矿物质替代或补充将有助于改善电解质失衡[93]。HG是不良妊娠的危险因素，妊娠早期的全胃肠外营养支持与围产期发病率降低的风险相关[94]。研究人员发现，在中度至重度病例中给予葡萄糖盐水可能会比生理盐水带来更好的改善[95]。

2.1.3.3　妊娠糖尿病

妊娠糖尿病（gestational diabetes mellitus，GDM）是指在妊娠20周后首次发现疾病或首次检测到葡萄糖耐量异常的结果，是一种妊娠期常见的疾病[21]。妊娠糖尿病长期以来一直与产科和新生儿并发症有关，主要与较高的婴儿出生体重有关，并且越来越被认为是未来母体和后代心脏代谢疾病的危险因素[96]。妊娠糖尿病患者表现为多食多饮多尿，若孕妇无缘无故地出现口渴、尿液黏稠、排尿次数增加的现象就应该引起重视，观察有无其他妊娠糖尿病的症状出现。妊娠糖尿病患者体重可能超过90 kg，出现胎儿巨大或羊水过多的情况，有的还伴有阴道感染反复发作，多由假丝酵母菌导致[97]。妊娠糖尿病患者会出现皮肤瘙痒的症状，冬天天气干燥也会引起皮肤瘙痒，同时患者容易感到乏力，不能充分吸收、利用食物中的葡萄糖，并且异常的葡萄糖代谢加速会使患者体能变差，尿液和血液中的葡萄糖含量增加而引发尿糖阳性及高血压。妊娠糖尿病患者在妊娠早期比较容易发生真菌感染[98]，妊娠晚期的剖宫产及引产也容易发生细菌感染，从而进一步加重症状。妊娠糖尿病需要尽早治疗，孕期的女性应做血糖检查，若确诊为妊娠糖尿病，应针对病情及时治疗。针对妊娠糖尿病首选胰岛素治疗，并增加孕检次数，以免出现意外[21, 99]。

营养疗法仍然是治疗妊娠糖尿病的常规方法。孕期营养的目标是支持母体、胎盘和胎儿的新陈代谢需求[100]。母体脂质可能比葡萄糖能更好地预测胎儿生长，这引发了人们对饮食碳水化合物和补偿性高脂肪摄入的担忧。迄今为止的证据表明，具有较低升糖潜力、较低脂肪和适当蛋白质的高质量复合碳水化合物的最佳混合物支持良好的血糖控制、改善高脂血症，并可能具有有益的血管效应[101]。大多数妊娠糖尿病患者经过合理健康的饮食控制和适当运动，均可能将血糖控制在满意范围内，每日摄入总能量应根据不同妊娠前体重和妊娠期的体重增长速度而定。低血糖负荷食物交换份法营养治疗妊娠糖尿病患者，可对血糖、胰岛素使用率、体重等进行有效控制，进一步改善其血糖水平及妊娠结局[102]。为减少妊娠糖尿病发生，孕妇应在妊娠期合理控制饮食，控制每日摄入营养总量；保证膳食均衡，合理摄入蔬菜、谷类、肉蛋、油脂等；合理控制进食量，注意餐次分配，可少量多餐；合理运动，通过散步、孕妇操或瑜伽、伸展运动等促进机体代谢[103]。

2.1.3.4　妊娠高血压

妊娠期高血压疾病（hypertensive disorder of pregnancy，HDP）的发生发展伴随着免疫失调、慢性子宫胎盘缺血、氧化应激、血管生成因子异常、胎盘脂肪浸润等一系列病理生理变化。营养在上述变化中起着重要作用[101]。膳食营养与肠道微生物群的组成密切相关，可能直接影响人体的稳态和生物过程，也可能通过微生物发酵营养物质产生代谢物，尤其是短链脂肪酸。较高的膳食纤维摄入量会增加具有抗炎特性的韦荣球菌属的丰度[104]，饮食中的维生素C和肠道双歧杆菌可能有助于共同降低HDP的风险[105]。HDP患者饮食应该遵循三高一低的原则，即高蛋白、高钙、高钾、低钠，每日食用新鲜蔬菜水果＞700 g，牛奶制品500 g，粗粮400 g，蛋白制品150 g，坚持少食多餐的原则。每周≥3次摄入鸡肝或猪肝，增加维生素C的摄入，严禁辛辣刺激性食物[106]。

2.1.3.5　先兆子痫

先兆子痫与妊娠高血压不同，它还至少涉及以下标准之一：蛋白尿、血小板减少症、肾功能不全、肝功能受损、肺水肿、大脑或视神经症状。严重情况下先兆子痫可发展为子痫，其特征在于先兆子痫妇女的癫痫发作活动。先兆子痫最常发生在妊娠期和围产期，但也可能发生产后先兆子痫[107]。先兆子痫发病机制尚不完全清楚，目前有几种相关理论，包括免疫反应失调、胎盘供氧不足、滋养细胞侵袭、螺旋动脉重塑和血管生成。先兆子痫最终可累及多个器官系统，导致一系列临床表现，包括肺水肿、心肌功能障碍、肾衰竭、肝功能障碍、脑卒中和癫痫发作，以及因医源性早产、生长受限和胎盘损伤导致的围产期发病率和死亡率增加。先兆子痫的患病率增加，这在一定程度上与肥胖的患病率增高有关[108]。

在妊娠晚期发生先兆子痫的肥胖孕妇出现症状之前，肠道微生物群中产生丁酸盐的细菌数量减少，丁酸盐生成能力和循环丁酸盐水平降低。研究结果支持丁酸盐产生细菌作为预防妊娠期先兆子痫发展的策略[109]。孕妇注意营养丰富且不过剩，保证充足的蛋白质和热量，适当补充多种维生素如维生素C、维生素E及钙剂等。妊娠期不建议严格限制盐的摄入，也不建议肥胖孕妇限制热量摄入。

2.1.3.6　本部分小结

本节阐述了妊娠期常见的健康问题及其发病特点和营养支持，主要包括超重、肥胖和低体重、妊娠恶心和呕吐、妊娠糖尿病、妊娠高血压和先兆子痫。诸多研究发现妊娠期疾病的预防与妊娠期及妊娠前期的营养支持有很大的关系，其中维生素的补充、油脂盐分的适量摄入，都在预防妊娠期疾病方面有着不可或缺的作用。因此，孕期要适量补充营养、适度运动，为胎儿和母体营造良好的生存环境。

2.2　围产期营养与健康

围产期是指妊娠满28周到产后1周这段时间，包括产前、产时与产后。围产期是孕产妇与新生儿较脆弱的时期，死亡率相对较高。围产期良好护理可以降低不良妊娠结局的发生率，对促进母婴健康有重要意义。

2.2.1　围产期生理代谢特点

为了满足妊娠期间胎儿在子宫内生长发育的需求，孕妇体内会发生一系列的适应性生理变化。从激素水平方面来看，人绒毛膜促性腺激素、雌激素、孕酮等水平均升高。在血容量方面，妊娠期妇女血容量增加，妊娠32～34周时达到顶峰并一直维持至分娩，血容量比妊娠前增加35%～40%。血浆容积和红细胞数量增加程度不一致，血浆容积增加大于红细胞数量的增加，妊娠早期血浆总蛋白浓度开始下降，由70 g/L降至妊娠晚期的60 g/L。其中，以白蛋白的下降最为明显。在身体组织器官方面，肾脏作为母体与胎儿代谢废物的排出器官负担加重，肾小球滤过率为原来的1.5倍，肾血浆流量为原来的1.75倍，但肾小管的重吸收能力并不能相应提高，这就导致部分妊娠期女性尿中的葡萄糖、氨基酸、水溶性维生素的排出量增加。在体重方面，孕妇妊娠期增重包括以下两部分：一是妊娠产物，如胎儿、羊水和胎盘等；二是母体组织的增长，比如血液与细胞外液增加、子宫乳腺增大以及为泌乳储备的脂肪等物质。根据WHO/FAO/UNU的最新数据，营养良好的孕妇孕期平均体重增加约12 kg，足月儿平均体重约为3.3 kg[110]。

分娩过程常使女性阴道壁肌肉变得松弛，肌张力下降，阴道扩张。但在哺乳期间，盆底部组织的水肿症状可逐渐消失，组织肌张力逐渐恢复。产后2～3周血容量逐渐恢复至未孕状态。分娩时出血可导致血红蛋白水平降低，在分娩后1周左右可见血红蛋白水平回升。为了减少分娩时的出血，孕妇血液处于高凝状态，血纤维蛋白原、凝血酶原、凝血酶等凝血物质可在分娩后2～4周恢复正常水平。母亲体内雌激素和孕激素水平在产后1周左右可恢复至孕前水平，这两种激素水平的降低解除了对催乳素的抑制作用，使乳腺细胞启动泌乳。子宫在分娩后42天左右可恢复至未孕状态。婴儿对乳头的吮吸可以刺激乳母垂体分泌催产素，促进子宫恢复到孕前大小。在孕激素的作用下，孕妇胃肠蠕动及肌张力均减弱，胃酸分泌量减少，产后1～2周可逐渐恢复。随着胎儿娩出和子宫收缩变小，对胃肠的挤压解除，产妇常感到饥饿，食欲增加，但消化功能需经产后数日恢复，因此，产后初期应进食清淡、稀软、易消化的食物，待食欲和胃功能恢复后再正常膳食。此外，妊娠期间体内潴留的体液及产后子宫收缩导致大量血液涌入体循环，使产后1周尿量增多，排汗也增多[110]。

2.2.2 围产期营养需求

满足围产期母婴双方对各种营养素的需求是保障健康的最佳方式。《中国居民膳食营养素参考摄入量》对围产期的营养需求给出了建议[44]。

2.2.2.1 能量

妊娠期间适宜的能量增加对于孕妇与宫内正在生长发育的胎儿十分重要，孕期的能量增加分为两部分：一是体重增加导致的总能量消耗的增加，二是组织储存所需要的能量。妊娠晚期女性基础代谢率较孕前增高15%～20%，推荐妊娠晚期女性的能量摄入比未孕女性增加450 kcal/d，孕中期增加300 kcal/d，孕早期可少量或不增加能量摄入。孕前消瘦女性可以适当摄入较多能量，而体重较高的个体摄入较多的能量可使母体储存更多的脂肪，导致妊娠并发症和不良妊娠结局的风险增加。从妊娠中期开始，应该适当增加食物摄入量，合理安排膳食和身体活动。相比于能量需要，妊娠期间女性对营养素的需求更高，因此，孕期的平衡膳食极为重要。应密切监测孕期体重增长，建议每周测量体重并根据体重增长情况及时调整膳食能量摄入和运动水平[110]。

与正常非哺乳期比较，乳母需要摄入更多的能量和营养素。乳母能量除满足基础代谢、身体活动、食物热效应三方面需要外，还应包括泌乳所需的能量以及乳汁本身储存的能量。泌乳量应该能使婴儿吃饱，满足其生长发育的需要，并有助于乳母逐步恢复至孕前的体重。推荐乳母在正常成年女性的基础上每天增加500 kcal 的能量，轻度身体活动水平的乳母所需能量达到每天 2300 kcal。乳母的能量需要因孕期体重增加等诸多因素可能存在个体差异，可以根据乳母的体重及泌乳量来判断乳母摄入能量的充足性[110]。

2.2.2.2　碳水化合物

胎儿一般不能利用脂肪提供的能量，因为胎儿体内脂肪酸氧化酶活力极低，而葡萄糖几乎是胎儿能量的唯一来源。妊娠期间总能量的 50%～65% 由碳水化合物供应。主食中含有丰富的碳水化合物，碳水化合物可以分解为葡萄糖为机体提供能量，孕妇主食摄入不足可能会生成酮体，酮体过多可能会损害胎儿的脑部和神经系统。为保证胎儿的能量需要，妊娠期女性每天至少摄入 130 g 碳水化合物[110]。

关于乳母碳水化合物需要量的研究很少，一般是在普通成人需要量（100 g）的基础上，加上乳汁中的碳水化合物含量（60 g/d），所以乳母每天的碳水化合物平均需要量为 160 g。乳母碳水化合物供能比应占总能量的 50%～65%。蔗糖和其他添加糖为纯能量食物，不利于哺乳期女性产后体重恢复，建议每天摄入量小于 50 g/d。膳食纤维能够促进肠道蠕动，改善产后由于身体活动较少带来的消化不良问题，而且有利于肠道益生菌的增殖，建议乳母每天摄入 25～30 g 膳食纤维[110]。

2.2.2.3　蛋白质

妊娠期间对蛋白质的需要量增高，以满足母体体重增加以及胎盘和胎儿生长发育的需要。整个孕期，胎儿、胎盘、羊水、血容量增加及母体子宫、乳房等组织的生长发育约需 925 g 蛋白质，而母体和胎儿对蛋白质的需求主要通过孕中晚期增加蛋白质摄入来实现。因此，孕妇必须摄入足够量的蛋白质，建议孕中晚期膳食蛋白质分别增加 15 g/d 和 30 g/d[44, 110]。

成熟乳中蛋白质浓度约为1.16 g/100 g，产后6个月内母乳的平均分泌量为780 g/d，分泌的乳汁中蛋白质含量为9.048 g/d。膳食蛋白质转化为母乳蛋白质的有效率约为70%，考虑到我国的膳食结构和膳食蛋白质质量，尤其是农村膳食蛋白质质量较低，因此建议乳母蛋白质的摄入要达到80 g/d。《中国居民膳食指南（2022）》强调哺乳期妇女要增加摄入富含优质蛋白质的动物性食物和海产品，包括禽、肉、蛋、奶、水产品和豆类食物[44, 110]。

2.2.2.4　脂类

孕妇膳食中应有适量脂肪，包括饱和脂肪酸、n-3和n-6系列多不饱和脂肪酸以保证胎儿和孕妇自身的需要。脂类是胎儿神经系统的重要组成部分，脑细胞在增殖、生长过程中需要一定量的必需脂肪酸。孕期膳食脂肪中的磷脂及长链多不饱和脂肪酸对人类生命早期脑和视网膜的发育有非常重要的作用。因产后泌乳需要，孕妇平均会储存3～4 kg脂肪，但妊娠期间的血脂水平较未孕时升高，因此脂肪摄入总量不宜过多。中国营养学会建议妊娠期间膳食脂肪供给20%～30%的能量，其中要求亚油酸供给能量达到总能量的4%，α-亚麻酸占总能量的0.6%，EPA+DHA摄入量达到0.25 g/d，其中DHA不少于0.2 g/d。孕期对DHA的需要主要来源于膳食直接供给、膳食中的α-亚麻酸在体内衍生合成和母体内的储备[44, 110]。

鉴于乳汁中脂肪的产能是最高的，加之婴儿中枢神经系统发育的需要和脂溶性维生素吸收的需要，乳母的膳食中应该含有适量脂肪，其中多不饱和脂肪酸尤为重要。对乳母脂肪供能比的建议与孕妇一致。

2.2.2.5　常见矿物质

钙是人体的必需元素之一，具有促进凝血、强化骨骼、维持神经和肌肉活动、调节酶活性等功能。孕期的钙营养将关系到人一生的骨骼健康，建议孕晚期与哺乳期钙的每日摄入量均为1000 mg。奶和奶制品、豆类及豆制品均含有丰富的钙元素。此外，芝麻和小虾皮、海带等海产品也含有丰富的钙[44, 110]。

铁缺乏和缺铁性贫血是育龄妇女常见的营养问题，孕期缺铁性贫血更为常见，发病率也更高。孕期铁缺乏和缺铁性贫血可减少新生儿的铁储备，营养状况良好的孕妇所分娩的足月儿在妊娠最后2个月储备的铁可够产后6～8个月的需要，早产儿由于胎儿时期铁储备不足，婴儿期铁缺乏的风险增加。建议妊娠晚期铁的推荐摄入量较非妊娠期增加9 mg/d，达到29 mg/d。乳母基本铁丢失与普通成年女性一致，为0.82 mg/d，乳母因乳汁分泌损失的铁量约为0.34 mg/d，且部分乳母可能在哺乳期（产后6个月后）恢复月经，因此哺乳期铁的推荐摄入量为24 mg/d。动物肝脏、动物血和瘦肉含有丰富的铁元素，能够被人体很好地吸收。食物多样化可以满足一般乳母对铁和叶酸的需要量。关于孕期是否需要预防性服用铁剂，目前尚存在着争议[44, 110]。

建议孕期锌摄入量应在孕前7.5 mg/d的基础上增加2 mg/d。专家建议对素食、高膳食纤维摄入、大量吸烟、多次妊娠及大量摄入钙剂者额外补锌15 mg/d；补充铁＞30 mg/d可能干扰锌的吸收，故建议孕期治疗缺铁性贫血者补充锌15 mg/d。碘在维持母体和胎儿正常的甲状腺功能和能量代谢以及胎儿的脑发育方面必不可少，建议妊娠期间碘的推荐摄入量在非妊娠期基础上增加110 μg/d，总量达到230 μg/d，可耐受最高摄入量为600 μg/d。建议哺乳期锌、碘的摄入量分别为12 mg/d与240 mg/d，高于妊娠晚期[44, 110]。

2.2.2.6　常见维生素

母体维生素A营养状况低下主要与早产、宫内发育迟缓及婴儿低出生体重有关。建议孕中晚期维生素A参考摄入量在孕前700 μgRAE/d的基础上增加70 μgRAE/d，可耐受最高摄入量为3000 μgRAE/d。乳母随乳汁丢失的维生素A大约为300 μgRAE/d，膳食维生素A生物转化率大约是70%，则乳母的推荐摄入量增加600 μgRAE/d，达1300 μgRAE/d[44, 110]。

维生素D是人体必需的一种脂溶性维生素，妊娠期及哺乳期维生素D的推荐摄入量为10 μg/d。维生素D的缺乏在各年龄段人群中都非常普遍，孕妇人群的维生素D缺乏和不足率更加严重，可通过摄入维生素D强化奶或口服维生素D

直接补充[44, 110]。

妊娠晚期和哺乳期维生素B_1的推荐摄入量为1.5 mg/d，动物内脏如肝、心、肾、瘦肉和粗加工的粮谷类、豆类等都是维生素B_1的良好来源。若乳母膳食中缺乏维生素B_1，则乳汁中维生素B_1也会相应减少，严重时可使母乳喂养的婴儿患婴儿型脚气病[44, 110]。

妊娠期叶酸推荐摄入量较妊娠前增加200 μgDFE/d，达到600 μgDFE/d，叶酸的可耐受最高摄入量为1000 μgDFE/d。叶酸可来源于动物肝脏、豆类和深绿色叶菜，但食物叶酸的生物利用率不高，应补充400 μg/d叶酸或食用含有400 μg/d叶酸强化剂的食物。乳母膳食中叶酸的推荐摄入量亦高于正常成年健康女性，达到550 μgDFE/d[44, 110]。

2.2.3 不同分娩方式产妇营养需求差异

乳母的营养是泌乳的基础，乳母既要分泌乳汁来哺喂婴儿又要弥补自身在妊娠和分娩时的能量损耗，还要逐步恢复机体各组织器官的功能，因此应重点关注产褥期营养问题。建议合理调配膳食，做到食物种类多样、数量充足，选择高营养价值的食物，保证母婴双方都能获得足够的营养。正常阴道分娩之后1小时，产妇即可进食比较清淡、稀软、容易消化吸收的食物，如蛋羹、面片、馄饨、稀饭等，第二天便可以正常饮食，建议选择富含优质蛋白质的平衡膳食。同时，多喝汤和摄入含水分多的食物及含膳食纤维多的食物，每日4～5餐，适量补充维生素和矿物质[110]。

剖宫产分娩产妇手术结束大约24小时后胃肠功能会恢复，建议术后第一天摄入流食，不建议食用易胀气食物，如牛奶、豆浆和含有大量蔗糖的食物。产妇情况好转之后应给予1～2天半流食，再过渡到普通食物。采用全身麻醉或手术情况较为复杂的剖宫产产妇术后的饮食应遵医嘱[110]。

2.2.4 不同分娩方式对产妇及新生儿近期和远期健康的影响

尽管随着医疗水平的不断进步，剖宫产的安全性大幅提高，但对围生儿和产妇依然存在潜在的风险，剖宫产术后的各种近、远期并发症也日益显现。对于女性来说都是极大的困扰，近期并发症包括产后出血、发热、伤口愈合不良等，远期并发症包括慢性盆腔痛、盆腔粘连、产褥期抑郁症，以及子宫内膜异位症等常见妇科疾病[111]。与阴道分娩相比，剖宫产产妇身体恢复相对慢，而且发生脏器粘连、感染等并发症的概率增加[112]，出现不良妊娠结局的风险增高，如子宫切除、胎盘异常、子宫破裂、死胎和早产[113]。研究显示，剖宫产母亲更有可能发生泌乳延迟[114]。自然顺产有利于促进纯母乳喂养，经阴道自然分娩及无痛分娩产妇产后的泌乳功能和母乳喂养自我效能均高于剖宫产产妇，产后血清催乳素水平也明显较高[115]。无论采用哪种分娩方式，均会对女性的盆底功能产生影响，但是经阴道分娩的女性盆底肌受损会更加严重[116]，绝大多数产妇盆底肌功能经康复治疗干预后均可恢复正常水平[117]。为产妇提供全面优质的产科护理服务可能会改善分娩结局[118]。

　　不同分娩方式也会对新生儿造成不同程度的损伤，新生儿预后的效果也不相同。黄疸、呼吸困难、发绀是剖宫产新生儿最常见的症状和体征，剖宫产新生儿呼吸系统疾病发病率、脑损伤发病率普遍高于阴道分娩儿[111]，免疫力较低，更易发生过敏和哮喘。并且剖宫产分娩的新生儿缺少母体阴道微生物群的定植，因此，剖宫产婴儿肠道微生物多样性较低[112, 113, 119]。经剖宫产分娩的新生儿贫血、低血糖、呼吸窘迫综合征等疾病发生率明显高于阴道分娩的新生儿，并且入住新生儿重症病房的可能性也更高[120, 121]。新生儿呼吸窘迫综合征是新生儿常见的危急重症，表现为出生后不久出现进行性呼吸困难、呼吸衰竭、发绀等症状。研究发现妊娠37～39周通过选择性剖宫产分娩的新生儿发生呼吸道疾病的风险为阴道分娩的新生儿的2～4倍[122]。长远来看，经剖宫产分娩的新生儿生长为青少年，其体重、躯干脂肪量与腹部脂肪量均更高[123]。

2.2.5　小结

　　生育是人类繁衍的根本之路，人类繁衍的漫长历史已经证明了阴道分娩是基本途径，为适应这种分娩方式，产妇及胎儿在妊娠期已有了许多生理适应，分娩前后这种机制达到最大程度的发挥，全身各系统在神经体液的调节下为产妇分娩时的急剧生理变化做好了准备，同样胎儿也有非常良好的适应机制来调节娩出过程中受到的物理性、生化性刺激，有良好的应激能力。随着医学的发展，剖宫产率有所升高，重要的是要根据适应证选择合适的分娩方式。不同的分娩方式会对乳母和婴儿产生不同的短期和长期影响，因此要根据实际情况本着遵循自然、少干预、少创伤、少并发症的原则选择最适宜、安全的分娩方式。只要是健康乳母的乳汁，都能给新生儿提供生长发育所需的营养。

2.3　哺乳期生理特点及营养需求

哺乳期是指分娩后开始泌乳直到断乳这段时间。哺乳期包括产褥期及后续母乳喂养的一段时期，是母体用乳汁哺育新生子代使其获得最佳生长发育并奠定一生健康基础的阶段。乳母合理营养不仅有助于自身器官和系统功能的恢复，也通过影响母乳质量、喂养情绪、婴儿喂养方式与喂养行为，顺应照护、情感支持、发展刺激等进一步促进婴幼儿早期发展，甚至修正孕期宫内环境不良对子代发育的影响，为儿童期乃至成人期的健康奠定基础。

2.3.1　哺乳期生理代谢特点

2.3.1.1　哺乳期分期

根据身体恢复状况分期，哺乳期可以分为产褥期和后续母乳喂养至断奶的一段时期，其中产褥期是自胎儿出生到母体生殖器官恢复至非妊娠状态，一般需要6～8周，这段时间在医学上称为产褥期，也就是我们常说的"坐月子"[124]。

根据母乳变化情况分期，可以分为初乳期、过渡乳期和成熟乳期，不同阶段母乳的生物学成分和特性都不一样。初乳在妊娠早期产生，富含蛋白质、免疫球蛋白、β-胡萝卜素、钠、钾、氯、脂溶性维生素、矿物质。第8～14天为过渡乳期，此时过渡乳中的脂肪和乳糖浓度高于初乳，蛋白质和矿物质浓度低于初乳。第15天至断奶为成熟乳，主要是脂肪在含糖（乳糖）水中的乳剂，每30 ml可以提供20～22卡热量。

2.3.1.2　哺乳期乳汁分泌

哺乳期最典型的生理代谢改变是乳汁分泌。产后雌激素和孕激素水平迅速下降，产后1周左右降到未妊娠水平。两种激素的降低同时解除了对催乳素的抑制作用，后者使得乳腺细胞启动泌乳。加上新生儿吮吸的刺激，下丘脑促性腺激素释放激素和垂体黄体生成素的释放受到抑制，从而使得排卵和经期恢复延迟，减少经期所导致的铁丢失，尽快使血红蛋白恢复至正常水平。此外，哺乳过程中分泌的催产素，可作用于乳腺平滑肌细胞，使其收缩排出乳汁，还可以促进子宫内膜平滑肌的收缩，有利于子宫复原[125]。

2.3.1.3　哺乳期子宫恢复

妊娠期子宫变化明显，故而产褥期子宫恢复变化也比较明显。在胎儿出生后大约6周时间，子宫逐渐恢复至未妊娠水平。在哺乳期间，婴儿对乳头的吮吸刺激母体垂体分泌催产素，引起子宫收缩，促进子宫恢复。由分娩胎儿所导致的阴道变化也得以恢复，表现为阴道壁肌张力逐渐恢复，阴道腔也逐渐缩小，约3周出现黏膜皱襞。因分娩而过度伸展的盆底组织及筋膜的弹性逐渐恢复，组织水肿逐渐消失。该时期由于各器官都处于恢复期，功能和抵抗力都不完备，容易受到病原体侵袭，应注意清洁卫生，避免感染。

2.3.1.4　哺乳期血液循环变化

分娩后子宫胎盘血液循环终止，子宫收缩并逐步复原，导致子宫内的大量血液进入体循环，加上妊娠期滞留的组织间液被吸收，导致产后72小时内循环血量显著增加（15%～25%），心脏负荷加重，此时应避免液体的过量摄入。经过2～3周的机体适应，循环血量逐渐恢复至正常水平。分娩时流失的血红蛋白在1周左右即可得到恢复。此外，分娩时为了便于创伤愈合，血液通常处于高凝状态，经过2～4周血纤维蛋白原、凝血酶、凝血酶原等凝血因子恢复到正常水平。

2.3.1.5　哺乳期消化功能变化

妊娠期在孕激素作用下胃肠蠕动及肌张力均减弱，胃酸分泌量减少，产后1～2周逐渐恢复。随着胎儿娩出和子宫收缩变小，对胃肠的挤压解除，产妇常感到饥饿，食欲增加，但消化功能需产后数日恢复，为此，产后初期应进食清淡、稀软、易消化的食物，待食欲和胃功能恢复后再正常膳食。

2.3.1.6　哺乳期泌尿系统功能变化

妊娠期体内潴留多余的体液及产后子宫收缩大量血液涌入体循环，致产后1周尿量增多，排汗也增多。此外，哺乳期泌尿系统对营养素代谢的适应性改变主要是尿钙排出的减少，以维持乳汁中钙水平的相对稳定[126]。

2.3.2　乳腺结构

2.3.2.1　乳房及乳腺结构

乳房由皮肤、脂肪组织、纤维组织和乳腺构成，其内部结构就像一棵倒着生长的小树。乳腺被结缔组织分隔成15～20个乳腺小叶，每一个乳腺小叶又由10～100个腺泡组成。腺泡含有分泌细胞，可以分泌乳汁，每个腺泡含有一个腺泡导管。这些腺泡紧密地排在小乳管周围，腺泡的开口与小乳管相连。多个小乳管汇集成小叶导管，多个小叶导管再进一步汇集成一个腺叶的乳腺导管，又名输乳管。一个乳腺小叶可以类比成一串葡萄，每一个葡萄相当于一个腺泡，葡萄梗是腺泡导管，大梗是小叶导管。导管和腺泡共同构成一个乳腺小叶。输乳管共15～20根，以乳头为中心呈放射状排列，汇集于乳晕，开口于乳头，称为输乳孔。输乳管在乳头处较为狭窄，继之膨大为壶腹，称为输乳管窦，有储存乳汁的作用[127]。

2.3.2.2　哺乳期乳房特点

单侧乳房在未哺乳时的平均重量为150～200 g，哺乳期时增加到400～500 g。孕期乳房中脂肪沉积增加，随着正常哺乳，乳房在孕期储存的脂肪逐渐被消耗，乳房恢复至原来的状态。研究显示，乳腺脂肪量与泌乳量、乳汁储存量之间无明显相关性，即乳房的大小并不影响泌乳量。

2.3.2.3 泌乳的结构基础

乳房有密集的神经分支集中在乳头，婴儿吸吮可使特别敏感的乳头将信息传递到下丘脑和垂体，进而启动泌乳和排乳反射，是泌乳过程的原动力之一。乳头周围有稍微隆起的乳晕，内含可见的腺体出口，可分泌黏液，为婴儿的吸吮起润滑作用，并保护乳头。此外，黏液的特殊气味和乳晕的色素沉着均有助于吸引新生儿趋向乳头觅食，称为觅食反射。

2.3.2.4 乳腺周围组织

在乳房组织中，腺体所占比例较小，主要为脂肪组织和结缔组织。脂肪组织主要位于皮下，但不形成完整的囊，乳头和乳晕的皮下均无脂肪组织，小叶内无脂肪组织。包裹于乳腺腺体周围的脂肪组织称为乳腺脂肪体（图2-1），脂肪组织含量个体差异较大，与年龄、营养状况和生育状况相关。

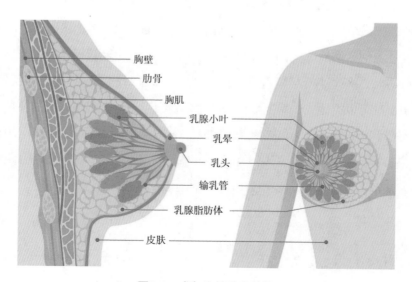

图2-1 成年女性乳房结构

2.3.3　乳汁分泌及其调节

2.3.3.1　乳汁分泌分期

乳汁分泌可分为两个阶段：泌乳Ⅰ期和泌乳Ⅱ期。泌乳Ⅰ期指从妊娠中期（妊娠16～22周开始）到泌乳Ⅱ期启动前，乳腺开始具有一定的合成能力，但此时孕酮含量高，抑制乳腺的分泌过程。泌乳Ⅱ期指分娩后乳汁大量分泌的时期，通常发生在健康足月儿出生后30～40小时，随着胎盘娩出，产妇血中胎盘生乳素、雌激素、孕激素水平急剧下降，垂体泌乳素水平上升，泌乳Ⅱ期（大量乳汁分泌）发生[128]。

2.3.3.2　乳汁分泌调节

泌乳调节　泌乳Ⅱ期主要受两种激素的影响，即泌乳素和催乳素。泌乳素促进乳腺细胞分泌乳汁，催乳素将乳汁压缩通过乳腺管、乳窦，从乳头喷射出，但之后乳汁分泌很大程度上依赖哺乳时的吸吮刺激。当新生儿在生后0.5小时内即可吸吮乳头，吸吮乳头时由乳头传来的感觉信号，经传入神经抵达下丘脑，刺激垂体前叶的泌乳素呈脉冲式释放，促进乳汁分泌。吸吮动作能反射性引起神经垂体后叶释放缩宫素，使乳腺腺泡周围的肌上皮细胞收缩，增加乳腺管内压并喷出乳汁。因此，吸吮喷乳是保持乳腺不断泌乳的关键，不断排空乳房，也是维持乳汁分泌的一个重要条件。多数乳母在产后72小时内进入泌乳活跃阶段，俗称"下奶"[129, 130]。

周期调节　哺乳期乳母表示早上挤奶会比晚上挤奶更加顺畅，量也更多。这是因为参与乳汁合成过程的昼夜节律，最大分泌活性发生在夜间。乳汁分泌为一种受激素调节的活动，由于激素本身很容易受到昼夜节律的调控，因此乳汁分泌也随之发生变化。

古老的典型生物钟就是"日出而作日落而息"，其很大程度上受到光的影响。在哺乳动物中，中央生物钟位于下丘脑的视交叉上核中，主要由我们的眼睛感受光亮，进而对脑活动进行调节。视交叉上核触发下丘脑-垂体-肾上腺（HPA）轴的激素级联反应，导致糖皮质激素（如皮质醇）和儿茶酚胺（如肾上腺素和去甲肾上腺素）从肾上腺释放并在整个身体循环。儿茶酚胺通过作用于α-肾上腺素能和β-肾上腺素能受体起作用，其对免疫系统和新陈代谢有多种影响。皮质醇通过糖皮质激素受体的作用来帮助调节细胞内的生物钟，糖皮质激素和儿茶酚胺等与乳汁分泌都有相关性[131, 132]。

乳汁营养成分的周期变化　随着生理节律一起变化的除了乳汁的分泌外，乳汁中的营养成分也会随之一起发生改变——白天分泌的乳汁含有更高水平的活性氨基酸，它们可能有助于促进婴儿的警觉性、喂养行为和分解代谢过程；夜间，母乳含有低水平的促进活性的化合物，而褪黑素和色氨酸水平升高，以促进睡眠、减缓消化速度和支持细胞恢复。

乳汁中的铁含量在中午左右达到峰值；维生素E含量在晚上达到峰值；镁、锌和钾含量在早上都处于最高水平；清晨的钠含量最高。乳汁皮质醇的昼夜节律变化尤其明显，与下午晚些时候和夜间相比，晨乳中的皮质醇含量平均高出330%。乳汁中的褪黑素含量同样遵循在夜间睡眠前上升，在清晨达到峰值。瘦素通过抑制饥饿来调节能量平衡，表现出微妙的双峰节奏。在晚上10点至凌晨4点之间收集的乳汁中的瘦素水平明显高于在上午4点至晚上10点之间收集的乳汁。

关键的免疫因子在母乳中表现出昼夜节律，白天的浓度通常较高，尤其是在产后早期。在初乳中，昼夜乳（相对于夜间乳）具有更高水平的补体系统的抗体IgA、C3和C4蛋白及多形核吞噬细胞。在过渡乳中，昼夜乳（相对于夜间乳）含有较高浓度的抗体、C3和C4蛋白。在成熟乳中，昼夜乳中发现的抗体、C3和C4蛋白以及吞噬细胞的数量多于夜间乳。

2.3.4　影响泌乳的因素

乳汁分泌一般受到多种因素的影响，常见的影响因素可以分为乳母因素、婴儿因素和外界环境因素3个方面。

2.3.4.1　乳母因素

从乳母的角度来看，剖宫产、开奶时间（＞6小时）、24小时挤奶次数（＜6次）、重度抑郁、乳房按摩及乳房重度胀痛等都会导致乳汁分泌不足。其中分娩方式是影响乳汁分泌的关键因素，剖宫产产妇受到手术损伤、挤奶体位限制及伤口疼痛等因素影响，降低了催乳素和催产素的合成和分泌量，进而延迟泌乳启动时间，降低乳汁分泌量。产后及早刺激乳头开奶，规律按摩乳房，可促进催乳素生成，并分泌初乳。产妇产后在各种激素的刺激下，生理上会发生变化，乳房会因泌乳而发生不同程度的肿胀，主要与乳汁淤积或乳腺管堵塞相关，若有明显的压痛、触痛，不仅会影响产妇心情并分泌抑乳因子，而且还会因淤积的乳汁滋生细菌，诱发炎症，降低乳汁质量[134]。

乳母的营养状况是泌乳的基础，如果哺乳期营养不足，将会减少乳汁分泌量，降低乳汁质量，乳母每天水摄入量也与乳汁分泌有密切关系。当水摄入不足时，可使乳汁分泌量减少，因此乳母每天应保证充足的水摄入，以满足乳汁分泌的需求。

产妇患有抑郁症后会促进肾上腺素分泌，降低乳腺组织血流量。抑郁情绪可促使内分泌神经系统合成抑乳因子，进而减少乳汁分泌量。若产妇有肥胖、糖尿病或甲状腺功能障碍（催乳素和催产素的有效功能取决于泌乳期间功能正常的甲状腺）等疾病，也会导致泌乳不足。

2.3.4.2　婴儿因素

婴儿的吮吸是刺激乳汁生成和排出的重要因素，而乳汁排空是维持乳汁分泌的重要因素。因此，如果婴儿由于疾病而导致吮吸无力（如唇裂等），会造成乳汁排出障碍，从而导致泌乳不足。早产儿既可能导致母体乳腺分泌分化不充分，也有可能造成新生儿身体系统发育不成熟，造成衔乳-吸吮-吞咽行为的无法顺利进行，共同导致泌乳不足[135]。

2.3.4.3　外界环境因素

从外界环境因素考量，家庭、工作机构、医疗卫生机构、社区环境和文化环境等可直接或间接影响乳汁分泌量。

2.3.5　提高母乳质量的营养素

乳母的营养状况是泌乳的基础，如果哺乳期营养不足，将会减少乳汁分泌量，降低乳汁质量，并影响母体健康。本节将对宏量营养素和微量营养素进行介绍，并总结对泌乳有促进作用的营养素，以供进一步研究。

2.3.5.1　宏量营养素

蛋白质：乳母膳食蛋白质的质和量对泌乳有明显影响。当蛋白质与能量摄入量降低时，泌乳量可减少到正常的40%～50%。如果乳母的膳食蛋白质质量差，摄入量又不足，还会影响乳汁中蛋白质的含量和组成。每100 ml母乳中含蛋白质1～1.5 g，分泌850 ml需要10 g左右的蛋白质，而且必须是高生物价蛋白。中国营养学会《中国居民膳食指南（2022）（科普版）》推荐成人蛋白质摄入量为男性65 g/kg，女性55 g/kg，乳母膳食蛋白质需求有所提升，在一般成年女性基础上每天增加25 g，即80 g/d[44]。

脂肪：乳母膳食中必需含有适量脂肪。母乳中所含的脂肪酸大多为中链脂肪酸，母乳中的长链多不饱和脂肪酸主要来自乳母膳食中摄入的脂肪。当膳食中增加多不饱和脂肪酸时，母乳中的多不饱和脂肪酸也会增多。必需脂肪酸有促进乳汁分泌的作用，婴儿中枢神经系统发育及脂溶性维生素的吸收也需要脂类。一般而言，乳母摄入脂肪所提供的能量占总能量的20%～30%，即乳母每日需要摄入脂肪70～100 g。

2.3.5.2　微量营养素

钙：正常母乳中每100 ml含钙34 mg，每日泌乳850 ml，则每天经乳汁分泌而流失的钙接近300 mg。无论乳母膳食中钙的供应量为多少，母乳中的钙含量总是稳定的。这说明在哺乳期，乳母膳食中钙的供应量不足时，会自行动用母体骨骼组织中的钙来维持乳汁中钙含量的稳定。长期下来，乳母会因缺钙而出现腰酸腿痛等症状，严重时还会导致骨软化症。哺乳期间，虽然乳母肠道中钙的吸收利用率增强，从尿中排出的钙量减少，但由于经乳汁流失的钙量较大，钙代谢仍为负平衡。因此，根据中国营养学会推荐，乳母膳食钙推荐摄入量比一般女性每天增加200 mg，总量达到1000 mg，以保证钙平衡。

铁：母体中的铁很难通过乳腺进入乳汁，因此不会因泌乳而流失。但是，为了防治乳母产后贫血和利于产后复原，需要适当在膳食中增加铁的含量。在我国乳母每日铁建议摄入量为24 mg。

锌和碘：如在开始哺乳的最初3个月内，乳母膳食中缺锌，则乳汁中锌的含量将明显低于锌摄取良好者，但之后，乳母膳食对乳锌含量的影响就不再明显。而碘在乳汁中的含量会随乳母膳食中摄入量的增加而上升。在我国乳母每日锌建议摄入量为12 mg，比非妊娠女性多4.5 mg；碘摄入量为240 μg，比非妊娠女性多120 μg。

维生素A：大部分婴儿出生时在其肝脏内有适量的维生素A储存，但乳母仍应通过乳汁向婴儿提供维生素A。若乳母膳食中维生素A含量丰富，在乳汁中的含量也会较多，但其含量的增长也有一定限度。服用维生素A补充剂后，其在乳汁中的含量在12小时内便会增加，但48小时后又会下降。因此，维生素A必须每日进行补充。中国营养学会推荐乳母每日维生素A摄入量比一般成年女性（700 μgRAE）增加600 μgRAE，即1300 μgRAE。

维生素D：维生素D在初乳中含量较高（1.78 mg/100 ml），婴儿出生8天后含量降低（1.0 mg/100 ml）。乳母补充维生素 D 不会使乳汁中的含量明显增加。乳母自身由于乳汁分泌会引起大量钙的流失，因此，需要适当补充维生素 D 促进钙的吸收。哺乳期乳母每日建议摄入10 μg的维生素D。

维生素K：虽然母乳中所含的维生素 K 不能充分满足婴儿的需要，但乳汁中维生素K的含量可随乳母膳食中维生素K的增多而增高。不过，乳母膳食中的维生素 K 要到产后第4天才能输送到乳汁中。哺乳期乳母每日建议摄入80 μg的维生素K。

维生素B_1：当乳母膳食中维生素B_1缺乏时，在乳汁中的维生素B_1含量就会下降。当乳母极度缺乏维生素B_1时，乳母会分泌出具有潜在毒性的乙二醛，可能导致婴儿患脚气病。维生素B_1有促进乳汁分泌的作用。膳食中维生素B_1的利用率只有50%，故我国建议乳母维生素B_1摄入量为每日1.5 mg。有研究表明，补充维生素B_1在泌乳的早期阶段可能更有效[136]。

维生素B_2：母乳是婴儿维生素B_2最可靠的来源，每100 ml母乳中含有0.04 mg维生素B_2。乳汁中的维生素B_2含量受乳母膳食中维生素B_2含量的影响，乳母每日维生素B_2需要量为1.5 mg。

维生素B_6：当乳母每日维生素B_6摄入量不足2.5 mg时，母乳中的维生素B_6含量降低；当摄入量超过2.5 mg时，乳汁中的含量也不会增加很多。美国乳母每日维生素B_6推荐摄入量为2.5 mg，我国乳母每日维生素B_6推荐摄入量为1.7 mg。

维生素B_{12}：完全素食的乳母乳汁中可能缺乏维生素B_{12}，可食用含有维生素B_{12}的豆类发酵制品（如酱豆腐）或药物来补充。乳母补充维生素B_{12}，1～6天后可在乳汁中反映其含量的增加。我国乳母每日维生素B_{12}推荐摄入量为3.2 μg。

维生素C：我国乳母每日维生素C推荐摄入量为150 mg。

叶酸：母乳中叶酸的分泌要消耗乳母储备的大量叶酸，而叶酸缺乏容易引起巨幼红细胞性贫血。叶酸缺乏症是妊娠期最常见的营养缺乏性疾病，将导致妇女在体内叶酸储备不足的情况下进入哺乳期。因此，为预防巨幼红细胞性贫血的发生，需要在哺乳期间补充叶酸。我国乳母每日叶酸推荐摄入量为550 μgDFE。

总体来说，蔬菜、水果等摄入不足则使维生素、矿物质和膳食纤维的摄入量减少，影响乳汁分泌量以及乳汁中维生素和矿物质的含量，并增加乳母便秘、痔疮等的发生率，进而影响泌乳[137, 138]。

2.3.5.3　促进泌乳的营养素

产褥期乳房炎症是影响泌乳的因素之一，在产后前6～8周很常见。如果缺乏适当的管理，产褥期乳汁淤滞会导致炎性细胞因子和炎症细胞增加，导致活性氧物质（ROS）活化，造成乳腺氧化损伤并影响母乳分泌，可能会导致母乳产量减少和母乳喂养提前停止。β-胡萝卜素具有与其ROS清除活性相关的抗炎作用，并调节自噬，从而刺激受损细胞结构的去除。β-胡萝卜素通过NF-κB、JNK、p38、Akt和Nrf2的磷酸化调节自噬，影响微管相关蛋白1A/1B轻链3（LC3）-Ⅱ/LC3-Ⅰ的比例，并在JAK2/STAT3、PI2K/Akt/mTOR和AMPK途径的调节中起作用[139]。

某些具有催乳作用的植物种属可用于改善母乳供应，药用植物中存在的植物甾醇具有催乳作用及其他活性，如抗菌、抗炎、免疫和神经生理活性，且毒性较低。从植物吉万提（*Leptadenia reticulata*）叶片中提取的生物活性化合物能与D2R结合，增加催乳素的产生。其中，菜油甾醇、β-谷甾醇和豆甾醇显示出较强的亲和力，可能具有增强催乳素分泌的作用，其机制是增加催乳素的分泌，从而增加乳母母乳的生成[140]。

通过对台湾地区的一项催乳中药方进行分析发现，最常用的一些植物中都含有丰富的黄酮类物质，这些植物雌激素可以促进哺乳期女性的乳腺上皮细胞增殖并促进乳汁分泌，尤其是酸枣和艾蒿[141]。

谷物发酵物对溴隐亭诱导的产后缺乳母鼠有促进泌乳作用，泌乳作用机制可能与增加催乳素及其受体、β-酪蛋白的表达有关。进一步对谷物发酵物促进泌乳机制进行研究发现，谷物发酵物组的血浆催乳素（prolactin，PRL）、乳腺中催乳素受体（prolactin receptor，PRLR）及β-酪蛋白的表达显著增加[142]。

许多古医籍和现代中医药书籍中均已明确记载大剂量麦芽（60 g）具有回乳作用，小剂量麦芽（15 g）有催乳作用。前期研究表明，麦芽总生物碱为麦芽发挥催乳作用的有效成分，可有效促进乳汁分泌。研究根据生麦芽所含麦芽总生物碱（TBMA）剂量，证明生麦芽发挥催乳作用的有效剂量为15 g，发现TBMA可上调乳腺组织中PRL、PRLR、JAK2、STAT5的表达，说明生麦芽可能通过由PRL激活、PRLR介导的JAK2/STAT5信号通路发挥催乳作用[143]。

另外，需要注意避免甘草类物质的使用。研究表明，甘草根含有甘草酸苷和甘草酸钾盐及钙盐的混合物，在肠道代谢为活性甘草次酸。在一些亚洲的专利报道中甘草具有促进泌乳的作用；然而，目前还没有科学有效的临床试验支持这一观点。恰恰相反，甘草通常会降低血清催乳素，可能会降低泌乳早期的泌乳量[144]。

2.3.6　不同哺乳期营养需求差异

哺乳期的营养需求应当建立在基础饮食之上，因此明确各期的营养摄入特点是有必要的，可以基于饮食摄入基础去判断产妇的营养需求。除此之外，还应当考虑营养流失情况，也就是哺乳期间母乳营养成分的变化。

大多数调查结果显示，当婴儿满月后，即产妇"坐月子"结束，乳母膳食受到特别关照和重视的程度明显降低，膳食质量发生显著变化，通常是恢复到以往的家庭膳食。这一现实因素也会在很大程度上造成不同时期产妇营养状态的差异。

2.3.6.1　哺乳期营养摄入

我国产褥期女性均存在不同程度的微量营养素摄入不足的问题，特别是钙、铁、锌、维生素A、维生素C。一项关于成都市产褥期女性的研究发现，产褥期女性产后42天内粮谷类、肉类、蔬菜类、蛋类开始摄入的时间较早，85%以上的产妇产后3天内开始摄入。奶类、水果类、大豆及坚果类开始摄入的时间不一但总体偏晚，满42天时仍然有50%的产妇没有摄入奶类和大豆类，这也是造成以上营养素摄入不足的外在原因之一[145]。研究表明，维生素A、维生素B_1、维生素B_6、钙、硒和膳食纤维这6种营养素很难达到推荐摄入量，因此主动补充就显得尤为重要[146]。

2.3.6.2　不同哺乳期营养需求

哺乳是一种合成代谢状态，通过激素协调，将营养物质进行重新定向分配（即乳腺分泌），并将其转移给发育中的婴儿。

哺乳期的营养需求远大于妊娠期，而哺乳期的关键期在于前4～6个月。在产后的前4～6个月，婴儿体重可比出生体重增加一倍，即4个月内分泌的乳汁产生的能量大致相当于在妊娠9个月期间获得的能量，约为妊娠的总能量。尽管妊娠期间储存的一些能量和许多营养物质可用于支持泌乳，但远远不够。

在假设每天有170 kcal可以从妊娠期间积累的能量储备中获得的前提下，泌乳前6个月的推荐额外能量摄入为500 kcal。前4～6个月全母乳喂养期（此时泌乳量达到780 ml/d）的能量需求大大超过妊娠期，6个月后推荐的额外能量摄入减少到400 kcal/d（此时泌乳量下降到600 ml/d）[147]。

人乳中蛋白质的浓度随泌乳阶段而变化。浓度值从初乳的20～30 g/L（泌乳1～5天）下降至出生后第10天的13～15 g/L、1个月时的10～12 g/L和此后的8～9 g/L，平均额外蛋白质需求量估计值范围为产后0～2个月纯母乳喂养女性的15.3 g/d至产后≥6个月部分母乳喂养女性的12.3 g/d，至产后12～24个月为11.3 g/d（考虑到母乳的量减小）[148]。

妊娠和完全哺乳6个月期间对钙的总额外需求估计为65 g；同期对锌的额外需求估计为370 mg。如果不调整钙或锌的摄入量或这两种矿物质的即生物利用率，则必须动员骨中的组织储备以满足妊娠和哺乳需求。这将导致骨钙降低7%，骨锌降低80%[149]。

表2-2是根据摄入和消耗的总和计算出的妊娠期和哺乳期特定营养素的累计支出比膳食参考摄入量增加的百分比[150]。

表2-2　妊娠期和哺乳期特定营养素的对比

营养素	相对于未妊娠成年女性增加的百分比（%）	
	妊娠期	哺乳期
蛋白质（g）	54.35	54.35
维生素C（mg）	13.33	60.00
硫胺素（mg）	27.27	27.27
核黄素（mg）	27.27	45.45
烟酸（mgNE）	28.57	21.43
维生素B_6（mg）	46.15	53.85
叶酸（μgDFE）	50.00	25.00

续表

营养素	相对于未妊娠成年女性增加的百分比（%）	
	妊娠期	哺乳期
维生素B₁₂（μg）	8.33	16.67
泛酸（mg）	20.00	40.00
维生素A（μgRAE）	10.00	85.71
维生素D（μg）	0.00	0.00
维生素E（mg）	0.00	26.67
维生素K（μg）	0.00	0.00
钙（mg）	0.00	0.00
铁（mg）	50.00	-50.00
锌（mg）	37.50	50.00

2.3.7 不同地域产妇哺乳期营养摄入差异

2.3.7.1 普遍性问题

研究普遍显示产妇产褥期谷薯类、蔬菜水果类、奶制品、大豆及坚果类、鱼虾类摄入不足，而畜禽肉类则摄入过量。该项研究中符合食物多样性推荐的产妇仅占4.82%，大多数产妇的饮食结构较为单一。其中，碳水化合物（39%～44%）、蛋白质（20%～23%）、脂肪（34%～42%）的供能比与《中国居民膳食指南（2022）》所建议的碳水化合物（55%～65%）、脂肪（20%～30%）和蛋白质（10%～15%）存在较大差异[151]。

尽管数年前已发现我国产妇产褥期膳食不均衡的问题，但是该问题持续存在，可能是受我国民间传统"坐月子"文化（禁食生冷食物）的影响，整体膳食导致产妇产褥期多种维生素和矿物质缺乏[152]。

2.3.7.2 城市/农村产妇营养需求差异

不同调查结果显示，在分娩后第一个月，城市乳母的乳类和豆类摄入量高于农村，其他食物摄入量的地域性差异规律不明显。而一个月后，与推荐摄入量相比，济南和陕西农村乳母的谷类摄入量超过推荐摄入量；大部分地区乳母的蔬菜摄入量是适宜的，但水果摄入量偏低；城市乳母的动物性食物摄入量在适宜范围，而少数民族地区和陕西农村乳母的动物性食物摄入量偏低；除南宁汉族乳母的奶类摄入量和陕西农村乳母的豆类摄入量较高外，其他地方调查的乳母奶类和豆类摄入量均很低。贫困农村乳母维生素D缺乏的风险是普通农村的2.66倍，生活在这些地区的乳母应为维生素D改善的重点人群。北方地区、少数民族、较低收入人群和农村乳母的叶酸缺乏率较高，应关注这些乳母血清叶酸营养状况的改善[153]。

一项上海地区的研究表明当地乳母产褥期存在膳食热量不足、脂肪供能比偏高、碳水化合物供能比偏低、钙磷比例失衡、钠摄入量较高等问题。虽然蛋白质摄入量充足，膳食种类丰富，但谷类、水果、豆类尤其奶类及奶制品摄入量大多低于膳食指南推荐值[154]。

城乡维生素B_1、维生素B_2、维生素B_3、维生素B_6和维生素B_5含量差异显著，一般来说，农村地区母乳中维生素B_1、维生素B_2和黄素腺嘌呤二核苷酸（FAD，活性型维生素B_2）以及维生素B_3的含量低于城市地区。此外，精制谷物在去掉麸糠和胚的过程中，随之也去掉了几乎全麸谷物所含的纤维、维生素和矿物质。随着人们越来越多地选择精制谷物，同等摄入量下维生素B_1、维生素B_2、维生素B_3等B族维生素的摄入量趋于减少[155]。

2.3.7.3 不同地理位置产妇营养需求差异

沿海和内陆地区母乳中维生素B_1、维生素B_2、维生素B_3、维生素B_6和维生素B_5含量差异显著，沿海地区母乳中维生素B_3含量高于内陆地区。维生素B_3广泛存在于鱼类和海鲜中，如贻贝、蟹肉、小虾、鲭鱼、鳜鱼等。有些鱼类含有丰富的维生素B_2，如黄鳝和巴比伦贝类。沿海地区的哺乳期妇女食用这些海产品的可能性更大，这可能导致沿海和内陆地区母乳中维生素B_3和维生素B_2的含量差异。然而，维生素B_6和维生素B_5的水平在农村地区的母乳中的含量显著高于城市母乳[155]。

中国不同地区城镇居民动物产品消费调研中发现，中原地区消费量最低，这可能与中原地区特殊的饮食习惯有关。相较于收入水平对城镇居民水产和奶类等食物显著影响，地区差异造成的各地饮食结构的偏好等在食物摄取时发挥了重要作用，此现象在乳母膳食中比较明显[156]。冬春季节、高纬度、大城市、山区和丘陵地区、回族和维吾尔族等人群是发生维生素D缺乏的风险较高因素，鉴于人群膳食来源的维生素D通常低于10%，维生素D主要是依靠户外活动使皮肤暴露于紫外线后合成的，对于生活在北方冬季或南方的梅雨季节的乳母，额外补充适宜量的维生素D是必要的。

2.3.7.4　国内外哺乳期营养需求差异

我国居民每日奶类消费量处于相当低的水平，低于发达国家水平和世界平均水平，蔬菜水果摄入广泛不足，此情况在乳母中更为明显。乳母的奶类摄入不足可能与我国居民奶制品摄取途径较为单一有关。在鱼类的食用方面，我国居民通常选择青鱼、草鱼、鲢鱼和鳙鱼四大家鱼，而国外饮食上偏爱三文鱼，如日本、美国、加拿大。三文鱼富含不饱和脂肪酸、高蛋白、DHA等营养物质，虽然热量高，但其脂肪含量低。

食物中的铁分为血红素铁和非血红素铁，血红素铁更易被人体吸收，主要存在于肉类食物中，而非血红素铁主要存在于蔬菜等植物性食物中，不易于被人体吸收。虽然目前国人膳食中动物性食物的比例明显增加，但膳食还是以植物性食物为主，所以铁的吸收度并不高。而且谷类和蔬菜中草酸、植酸含量高，草酸和植酸能与铁结合形成难溶的铁盐，从而妨碍铁的吸收。因此我国推荐的铁摄入量远远高于国外。

不同的组织对于改善哺乳期女性的碘状况的观点不一致。美国儿科学会和美国甲状腺协会建议哺乳期女性每天补充碘150 μg，世界卫生组织（WHO）建议中度或重度碘缺乏地区的哺乳期女性每天补充碘250 μg，《中国居民膳食指南（2022版）》推荐哺乳期女性碘摄入量为每天240 μg。乳母碘水平较低时，碘优先于尿液中丢失。总体上，发达国家人群叶酸缺乏率较低，大多数发展中国家叶酸缺乏率较高[156, 137]，从表2-3可以看到我国叶酸推荐摄入量高于美国膳食营养参考摄入量[157]。

表2-3　我国哺乳期膳食指南与美国哺乳期膳食参考摄入量比较

营养摄入	我国膳食指南推荐摄入量	美国膳食营养参考摄入量
蛋白质（g）	80	71
维生素A（μgRAE）	1300	1200
维生素B_6（mg）	1.7	2.0
维生素B_{12}（mg）	3.2	2.8
维生素D（μg）	10	15
维生素B_1（mg）	1.5	1.4
维生素B_2（mg）	1.5	1.6
维生素B_3（mg）	15	17
叶酸（μg）	550	500
碘（μg）	240	290
铁（mg）	24	10
钙（mg）	1000	1300
钾（g）	2.4	5.1
钠（g）	1.5	1.5
维生素E（mg）	17	19
维生素K（mg）	80	75～90
维生素C（mg）	150	75～100

2.3.8　头胎、经胎哺乳期营养需求差异

研究表明，长期母乳喂养史是绝经后女性骨质疏松的独立风险，这也意

味着经胎需要更加注重对钙的补充，一些研究报道胎次与骨质疏松症或骨质疏松性骨折风险呈正相关，产次对骨密度也产生非激素效应，因为分娩后的育儿过程中会发生可影响骨密度的生活方式（如营养、睡眠、吸烟、饮酒和体力活动）的变化。骨密度丢失的恢复随着妊娠和哺乳期间中断的月经的恢复而加速。经历重复妊娠的女性，以及妊娠间隔较短的女性，表现为恢复骨密度的时间不足。事实上，妊娠间隔和妊娠次数是骨密度恢复的独立相关因素[158]。

研究表明，乳汁脂质含量随胎次的增加而增加，可以在部分上解释经胎产妇对脂质营养的需求更高[159]。

2.3.9　小结

哺乳期最主要的生理代谢是乳汁分泌，除此之外还有身体器官和功能的逐步恢复。乳汁的分泌受到多种因素的调节，通过饮食护理等方法可以有效促进泌乳，同时本节综述了一些促进泌乳的营养素如β-胡萝卜素、植物甾醇、黄酮类物质、谷物发酵物、麦芽总生物碱，此外，应尽量避免接触甘草类等可能会减少泌乳的物质。

无论是从泌乳的角度还是从产妇自身角度来说，都需要较多的营养支持，既有利于母体的恢复，也有利于母乳的营养均衡。不同哺乳期乳汁成分有变化，婴儿需求不同，都会对母亲的营养需求产生影响，尤其是出生后前4～6个月是婴儿快速发育的时期，泌乳量也最为旺盛，一定要格外加强营养补充；不同地区如农村/城市、沿海/内陆、高山/平原等饮食习惯不同、资源分布不同，也会使产妇的营养需求产生差异；头胎和经胎母体环境不相同，母体也会受到年龄影响等，这些因素都导致孕妇和产妇需要不同的营养支持。

参 考 文 献

[1] Sanapo L, Bublitz MH, Bai A, et al. Association between sleep disordered breathing in early pregnancy and glucose metabolism. Sleep, 2022, 45(4): zsab281.

[2] Powe CE, Huston Presley LP, Locascio JJ, et al. Augmented insulin secretory response in early pregnancy. Diabetologia, 2019, 62(8): 1445-1452.

[3] Laghi L, Zagonari S, Patuelli G, et al. Vaginal metabolic profiles during pregnancy: changes between first and second trimester. PLoS One, 2021, 16(4): e0249925.

[4] 吕越. 妇女妊娠期白细胞变化情况. 中外医疗, 2009, 28(7): 159.

[5] Soundararajan K, Panikkar M, Annappa M. Urinary symptoms in pregnant women in their third trimester-a cross-sectional study. Int Urogynecol J, 2021, 32(7): 1867-1873.

[6] Mandal D, Saha MM, Pal DK. Urological disorders and pregnancy: an overall experience. Urol Ann, 2017, 9(1): 32-36.

[7] Ren K, Wei Y, Qiao R, et al. Changes in coagulation during twin pregnancies. Clin Appl Thromb Hemost, 2020, 26: 1076029620983898.

[8] MacIntyre DA, Chandiramani M, Lee YS, et al. The vaginal microbiome during pregnancy and the postpartum period in a European population. Sci Rep, 2015, 5: 8988.

[9] Zhang M, Wang Y, Qi X. Effect of very advanced maternal age on pregnant women and fetuses. J Coll Physicians Surg Pak, 2021, 30(5): 542-545.

[10] Yang X, Jiang R, Yin X, et al. Pre-BMI and lipid profiles in association with the metabolic syndrome in pregnancy with advanced maternal age. Contrast Media Mol Imaging, 2022: 4332006.

[11] Frederiksen LE, Ernst A, Brix N, et al. Risk of adverse pregnancy outcomes at advanced maternal age. Obstet Gynecol, 2018, 131(3): 457-463.

[12] Sandovici I, Hoelle K, Angiolini E, et al. Placental adaptations to the maternal-fetal environment: implications for fetal growth and developmental programming. Reprod Biomed Online, 2012, 25(1): 68-89.

[13] Sun C, Groom KM, Oyston C, et al. The placenta in fetal growth restriction: what is going wrong? Placenta, 2020, 96: 10-18.

[14] Heazell AE, Hayes DJ, Whitworth M, et al. Biochemical tests of placental function versus ultrasound assessment of fetal size for stillbirth and small-for-gestational-age infants. Cochrane Database Syst Rev, 2019, 5(5): CD012245.

[15] Beune IM, Pels A, Gordijn SJ, et al. Temporal variation in definition of fetal growth restriction in the literature. Ultrasound Obstet Gynecol, 2019, 53(5): 569-570.

[16] Colson A, Sonveaux P, Debiève F, et al. Adaptations of the human placenta to hypoxia: opportunities for interventions in fetal growth restriction. Hum Reprod Update, 2021, 27(3): 531-569.

[17] King VJ, Bennet L, Stone PR, et al. Fetal growth restriction and stillbirth: Biomarkers for identifying at risk fetuses. Front Physiol, 2022, 13: 959750.

[18] 蔡小堃, 代欣瑶, 毛颖异, 等. 生命早期脐带血中营养成分的含量与作用研究进展. 营养学报, 2022, 44(1): 95-101.

[19] 陈爱菊, 张伟利, 靳艳平, 等. 正常妊娠妇女血液、胎盘和脐血中脂肪酸成分测定. 临床儿科杂志, 2017, 35(9): 649-651.

[20] Sun H, Wu T, Mao Y, et al. Carotenoid profile in breast milk and maternal and cord plasma: a longitudinal study in Southwest China. Br J Nutr, 2021, 126(9): 1281-1287.

[21] Goyal A, Gupta Y, Tandon N. Overt diabetes in pregnancy. Diabetes Ther, 2022, 13(4): 589-600.

[22] Kiely M, Cogan PF, Kearney PJ, et al. Concentrations of tocopherols and carotenoids in maternal and cord blood plasma. Eur J Clin Nutr, 1999, 53(9): 711-715.

[23] Delange F. Screening for congenital hypothyroidism used as an indicator of the degree of iodine deficiency and of its control. Thyroid, 1998, 8(12): 1185-1192.

[24] de Escobar GM, Obregón MJ, del Rey FE. Iodine deficiency and brain development in the first half of pregnancy. Public Health Nutr, 2007, 10(12A): 1554-1570.

[25] Pearce EN, Lazarus JH, Moreno-Reyes R, et al. Consequences of iodine deficiency and excess in pregnant women: an overview of current knowns and unknowns. Am J Clin Nutr, 2016, 104 Suppl 3(Suppl 3): 918S-923S.

[26] Bath SC. The effect of iodine deficiency during pregnancy on child development. Proc Nutr Soc, 2019, 78(2): 150-160.

[27] Eriksen KG, Andersson M, Hunziker S, et al. Effects of an iodine-containing prenatal multiple micronutrient on maternal and infant iodine status and thyroid function: a randomized trial in the Gambia. Thyroid, 2020, 30(9): 1355-1365.

[28] Okesene-Gafa KA, Moore AE, Jordan V, et al. Probiotic treatment for women with gestational diabetes to improve maternal and infant health and well-being. Cochrane Database Syst Rev, 2020, 6(6): CD012970.

[29] Rezapour S, Mardani M. The effect of probiotics supplementation on maternal-fetal care. Current Women's Health Reviews, 2021, 1: 7.

[30] Staniszewski A, Kordowska-Wiater M. Probiotic and potentially probiotic yeasts—characteristics and food application. Foods, 2021, 10(6): 1306.

[31] Žuntar I, Petric Z, Bursać Kovačević D, et al. Safety of probiotics: functional fruit beverages and nutraceuticals. Foods, 2020, 9(7): 947.

[32] Kim H, Lee J, Hwang J, et al. Folate status, serum C-reactive protein level and gestational age: Mothers and Children's Environmental Health(MOCEH). The FASEB Journal, 2010, 24(S1):562.2.

[33] Grover IS, Bharti R, Kapahi R, et al. Correlations between serum vitamin B_{12} and folate levels among mother-infant dyads in Punjab state, North-West India. J Paediatr Child Health, 2022, 58(12): 2243-2247.

[34] Raghavan R, Riley A W, Volk H, et al. Maternal multivitamin intake, plasma folate and vitamin B_{12} levels and autism spectrum disorder risk in offspring. Paediatr Perinat Epidemiol, 2018, 32(1): 100-111.

[35] Ferrazzi E, Tiso G, Di Martino D. Folic acid versus 5-methyl tetrahydrofolate supplementation in pregnancy. Eur J Obstet Gynecol Reprod Biol, 2020, 253: 312-319.

[36] de Souza EA, Morais CA, Pisani LP, et al. 128 Low dietary calcium intake in pregnant with higher risk of preeclampsia: obesity, nutrition, metabolic disease. Pregnancy Hypertension, 2016, 6(3): 243.

[37] Agarwal S, Kovilam O, Agrawal DK. Vitamin D and its impact on maternal-fetal outcomes in pregnancy: a critical review. Crit Rev Food Sci Nutr, 2018, 58(5): 755-769.

[38] Arshad R, Sameen A, Murtaza MA, et al. Impact of vitamin D on maternal and fetal health: a review. Food Sci Nutr, 2022, 10(10): 3230-3240.

[39] Miyake Y, Tanaka K, Okubo H, et al. Maternal calcium intake during pregnancy and childhood blood pressure: the Kyushu Okinawa Maternal and Child Health Study. Ann Epidemiol, 2022, 73: 17-21.

[40] Willemse JPMM, Smits LJM, Braat MME, et al. Counseling pregnant women on calcium: effects on calcium intake. J Perinat Med, 2023, 51(3): 346-355.

[41] de Souza EA, Morais CA, Pisani LP, et al. 128 Low dietary calcium intake in pregnant with higher risk of preeclampsia. Pregancy Hypertension, 2016, 6(3):243.

[42] 耿越. 食品营养学. 北京: 科学出版社, 2013.

[43] 李光辉, 郑薇. 重视妊娠期营养, 助力宝宝一生健康. 健康世界, 2022, 29(Z1): 51-52.

[44] 中国营养学会. 中国居民膳食指南(2022)(科普版). 北京: 人民卫生出版社, 2022.

[45] Phonyiam R, Berry DC. Racial and ethnic disparities in health care and health outcomes for pregnant women with diabetes. Nurs Womens Health, 2021, 25(6): 437-449.

[46] 高锦凤, 余小平. 不同膳食策略在孕期体重管理中的应用现状. 中国食物与营养, 2020, 26(7): 51-55.

[47] Wang Z, Shen J, Song Q, et al. Adequate animal protein intake maintains normal thyroid antibody levels in pregnant women with mild iodine deficiency. Research square, 2021. DOI: 10. 21203/rs. 3. rs-141454/v1.

[48] 王竹, 高超, 邢青斌. 优质蛋白质食物风云榜出炉. 食品界, 2020,(8): 80-81.

[49] Zimmer M, Moshfegh AJ, Vernarelli JA, et al. Participation in the special supplemental nutrition program for women, infants, and children and dietary intake in children: associations with race and ethnicity. Am J Prev Med, 2022, 62(4): 578-585.

[50] 易鹏, 刘小阳, 廖平英, 等. 妊娠中期高脂血症对妊娠的影响并经营养门诊管理改善预后分析. 中国当代医药, 2022, 29(32): 33-36, 40.

[51] 王雄清, 陈封政. 人体钙的生理作用与合理补钙. 绵阳师范学院学报, 2004,5: 62-66.

[52] Hu R, Eussen SRBM, Sijtsma FPC, et al. Maternal dietary patterns are associated with human milk composition in Chinese lactating women. Nutrition, 2021, 91-92: 111392.

[53] Zhan M, Chen W, Wang Z, et al. Multidimensional analysis of the essential elements in pregnant

women's whole blood and characterization of maternal status by elemental pattern. J Trace Elem Med Biol, 2023, 75: 127095.

[54] 徐小红, 边巴卓玛, 王建东, 等. 西藏高海拔地区孕产期保健现状及母婴预后. 中国实用妇科与产科杂志, 2018, 34(11): 1271-1276.

[55] 李中锋, 高婕. 新时代西藏农牧民食品和服饰消费变迁最新考察——以4个农牧社区为例. 中国藏学, 2022,(5): 176-186, 218-219.

[56] 许晓琴, 张予, 班文芬, 等. 贵州黔南地区农村少数民族16～40岁孕妇贫血患病现状及其危险因素分析. 中国公共卫生, 2019, 35(7): 809-813.

[57] 邵亚雯, 白岩, 蔺茹, 等. 兰州地区孕妇孕期膳食模式调查研究. 中国妇幼卫生杂志, 2020, 11(3): 56-60, 64.

[58] 鲁立, 孟晓慧, 雷凌瑞, 等. 兰州市城区孕妇膳食营养状况调查. 中国妇幼保健, 2020, 35(23): 4564-4566.

[59] 王致晶. 甘肃省循环农业发展模式总结及主推建议. 甘肃农业, 2020,(9): 103-105.

[60] 王艺格. 孕产妇及配偶营养摄入和膳食抗炎指数与不良妊娠结局的关系探讨(硕士研究生论文). 兰州: 兰州大学, 2023.

[61] Gonzales-Pacheco D, Ortiz F. First trimester HbA1c and GDM diagnosis in a high-risk population of pregnant women. J Acad Nutn Diet, 2022, 122(9): A19.

[62] 林春梅, 孙阳. 福州地区孕妇膳食模式与妊娠期糖尿病发生风险的相关性. 中国妇幼保健, 2022, 37(13): 2369-2373.

[63] 张冰冰. 种姓制度视域下的印度民主化研究（硕士研究生论文）. 北京: 外交学院.

[64] Kaur J, Shergill HK, Suri DV. To study the prevalence of anaemia among pregnant women in north India: a cross sectional study 2020, 10(1):43-45.

[65] Prabhu K, Kondamuri SD, Samal S, et al. Knowledge of gestational diabetes mellitus among pregnant women in a semiurban hospital—A cross-sectional study. Clin Epidemiol Glob Health, 2021, 12.

[66] Yarlagadda S, Townsend MJ, Palad CJ, et al. Coverage of obesity and obesity disparities on American Board of Medical Specialties（ABMS）examinations. J Natl Med Assoc, 2021, 113(5): 486-492.

[67] Shah LM, Varma B, Nasir K, et al. Reducing disparities in adverse pregnancy outcomes in the United States. Am Heart J, 2021, 242: 92-102.

[68] Kay MC, Duffy EW, Sun B, et al. Comparing diet quality indices for low-income 24-month-old toddlers: Exploring changes driven by 2020—2025 Dietary Guidelines for Americans. J Nutr, 2023, 153(1): 215-224.

[69] Snetselaar LG, De Jesus JM, DeSilva DM, et al. Dietary Guidelines for Americans, 2020—2025: Understanding the scientific process, guidelines, and key recommendations. Nutr Today, 2021, 56(6): 287-295.

[70] Aparicio E, Jardí C, Bedmar C, et al. Nutrient intake during pregnancy and post-partum: ECLIPSES study. Nutrients, 2020, 12(5): 1325.

[71] Asali FF, Tayyem RF, Allehdan SS, et al. Use of dietary supplements among pregnant women in the center of Jordan. NFS Journal, 2020, 20: 43-47.

[72] 施金云, 邹兴, 朱浩. 内蒙古地区不良妊娠结局的影响因素分析. 中国妇幼保健, 2022, 37(18): 3406-3409.

[73] Garcia M, Walker KF, Thornton JG. Management of pregnancy complications in women of advanced maternal age. Obstet, Gynaecol Reprod Med, 2022, 32(6): 101-104.

[74] 田美玲, 范松丽, 靳颖, 等. 河北省巨大儿现况调查及其危险因素的分析. 中国生育健康杂志, 2021, 32(6): 560-563.

[75] Salzer EAJ. Placental disorders. Physician Assist Clin, 2022, 7(3): 545-557.

[76] Umezuluike BS, Anikwe CC, Nnachi OC, et al. Correlation of platelet parameters with adverse maternal and neonatal outcomes in severe preeclampsia: a case-control study. Heliyon, 2021, 7(12): e08484.

[77] WHO. Guideline: Daily iron and folic acid supplementation in pregnant women. Geneva: World Health Organization, 2012.

[78] 何国琳, 孙鑫, 谭婧, 等. 中国部分城市妊娠期铁缺乏和缺铁性贫血患病率的调查. 中华妇产科杂志, 2018, 53(11): 761-767.

[79] Sun J, Wu H, Zhao M, et al. Prevalence and changes of anemia among young children and women in 47 low- and middle-income countries, 2000—2018. E Clinical Medicine, 2021, 41: 101136.

[80] Shah T, Khaskheli MS, Ansari S, et al. Gestational Anemia and its effects on neonatal outcome, in the population of Hyderabad, Sindh, Pakistan. Saudi J Biol Sci, 2022, 29(1): 83-87.

[81] 中国营养学会. 中国妇女妊娠期体重监测与评价: T/CNSS 009—2021. 2021. [2023-08-03]. http: //down. foodmate. net/standard/sort/12/108330. html.

[82] Anita N, Sartini, Alam G. Ginger candy(Zingiber officinale) reduces the frequency of vomiting of first-trimester pregnant women with emesis gravidarum. Enfermería Clínica, 2020, 30: 536-538.

[83] 李月, 赵霞, 孙慧林, 等. 孕前检查联合规范化孕期保健对高龄孕妇妊娠结局的影响. 中国基层医药, 2021, 5: 698-702.

[84] 马淑萍. 孕期营养干预对妊娠结局及新生儿状况的影响. 实用妇科内分泌电子杂志, 2021, 8(23): 10-11.

[85] 罗美娟, 张明伟. 孕期营养管理及体重管理对新生儿出生体重及妊娠结局的影响. 基层医学论坛, 2022, 26(23): 16-18.

[86] Mokkala K, Vahlberg T, Pellonperä O, et al. Distinct metabolic profile in early pregnancy of overweight and obese women developing gestational diabetes. J Nutr, 2020, 150(1): 31-37.

[87] Dieterich R, Demirci J. Communication practices of healthcare professionals when caring for

overweight/obese pregnant women: a scoping review. Patient Educ Couns, 2020, 103(10): 1902-1912.

[88] Jovanović GK, Mrakovcic-Sutic I, Udović IŠ, et al. Evaluating the effect of an energy-restricted anti-inflammatory diet on weight loss, body composition, cardiometabolic risk factors and immune system response in younger adults with obesity: study protocol for a randomized controlled trial. Eur J Integr Med, 2020, 37: 101165.

[89] Schrager NL, Parker SE, Werler MM, et al. The association of nausea and vomiting of pregnancy, its treatments, and select birth defects: findings from the National Birth Defect Prevention Study. Birth Defects Res, 2023, 115(3): 275-289.

[90] Liu C, Zhao G, Qiao D, et al. Emerging progress in nausea and vomiting of pregnancy and hyperemesis gravidarum: challenges and opportunities. Front Med(Lausanne), 2022, 8: 809270.

[91] Taguchi K, Shinohara H, Kodama H. A longitudinal investigation of the influence of psychological factors on nausea and vomiting in early pregnancy. Arch Womens Ment Health, 2022, 25(5): 995-1004.

[92] Robinson JN, Banerjee R, Thiet MP. Coagulopathy secondary to vitamin K deficiency in hyperemesis gravidarum. Obstet Gynecol, 1998, 92(4, Part 2): 673-675.

[93] Bustos M, Venkataramanan R, Caritis S. Nausea and vomiting of pregnancy—What's new? Auton Neurosci, 2017, 202: 62-72.

[94] Peled Y, Melamed N, Hiersch L, et al. The impact of total parenteral nutrition support on pregnancy outcome in women with hyperemesis gravidarum. J Matern Fetal Neonatal Med, 2014, 27(11): 1146-1150.

[95] McParlin C, O'Donnell A, Robson SC, et al. Treatments for hyperemesis gravidarum and nausea and vomiting in pregnancy: a systematic review. JAMA, 2016, 316(13): 1392-1401.

[96] Sweeting A, Wong J, Murphy HR, et al. A clinical update on gestational diabetes mellitus. Endocr Rev, 2022, 43(5): 763-793.

[97] Buchanan TA, Xiang AH. Gestational diabetes mellitus. J Clin Invest, 2005, 115(3): 485-491.

[98] Alexopoulos AS, Blair R, Peters AL. Management of preexisting diabetes in pregnancy: a review. JAMA, 2019, 321(18): 1811-1819.

[99] Bishop KC, Harris BS, Boyd BK, et al. Pharmacologic treatment of diabetes in pregnancy. Obstet Gynecol Surv, 2019, 74(5): 289-297.

[100] Hernandez TL, Brand-Miller JC. Nutrition therapy in gestational diabetes mellitus: time to move forward. Diabetes Care, 2018, 41(7): 1343-1345.

[101] Hernandez TL, Mande A, Barbour LA. Nutrition therapy within and beyond gestational diabetes. Diabetes Res Clin Pract, 2018, 145: 39-50.

[102] 刘希峰. 低血糖负荷食物交换份法的营养治疗对妊娠糖尿病患者血糖、胰岛素使用率、体重增长及其妊娠结局的影响. 糖尿病新世界, 2020, 23(24): 57-59.

[103] 梁婷, 陈宝珠, 陈映华. 认知评价理论结合孕期营养管理对妊娠期糖尿病患者的影响. 齐

鲁护理杂志, 2022, 28(21): 85-87.

[104] Tomsett KI, Barrett HL, Dekker EE, et al. Dietary fiber intake alters gut microbiota composition but does not improve gut wall barrier function in women with future hypertensive disorders of pregnancy. Nutrients, 2020, 12(12): 3862.

[105] Yu J, Zhang B, Miao T, et al. Dietary nutrition and gut microbiota composition in patients with hypertensive disorders of pregnancy. Front Nutr, 2022, 9: 862892.

[106] 林丽芬, 汤燕芳, 王雪珍. 个体化营养护理联合孕期健康保健对妊娠高血压的影响. 心血管病防治知识, 2022, 12(8): 37-39.

[107] McDermott M, Miller EC, Rundek T, et al. Preeclampsia: association with posterior reversible encephalopathy syndrome and stroke. Stroke, 2018, 49(3): 524-530.

[108] Eastabrook G, Aksoy T, Bedell S, et al. Preeclampsia biomarkers: an assessment of maternal cardiometabolic health. Pregnancy Hypertens, 2018, 13: 204-213.

[109] Altemani F, Barrett HL, Gomez-Arango L, et al. Pregnant women who develop preeclampsia have lower abundance of the butyrate-producer *Coprococcus* in their gut microbiota. Pregnancy Hypertens, 2021, 23: 211-219.

[110] 杨月欣, 葛可佑. 中国营养科学全书. 2版. 北京: 人民卫生出版社, 2019.

[111] 邓毅梅, 高岩, 邓文静, 等. 不同分娩方式对分娩后3～7天乳汁成分的影响分析. 中国计划生育和妇产科, 2018, 10(7): 66-69.

[112] 胡川, 王玲利, 汪菲, 等. 孕妇肥胖与分娩方式及新生儿低血糖、体质量的关系. 检验医学与临床, 2021, 18(12): 1745-1748.

[113] Sandall J, Tribe RM, Avery L, et al. Short-term and long-term effects of caesarean section on the health of women and children. Lancet, 2018, 392(10155): 1349-1357.

[114] İsik Y, Dag ZO, Tulmac OB, et al. Early postpartum lactation effects of cesarean and vaginal birth. Ginekol Pol, 2016, 87(6): 426-430.

[115] 郑儿, 包晓琴, 张莉. 三种不同分娩方式对初产妇母乳喂养情况的影响. 健康研究, 2019, 39(4): 405-408.

[116] 王海燕, 庞健聪, 章敏敏, 等. 不同分娩方式对女性盆底功能的影响及生物刺激反馈仪康复治疗的效果观察. 实用妇科内分泌电子杂志, 2022, 9(11): 6-8.

[117] 邱莉, 侯海静, 邵素芳. 不同分娩方式对产妇产后早期盆底功能的影响及康复治疗干预效果比较. 中国妇幼保健, 2021, 36(24): 5646-5648.

[118] 张秀云. 产妇家庭化产科护理的效果及对母婴结局与母乳喂养能力的影响. 数理医药学杂志, 2022, 35(11): 1695-1697.

[119] Dominguez-Bello MG, De Jesus-Laboy KM, Shen N, et al. Partial restoration of the microbiota of cesarean-born infants via vaginal microbial transfer. Nat Med, 2016, 22(3): 250-253.

[120] 刘亚萍, 孟海霞. 晚期早产的高危因素及不同分娩方式对新生儿预后影响的研究. 中国计划生育和妇产科, 2017, 9(3): 53-56.

[121] 陆越, 朱钰, 田扬. 不同分娩方式与新生儿呼吸窘迫综合征胸部X线影像分级差异分析. 昆明医科大学学报, 2022, 43(10): 139-142.

[122] Hansen AK, Wisborg K, Uldbjerg N, et al. Risk of respiratory morbidity in term infants delivered by elective caesarean section: cohort study. BMJ, 2008, 336(7635): 85-87.

[123] Mínguez-Alarcón L, Rifas-Shiman SL, Sordillo JE, et al. Association of mode of obstetric delivery with child and adolescent body composition. JAMA Netw Open, 2021, 4(10): e2125161.

[124] 中国营养学会膳食指南修订专家委员会妇幼人群指南修订专家工作组. 哺乳期妇女膳食指南. 临床儿科杂志, 2016, 34(12): 958-960.

[125] 王阿金. 浅谈产褥期妇女的保健对策. 世界最新医学信息文摘, 2015, 15(89): 149, 171.

[126] Lopez-Vicchi F, De Winne C, Brie B, et al. Metabolic functions of prolactin: physiological and pathological aspects. J Neuroendocrinol, 2020, 32(11): e12888.

[127] 柏树令. 系统解剖学. 9版. 北京: 人民卫生出版社, 2018.

[128] 陈郁葱, 黄欣茵, 李映桃. 泌乳Ⅱ期乳汁分泌影响因素分析. 中国妇幼保健, 2021, 36(12): 2830-2834.

[129] Geddes PD. A 25-year journey in human lactation from discovery to translation. Nutrients, 2021, 13(9): 3071.

[130] 杨柳. 乳汁分泌机制及其营养成分. 中国实用乡村医生杂志, 2014, 19: 2.

[131] D'Alessandro AG, Martemucci G. Lactation curve and effects of milking regimen on milk yield and quality, and udder health in Martina Franca jennies(*Equus asinus*). J Anim Sci, 2012, 90(2): 669-681.

[132] Grigor MR, Thompson MP. Diurnal regulation of milk lipid production and milk secretion in the rat: effect of dietary protein and energy restriction. J Nutr, 1987, 117(4): 748-753.

[133] Hahn-Holbrook J, Saxbe D, Bixby C, et al. Human milk as "chrononutrition": implications for child health and development. Pediatr Res, 2019, 85(7): 936-942.

[134] 韩兴思, 郝俊兰, 王俊茹, 等. 产后72h乳汁分泌量的影响因素分析. 中国性科学, 2021, 30(11): 67-70.

[135] Farah E, Barger MK, Klima C, et al. Impaired lactation: review of delayed lactogenesis and insufficient lactation. J Midwifery Womens Health, 2021, 66(5): 631-640.

[136] Hampel D, Shahab-Ferdows S, Adair LS, et al. Thiamin and riboflavin in human milk: effects of lipid-based nutrient supplementation and stage of lactation on vitamer secretion and contributions to total vitamin content. PLoS One, 2016, 11(2): e0149479.

[137] National Academies of Sciences, Engineering, and Medicine; Health and Medicine Division; Food and Nutrition Board. Nutrition during pregnancy and lactation: exploring new evidence: proceedings of a workshop. Washington(DC): National Academies Press(US), 2020.

[138] Koletzko B, Cetin I, Brenna JT, et al. Dietary fat intakes for pregnant and lactating women. Br J

Nutr, 2007, 98(5): 873-877.

[139] Tinia Hasianna S, Gunadi JW, Rohmawaty E, et al. Potential role of β-carotene-modulated autophagy in puerperal breast inflammation(Review). Biomed Rep, 2022, 17(3): 75.

[140] Sharma RK, Jalalpure SS, Chouhan MK, et al. Decipher the inhibitory potential of phytocompounds from Leptadenia reticulata on dopamine D2 receptor to enhance prolactin secretion. Drug Res(Stuttg), 2022, 72(4): 189-196.

[141] Chao J, Ko CY, Lin CY, et al. Ethnobotanical survey of natural galactagogues prescribed in traditional Chinese medicine pharmacies in Taiwan. Front Pharmacol, 2020, 11: 625869.

[142] 杨亚洁, 王明英, 刘红双, 等. 谷物发酵物促进产后缺乳小鼠泌乳功效的机制研究. 现代生物医学进展, 2021, 21(6): 1014-1018, 1027.

[143] 张钦宇, 曹钰羚, 张宏, 等. 麦芽总生物碱对产后缺乳大鼠乳汁分泌的影响及机制研究. 中国医院药学杂志, 2022, 42(6): 607-611.

[144] National Institute of Child Health and Human Development. Licorice//Drugs and Lactation Database(LactMed®). 2021.[2023-08-13]. https: //www. ncbi. nlm. nih. gov/sites/books/ NBK501840/.

[145] 余丹, 曾果, 刘莉. 成都市产褥期妇女饮食行为现况调查. 营养学报, 2016, 38(2): 198-200.

[146] Yu K, Xue Y, Zhao W, et al. Translation of nutrient recommendations into personalized optimal diets for Chinese urban lactating women by linear programming models. BMC Pregnancy Childbirth, 2018, 18(1): 379.

[147] Picciano MF. Pregnancy and lactation: physiological adjustments, nutritional requirements and the role of dietary supplements. J Nutr, 2003, 133(6): 1997S-2002S.

[148] Dewey KG. Energy and protein requirements during lactation. Annu Rev Nutr, 1997, 17: 19-36.

[149] King JC. Effect of reproduction on the bioavailability of calcium, zinc and selenium. J Nutr, 2001, 131(4 Suppl): 1355S-1358S.

[150] Raiten DJ, Picciano MF, Coates PM. Dietary supplement use in women: current status and future directions—introduction and conference summary. J Nutr, 2003, 133(6): 1957S-1960S.

[151] Chen H, Wang P, Han Y, et al. Evaluation of dietary intake of lactating women in China and its potential impact on the health of mothers and infants. BMC Womens Health, 2012, 12: 18.

[152] 唐努, 潘雯婷, 陈亚军, 等. 中国哺乳期膳食平衡指数修订及产褥期膳食质量评价. 营养学报, 2021, 43(3): 230-235.

[153] 董彩霞, 荫士安. 中国乳母营养状况10年回顾. 中华预防医学杂志, 2016, 50(12): 1108-1113.

[154] 孔晓慧, 费俊, 翟英辰, 等. 上海哺乳期妇女产褥期膳食调查. 中国医药导报, 2016, 13(14): 49-52, 68.

[155] Ren X, Yang Z, Shao B, et al. B-vitamin levels in human milk among different lactation stages and areas in China. PLoS One, 2015, 10(7): e0133285.

[156] 胡漫丽, 秦蕊, 林小芳, 等. 2015—2016年中国五城市哺乳期妇女膳食状况. 卫生研究,

2019, 48(2): 220-225.

[157] Kolasa KM, Firnhaber G, Haven K. Diet for a healthy lactating woman. Clin Obstet Gynecol, 2015, 58(4): 893-901.

[158] Seo E, Lee Y, Kim HC. Association between parity and low bone density among postmenopausal Korean women. J Prev Med Public Health, 2021, 54(4): 284-292.

[159] Bachour P, Yafawi R, Jaber F, et al. Effects of smoking, mother's age, body mass index, and parity number on lipid, protein, and secretory immunoglobulin A concentrations of human milk. Breastfeed Med, 2012, 7(3): 179-188.

3

母乳成分与健康

母乳是婴儿出生后最初6个月内纯母乳喂养婴儿的唯一营养来源，因此这一时期的纯母乳喂养对于婴儿的生长发育至关重要。世界卫生组织（World Health Organization，WHO）推荐母乳喂养可满足0～6月龄婴儿的能量和营养素需求。母乳喂养不仅影响婴儿的生长发育、免疫功能和抵抗感染性疾病的能力，还影响成年后的健康状况和患营养相关慢性疾病的风险。因此，完整、全面地了解母乳的成分具有重要的意义。

3.1 母乳低聚糖

母乳低聚糖（human milk oligosaccharide，HMO）是一组婴儿无法消化的寡糖。在母乳中的总含量为5～25 g/L，是母乳中仅次于乳糖和脂质的第三大营养素。HMO具有降低致病菌在肠道中的黏着、促进小肠成熟和表面糖基化等作用，进入体内后，HMO还具有抗炎、抗感染和促进脑发育等多种作用。

3.1.1 母乳低聚糖定义及其功能

3.1.1.1 母乳低聚糖的合成

HMO的合成遵循基本蓝图（图3-1）中的步骤。HMO一般是由3～10个单糖单元通过糖苷链连接而成的碳水化合物，所有HMO在其还原端都含由一分子D-葡萄糖（Glc）和一分子D-半乳糖（Gal）键接而成的乳糖。其他单糖如岩藻糖（Fuc）、N-乙酰葡糖胺（GlcNAc）和唾液酸（Sia）可以连接到该双糖上。乳糖可以在末端Gal处以α1-2键岩藻糖基化形成2'-岩藻糖基乳糖，也可以在还原端Glc处以α1-3键岩藻糖基化产生3-岩藻糖基乳糖。或者，乳糖可以在末端Gal处以α2-3或α2-6键唾液酸化，分别生成3'-唾液酸乳糖和6'-唾液酸乳糖。除了这些传统上HMO包含的母乳三糖外，乳糖的非还原端还可以通过两种不同的双糖在β1-3或β1-6键中拉长，即Galβ1-3GlcNAc（1型链）或Galβ1-4GlcNAc（2型链）。此外，HMO骨架可以用一个或多个以α1-2、α1-3和（或）α1-4键结合的Fuc残基或与α2-3或α2-6键结合的一个或多个唾液酸残基（N-乙酰基-神经氨酸）修饰[1]。

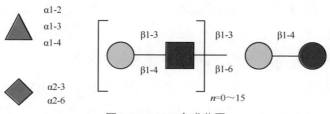

图3-1 HMO合成蓝图

到目前为止，已经鉴定出一百多个结构不同的HMO，它们遵循这一基本蓝图，并携带各种潜在的生物活性聚糖表位。

3.1.1.2   母乳低聚糖的分类

根据有无唾液酸残基修饰，可以将HMO分成中性母乳低聚糖和酸性母乳低聚糖两大类。其中，中性母乳低聚糖又可根据结构中是否带有岩藻糖残基分为岩藻糖基化母乳低聚糖和非岩藻糖基化母乳低聚糖（图3-2）。非岩藻糖基中性母乳低聚糖在母乳中的含量最多，占到42%～55%；岩藻糖基中性母乳低聚糖的含量为35%～50%；因此，母乳中中性低聚糖的含量占到70%以上。酸性低聚糖在母乳中的含量相对较少，占到12%～14%[2]。

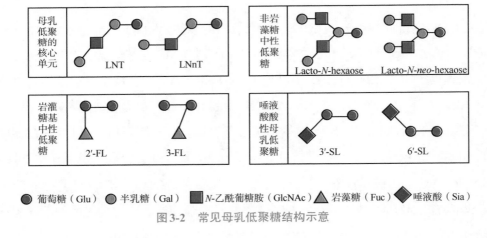

图3-2   常见母乳低聚糖结构示意

3.1.1.3   母乳低聚糖的功能

虽然HMO不是能量代谢的重要来源（如乳糖、脂质和蛋白质）或组织的组成部分，但HMO在婴儿健康中起着至关重要的作用。越来越多的证据表明，HMO具有许多对新生儿有益的生物学功能。

HMO作为益生元作用　除了在小肠中有少量吸收外，HMO的吸收和代谢主要发生在结肠，在结肠它们作为特定微生物的底物。HMO被认为是益生元，因为它们能够促进婴儿肠道中有益细菌的生长。一些体外研究报道，双歧杆菌可以在HMO上生长，这种类型的共生喂养是影响婴儿肠道微生物群组成和免疫力发展的关键因素之一[3]。大多数HMO未被肠道吸收，某些细菌将它们发酵成短链脂肪酸，形成酸性环境。肠道中的低pH环境有利于其他有益双歧杆菌菌株的生长。此外，HMO可以促进双歧杆菌的增殖并抑制潜在有害细菌的生长。有证据表明，与配方奶喂养的婴儿相比，母乳喂养的婴儿具有更高的双歧杆菌丰度。

作为益生元，HMO不仅可以促进有益细菌的增殖，还可以促进益生菌菌株对肠细胞的黏附活性[4]，从而进一步提升菌株在肠道中的定植，并增强宿主-微生物的相互作用，刺激肠道屏障和代谢功能[5]。

HMO的抗病原体黏附功能　除了益生元作用外，HMO还可以直接对病原体发挥抑制活性或抑制病原体与肠黏膜结合的黏附能力。许多细菌、病毒或毒素需要黏附在黏膜表面才能定植，然后侵入宿主并引起疾病[6]。HMO是先天免疫系统的主要组成部分，可保护婴儿免受肠道和其他病原体的侵害。HMO通过作为可溶性聚糖受体诱饵来防止病原体的附着。HMO通过作为抗黏性抗菌剂直接减少微生物感染，并通过为非致病性共生菌提供竞争优势间接控制病原体。HMO可能模仿病毒受体的结构并阻断对靶细胞的黏附，从而预防感染。

HMO对肠上皮细胞的影响　HMO与病原微生物的相互作用阻止了它们与肠上皮细胞的附着。HMO可作为信号分子调节肠上皮细胞反应，可直接作用于肠上皮细胞并调节其基因表达，导致细胞表面聚糖的变化和其他反应。一项研究表明，HMO可减缓培养的人肠上皮细胞生长并启动分化和凋亡。

HMO还被证明能够通过刺激肠上皮细胞（IEC）糖萼的发育来促进肠道屏障功能。2′-FL和3-FL能够直接调节肠上皮细胞的表面。3-FL可以诱导更强的白蛋白吸附，并增加糖萼中比2′-FL有更强调节功能的硫酸肝素和透明质酸[7]。此外，一项研究表明，HMO可能通过直接调节杯状细胞来增强肠道屏障功能[8]。

HMO对免疫细胞的影响　HMO通过减少血小板-中性粒细胞复合物的形成来发挥抗炎作用，这有助于降低中性粒细胞β2整合素表达。特异性HMO通过在动态条件下抑制白细胞滚动和黏附到内皮细胞来充当抗炎成分。酸性

HMO在体外影响脐带血来源的T细胞的细胞因子产生和活化。HMO有助于调节免疫系统，可能导致更平衡的Th1/Th2反应。酸性HMO可通过抑制易过敏个体的Th2型反应来调节产后变应原特异性免疫应答。另一项研究表明，2′-FL可以促进与IEC/外周血单核细胞模型中的上皮半乳糖凝集素和TGF-β1分泌相关的免疫调节作用[9]。

HMO预防坏死性小肠结肠炎（NEC） NEC是早产儿最常见和最具破坏性的肠道疾病之一。极低出生体重儿（小于1500 g）的NEC发病率为5%～10%，死亡率为20%～30%，幸存者经常面临长期的神经系统并发症。目前对NEC的发病机制仍然知之甚少，但它与早产儿肠道未成熟、肠道微生物群异常定植、肠上皮细胞缺氧缺血损伤有关[10]。来自体内模型和母婴队列研究的证据表明，HMO对于婴幼儿的NEC症状有缓解作用。另一项研究表明，HMO通过增加杯状细胞数量和黏蛋白表达来保护肠上皮屏障功能来防止NEC的发展[11]。根据Sodhi等的报道，2′-FL和6′-SL一部分通过Toll样受体4（TLR4）抑制来预防小鼠和仔猪模型中的NEC[12]。

HMO促进脑发育 母乳喂养与婴儿的脑发育和认知之间似乎存在关联。大量研究表明，脑发育取决于所需的必需营养素，如脑神经节苷脂和糖蛋白，包括聚唾液酸。中枢神经系统中含有丰富的唾液酸（Sia），表明Sia在神经结构和功能发育中起着重要作用。母乳低聚糖中的Neu5Ac是Sia的丰富来源。已经表明，补充配方奶粉中的3′-SL或6′-SL可以富集脑中的神经节苷脂Sia，改变并优化神经系统发育所需的脑代谢物和神经递质[13]。

3.1.2 影响母乳低聚糖含量的因素

HMO的组成受一些潜在驱动因素的影响，多种因素可以影响HMO浓度，例如母体遗传特征、哺乳期、所处地域。

3.1.2.1 遗传因素

HMO的组成和浓度在每个母体的乳汁中都是独一无二的，并且在很大程度上取决于母体分泌（Se）基因和Lewis（Le）基因的活性。Se基因和Le基因分别编码参与岩藻糖基化HMO生物合成的酶α1-2-岩藻糖基转移酶（FUT2）和α1-3/4-岩藻糖基转移酶（FUT3）。Se基因上的突变使FUT2失活，因此，来自非分泌型（Se-）女性的乳汁不含或仅含有微量α1-2-岩藻糖基化HMO。Le基因突变使FUT3失活，因此Lewis阴性女性的乳汁中不含或仅含有微量α1-4-岩藻糖基化HMO。编码FUT2的分泌（Se）基因对于2′-FL和其他α1-2-岩藻糖基化HMO的合成至关重要。根据哺乳期女性体内FUT2（Se）和FUT3（Le）酶的活性，HMO组成可分为四种表型：①Se+Le+，最常见的表型，含有α1-2-和α1-4-岩藻糖基化HMO，如2′-岩藻糖基乳糖（2′-FL）和乳糖-N-二岩藻糖六糖Ⅰ（LNDFHⅠ）；②Se-Le+，含有α1-4-岩藻糖基化HMO，如乳糖-N-二岩藻糖六糖Ⅱ（LNDFHⅡ），但不含α1-2-岩藻糖基化HMO，如2′-FL、乳糖-N-岩藻五糖Ⅰ（LNFPⅠ）、二岩藻糖基乳糖-N-六糖c（DFLNHc）和LNDFHⅠ；③Se+Le-，含有α1-2-岩藻糖基化HMO，如2′-FL和LNFPⅠ，但不含α1-4-岩藻糖基化HMO，如DFLNHc、LNDFHⅠ和LNDFHⅡ；④Se-Le-，最不常见的表型，既不含α1-2-岩藻糖基化HMO，也不含有α1-4-岩藻糖基化HMO，而仅含有α1-3-岩藻糖基化HMO，如3-岩藻糖基乳糖（3-FL）、LNT、LNFPⅢ、LNFPⅤ，它们的合成不受Se基因和Le基因的影响[14]（表3-1）。

表3-1　遗传相关的HMO

组	Lewis基因（FUT3）	分泌基因（FUT2）	类型	相关HMO
Ⅰ	（+）	（+）	Se+Le+	分泌所有类型HMO
Ⅱ	（+）	（-）	Se-Le+	LNT，LNFPⅡ，LNFPⅢ，LNDFHⅡ
Ⅲ	（-）	（+）	Se+Le-	2′-FL，3-FL，LNFPⅠ，LNFPⅡ
Ⅳ	（-）	（-）	Se-Le-	3-FL，LNT，LNFPⅢ，LNFPⅤ

因此，分泌型母亲的乳汁中含有丰富的2′-FL、乳酸-N-岩藻五糖Ⅰ（LNFPⅠ）

和其他α1-2-岩藻糖基化的HMO。相反，非分泌型母亲缺乏功能性FUT2酶，其乳汁中不含α1-2-岩藻糖基化的HMO。这可以解释分泌型母亲的乳汁中HMO总量高于非分泌型母亲。

3.1.2.2　月龄

此前，Thurl等通过系统综述来自15个国家和地区的数据来建立具有代表性的HMO概况[15]。他们发现遗传因素以及哺乳期会影响HMO浓度。

Zhou等根据PRISMA指南标准规范制定文献检索和筛选策略，筛选出符合质量标准的文献，对数据进行统计运算，分析了我国母乳中14种HMO的含量及变化趋势，结果总结如下。

我国母乳中HMO浓度在哺乳期间表现出动态变化。$6'$-唾液酸（SL）、LNT和LNnT的浓度随着哺乳期的延长而下降。相反，3-FL的浓度随着泌乳期的延长而增加。LNFP Ⅰ、LNFP Ⅱ、LNFP Ⅴ和$3'$-SL随哺乳期的变化不显著。

岩藻糖基化的HMO在哺乳期间表现出不同的变化模式。出生后1～7天的$2'$-FL浓度高于其他阶段（表3-2和图3-3）。出生后8～14天$2'$-FL的浓度约为出生后1～7天的60%（表3-2）。然而，根据使用随机效应模型的亚组异质性分析，$2'$-FL在哺乳期间的纵向变化不显著（表3-2）。3-岩藻糖基乳糖（3-FL）的浓度随着哺乳期的延长而显著增加（表3-2和图3-3）。$2'$-FL和3-FL的总量在哺乳期变化不显著。此外，出生后61～120天的乳糖-N-二岩藻六糖Ⅱ（LNDFHⅡ）浓度显著高于前一阶段（表3-2和图3-3）。LNFP Ⅰ、LNFP Ⅱ、乳糖-N-岩藻五糖Ⅲ（LNFP Ⅲ）和乳糖-N-岩藻五糖Ⅴ（LNFP Ⅴ）没有明显的纵向变化模式（图3-3）。泌乳期的前120天内，$2'$-FL是主要的岩藻糖基化HMO（图3-4）。在泌乳120天后，3-FL是最丰富的岩藻糖基化HMO（图3-4）。在整个哺乳期间，$2'$-FL的浓度高于900 mg/L（表3-2）。初乳中的HMO总量最高，为9～22 g/L，在过渡乳中略有下降（产后8～14天为8～19 g/L），随后在成熟乳中逐渐下降[16]。

表3-2　母乳低聚糖含量亚组分析结果（mg/L）

	1～7天		8～14天		15～60天		61～120天		>121天	
	平均值	标准误	平均值	标准误	平均值	标准误	平均值	标准误	平均值	标准误
2′-FL	2932.5	1082.5	1827.4	571.4	1717.9	453.2	1186.1	259.8	928.4	194.9
3-FL	299.5	47.8	359.0	175.2	548.5	174.2	743.2	159.7	1324.6	89.7
2′-FL+3-FL	3265.1	1131.7	1905.0	691.7	2111.0	567.6	1947.5	322.2	2365.4	135.7
3′-SL	171.0	44.9	102.1	7.2	80.3	2.2	109.2	11.7	103.7	25.2
6′-SL	433.8	81.3	584.0	25.2	197.6	43.2	293.0	178.2	34.6	5.8
DSLNT	1098.7	53.9	NA	NA	1363.8	92.7	4443.0	501.6	NA	NA
LNDFH Ⅰ	NA	NA	1015.9	535.1	352.2	6.6	356.8	31.5	NA	NA
LNDFH Ⅱ	147.3	8.1	8.9	0.3	158.6	140.0	251.8	236.6	NA	NA
LNFP Ⅰ	NA	NA	684.4	365.3	352.2	6.6	356.8	31.5	NA	NA
LNFP Ⅱ	NA	NA	232.4	5.8	234.0	7.2	292.7	25.7	NA	NA
LNFP Ⅲ	194.3	41.9	105.6	1.3	136.2	22.2	238.1	6.6	NA	NA
LNFP Ⅴ	101.6	10.7	57.7	38.0	22.8	2.4	120.0	24.5	20.0	1.6
LNnT	421.1	25.2	663.6	363.2	349.6	277.4	224.9	56.3	240.6	198.2
LNT	1247.6	110.4	1678.9	287.1	679.4	333.1	667.4	190.5	507.7	276.1

NA. 无数据

　　2′-FL的浓度随哺乳期的延长逐渐下降。与2′-FL不同，3-FL（2′-FL的异构体）的含量随泌乳期呈上升趋势。研究表明，尽管2′-FL和3-FL浓度显示出相反的变化趋势，但2′-FL和3-FL的总和在哺乳期第一周后保持基本不变。

　　其他中性HMO（如LNnT、LNT、LNFP Ⅰ和LNFP Ⅴ等）的含量在整个泌乳期中虽然存在一定的波动，但是整体呈现下降趋势。类似的，两种主要的唾液酸化HMO（6'-SL和3'-SL）在泌乳期内整体呈现下降趋势。

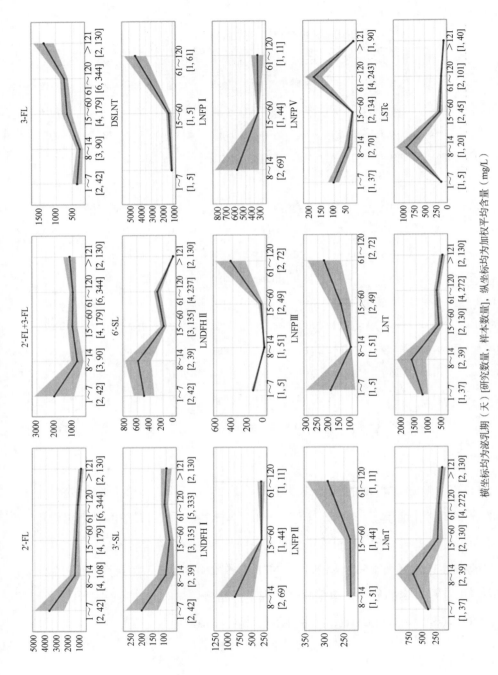

横坐标均为泌乳期（天）［研究数量，样本数量］，纵坐标均为加权平均含量（mg/L）

图3-3　单个HMO的纵向变化

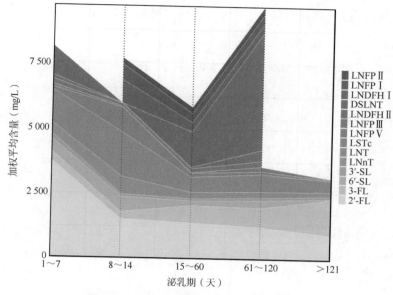

图 3-4   HMO 组成随哺乳天数的纵向变化

3.1.2.3   地域

中外差异   从全球范围来看，前述 4 种基因型 Se+Le+、Se–Le+、Se+Le– 和 Se–Le– 在不同人种中的分布存在差异，白种人上述 4 种类型占比分别为 70%、20%、9% 和 1%；Elwakiel 等研究结果显示，中国乳母 Se+Le+、Se–Le+ 和 Se+Le– 3 种基因型占比分别为 73%、20% 和 7%，未发现 Se–Le– 类型的乳母[17]；Guo 对中国一般人群的研究结果显示，Se–Le– 型占比约为 3.2%。各项研究均表明，不同人种中 Se+Le+ 为主要类型，Se–Le– 基因型占比非常低[18]。

分泌型和非分泌型乳母在不同地区的分布也存在差异，Wu 等研究显示，中国乳母分泌型（Se+）占比为 77%，非分泌型（Se–）占比为 23%[19]；邢燕等研究北京地区乳母，其中分泌型占 79.2%（99/125）；在非洲的加纳、埃塞俄比亚，分泌型乳母的占比则不足 70%；在秘鲁和美国加利福尼亚西班牙裔乳母分泌型占比在 95% 以上；墨西哥的数据显示分泌型乳母的比例为 100%。总体而言，中国乳母分泌型比例低于美国人群，高于非洲人群。另外，有 20%～25% 的亚洲人群的 FUT2 酶部分失活，基因型为 Se–Le+，对应产生 Le（a+b+）的表现型。

乳母是否为分泌型的基因表型直接决定了乳汁中2′-FL的含量，根据已有的研究数据（表3-3），亚洲乳母（包括中国、日本、新加坡）初乳、过渡乳和产后1个月成熟乳中2′-FL含量分别低于欧美地区的数据。Gómez-Gallego等2018年对芬兰、西班牙、南非、中国HMO数据的研究发现，中国和南非的母乳3-FL和LNFP Ⅲ含量更丰富，而芬兰和西班牙母乳中2′-FL、LNFP Ⅰ的含量更高。

表3-3a　主要的几种HMO在不同国家（地区）乳母的初乳中的含量（mg/L）

	第1天	第3天	第2天	0～5天	1～7天
	日本[20]		欧洲[21]	美国[22]	中国[16]
2′-FL	2490±1220	1580±730	3691±1941	2652±2222	2932.5±1082.5
3-FL	260±140	200±130	422±453	444±513	299.5±47.8
LNDFH Ⅰ	1270±540	1410±660	1232±519	NA	NA
LNDFH Ⅱ	17±18	19±28	NA	NA	147.3±8.1
LDFT	420±420	190±140	607±558	159±152	NA
LNT	890±430	1450±730	912±802	1054±984	1247.6±110.4
LNnT	400±90	420±150	307±132	255±113	421.1±25.2
LNFP Ⅰ	1470±1010	1670±1030	1928±903	1409±1153	NA
LNFP Ⅱ	380±240	420±330	422±518	401±461	NA
LNFP Ⅲ			445±166	359±188	194.3±41.9
LNFP V	NA	NA	108±103	NA	101.6±10.7
3′-SL	362±103	259±80	254±90	228±63	171±44.9
6′-SL	342±120	397±86	543±168	520±152	433.8±81.3
LSTc	659±297	693±243	497±218	NA	118.9±7.8
DSLNT	480±126	459±151	405±178	NA	1098.7±53.9

NA. 无数据。

表3-3b　主要的几种HMO在不同国家（地区）乳母的过渡乳中的含量（mg/L）

	8～14天			
	德国[15]	美国[22]	西班牙[23]	中国[16]
2′-FL	3040	2061±1416	2340（0～3860）	1827.4±571.4
3-FL	380	933±567		359.0±175.2
LNDFH Ⅰ	1460		950（0～1430）	1015.9±535.1
LNDFH Ⅱ	230		120（40～200）	8.9±0.3

续表

	8～14天			
	德国[15]	美国[22]	西班牙[23]	中国[16]
LDFT	480	178±184	220（0～340）	NA
LNT		870±623	1000（770～2570）	1678.9±287.1
LNnT		149±71	200（0～1260）	663.6±363.2
LNFP Ⅰ	1640	862±734	870（0～1550）	684.4±365.3
LNFP Ⅱ	290	359±384	200（0～1260）	232.4±5.8
LNFP Ⅲ	370	248±111	330（270～420）	105.6±1.3
3'-SL	270	165±38	200（140～300）	102.1±7.2
6-SL	1570	558±140	640（530～970）	584.0±25.2
LSTc	310		370（230～510）	940.9±118.1
DSLNT	440		320（230～490）	NA

NA. 无数据。

表3-3c　主要的几种HMO在不同国家（地区）乳母的成熟乳中的含量（mg/L）

	1～2月龄			3～4月龄			
	美国[22]	欧洲[21]	中国[16]	欧洲[21]	中国[16]	加拿大[24]	新加坡[25]
2'-FL	1753±1382	2450±935	1717.9±453.2	1819±739	1186.1±259.8	2256±1846	1376±594
3-FL	767±654	720±608	548.5±174.2	1140±777	743.2±159.7	267±171	
LNDFH Ⅰ		1105±452	352.2±6.6	719±285	356.8±31.5		
LNDFH Ⅱ			158.6±140.0		251.8±236.6		
LDFT	140±165	277±231		273±131			
LNT	750±481	1009±591	679.4±333.1	599±400	667.4±190.5	1047±479	407±200
LNnT	113±71	153±80	349.6±277.4	108±67	224.9±56.3	285±246	108±76
LNFP Ⅰ	546±512	1071±627	352.2±6.6	469±373	356.8±31.5	788±754	
LNFP Ⅱ	367±350	549±532	234.0±7.2	433±332	292.7±25.7	1853±879	
LNFP Ⅲ	222±77	311±98	136.2±22.2	353±92	238.1±6.6	92±51	
LNFP Ⅴ		112±99	22.8±2.4	85±66	120±24.5		
3'-SL	146±32	141±35	80.3±2.2	130±35	109.2±11.7	361±231	198±59
6'-SL	368±108	465±162	197.6±43.2	151±87	293.0±178.2	162±128	120±45
LSTc		148±72	122.5±29.9	44±42	105.7±34.4	43±42	
DSLNT		290±135	1363.8±92.7	136±72	4443±501.6	315±246	

　　国内地域差异　Zhang等报道了中国不同地区成熟乳中12种母乳低聚糖的含量差异[26]。该研究采用MRM模式下的LC-MS/MS对来自中国8个不同城市、哺乳期的203份母乳样品中HMO浓度进行了绝对定量，结果表明（表3-4b）：12种低聚糖浓度在8个城市间均存在显著差异。6′-SL浓度在成都最高，在兰州最低[分别为（5.34±7.68）g/L和（0.89±1.09）g/L]，3′-SL浓度在北京最高[（2.28±0.74）g/L)]，在金华最低[（0.24±0.18）g/L]。威海妇女的母乳中LNDFH Ⅱ浓度显著高于所有母亲[（3.77±5.77）g/L]。DSLNT浓度变化显著：兰州（0.14±0.13）g/L，北京（0.70±0.52）g/L（$p < 0.05$）。LSTa在北京和兰州母乳中差异较大，分别为（0.27±0.19）g/L和（0.09±0.03）g/L。LSTb浓度、LSTc浓度分别为在广州和北京最高[分别为（0.67±0.83）g/L和（0.35±0.24）g/L]，在哈尔滨和广州、成都最低[分别为（0.10±0.04）g/L和（0.11±0.01）g/L]。LNFP Ⅰ浓度在广州最高，在金华最低[分别为（2.31±4.58）g/L和（0.22±0.21）g/L]。至于LNFP Ⅲ，其浓度从金华的（0.19±0.15）g/L到北京的（2.21±0.79）g/L不等。关于地理变化，考虑到城市的纬度，并进行皮尔逊分析，以找出纬度与12种低聚糖浓度之间的相关性。结果表明，LNnH浓度与纬度呈负相关（$r = -0.67$）。中国北方北京的LNnH浓度[（0.0100±0.0085）g/L]低于中国南方金华[（0.014±0.017）g/L]。LNFP Ⅲ的浓度与纬度呈正相关（$r = +0.63$）。北京（北纬约39.4°）LNFP Ⅲ浓度最高[（2.21±0.79）g/L]，而低纬度广州（北纬约23°8′）LNFP Ⅲ浓度为（0.81±0.31）g/L。这可能是由其他环境和母体因素引起的。3′-SL的浓度与纬度呈正相关（$r = +0.5$）。数据显示，广州的3′-SL浓度为（1.85±0.94）g/L，北京为（2.28±0.74）g/L。此外，还有一些低聚糖在某种程度上与纬度相关：LSTa、LSTb、LSTc、3-FL、LNFP Ⅰ和LNFP Ⅲ（$r = +0.34$至$r = +0.37$）。虽然没有直接证据表明低聚糖分布受纬度影响，但一些研究指出，纬度差异导致8个城市的紫外线辐射差异，这对维生素D的合成很重要。维生素D在乳腺功能的各个方面发挥作用，如激活上皮乳腺组织，影响有助于乳汁含量的导管分支。此外，Davis等测量了33名冈比亚妇女HMO含量，结果表明，母亲在旱季产生更多的HMO。这可能是造成HMO含量地理差异的原因之一。中国的纬度差异导致8个城市之间湿度不同。因此，

可以得出结论，纬度的差异导致了环境的改变，从而导致乳腺状态的差异，改变了寡糖的合成。

表3-4a　1～6月龄中国母乳中12种低聚糖的绝对浓度（g/L）

	1月龄	2月龄	3月龄	4月龄	5月龄	6月龄
2'-FL	0.98±0.92	0.75±0.73	0.84±0.99	1.26±2.32	0.92±0.75	1.18±0.70
3-FL	2.22±2.13	1.53±1.37	2.02±1.99	2.30±1.82	2.25±2.32	2.26±1.41
3'-SL	0.82±0.63	1.09±1.08	0.89±0.69	1.18±0.89	1.22±1.52	1.13±0.85
6'-SL	3.34±4.35	2.59±5.10	3.00±4.50	1.89±2.31	1.21±1.95	1.80±2.51
LNFP Ⅰ	1.69±4.41	1.29±1.79	0.97±1.74	0.70±1.54	0.58±0.94	0.91±0.89
LNFP Ⅲ	0.57±0.44	0.84±0.93	0.69±0.67	0.84±0.85	0.64±0.77	0.64±0.74
LSTa	0.14±0.11	0.20±0.21	0.13±0.07	0.15±0.09	0.11±0.07	0.15±0.10
LSTb	0.41±0.49	0.41±0.47	0.38±0.39	0.33±0.64	0.18±0.14	0.17±0.11
LSTc	0.15±0.11	0.24±0.23	0.15±0.09	0.16±0.10	0.13±0.05	0.12±0.02
LNnH	0.03±0.04	0.03±0.04	0.03±0.03	0.03±0.04	0.02±0.04	0.04±0.05
LNDFH Ⅱ	2.53±4.76	1.52±1.71	1.80±3.17	1.38±1.40	1.38±2.13	1.99±2.37
DSLNT	0.41±0.37	0.42±0.55	0.36±0.34	0.43±0.32	0.24±0.22	0.48±0.50

表3-4b　中国8个城市12种低聚糖的绝对浓度（g/L）

	广州（n=25）	金华（n=30）	成都（n=24）	郑州（n=30）	兰州（n=30）	威海（n=16）	北京（n=30）	哈尔滨（n=18）
2'-FL	2.30±1.18	0.47±0.24	1.56±2.75	1.90±0.43	0.35±0.14	1.27±0.47	0.43±0.16	0.90±0.37
3-FL	5.7±2.42	0.63±0.28	2.45±1.32	0.92±0.37	0.70±0.25	2.86±0.87	1.46±0.68	1.72±0.74
3'-SL	1.85±0.94	0.24±0.18	1.14±0.64	0.78±0.32	0.26±0.21	1.35±1.72	2.28±0.74	0.74±0.44
6'-SL	4.49±3.67	1.40±2.22	5.34±7.68	1.36±1.36	0.89±1.09	4.62±4.18	1.19±0.85	0.36±0.29
LNFP Ⅰ	2.31±4.58	0.22±0.21	1.24±1.83	0.34±0.1	0.25±0.25	1.02±0.96	2.30±2.12	0.26±0.21
LNFP Ⅲ	0.81±0.31	0.19±0.15	0.74±0.33	0.38±0.34	0.24±0.14	0.79±0.25	2.21±0.79	0.23±0.14
LSTa	0.22±0.10	0.13±0.08	0.12±0.18	0.12±0.04	0.09±0.03	0.09±0.02	0.27±0.19	0.10±0.03
LSTb	0.67±0.83	0.17±0.17	0.34±0.30	0.19±0.10	0.19±0.14	0.42±0.44	0.48±0.51	0.10±0.04
LSTc	0.11±0.01	0.17±0.10	0.11±0.01	0.14±0.03	0.14±0.05	0.11±0.005	0.35±0.24	0.11±0.02

续表

	广州 （n=25）	金华 （n=30）	成都 （n=24）	郑州 （n=30）	兰州 （n=30）	威海 （n=16）	北京 （n=30）	哈尔滨 （n=18）
LNnH	0.0078± 0.006	0.014± 0.017	0.0096± 0.0066	0.090± 0.032	0.016± 0.023	0.0079± 0.0066	0.0100± 0.0085	0.076± 0.034
LNDFHⅡ	0.58±0.23	0.78±1.07	3.47±4.62	3.20±0.99	0.50±0.56	3.77±5.77	0.36±0.13	2.47±1.37
DSLNT	0.49±0.31	0.18±0.19	0.62±0.67	0.29±0.14	0.14±0.13	0.52±0.35	0.70±0.52	0.14±0.12

3.1.3　母乳中的主要低聚糖

根据有无功能基团修饰，HMO可以分为三类，岩藻基中性母乳低聚糖、非岩藻基中性母乳低聚糖、唾液酸酸性母乳低聚糖。下面将从这三类中分别选择一个代表进行介绍。

3.1.3.1　2′-岩藻糖基乳糖（2′-FL）

2′-FL的定义及机体吸收　2-岩藻糖基乳糖（2′-FL）是岩藻糖基化中性母乳低聚糖，并且是分泌型母乳中含量最高的人乳寡糖，具有重要的营养和医学价值。

在母乳喂养婴儿的尿液中检测到完整的HMO，包括2′-FL，而这些聚糖在配方奶喂养婴儿的尿液中未检测到。这一证据强烈表明，HMO可被婴儿消化系统吸收并到达体循环。同时，有研究指出，在含有岩藻糖基化低聚糖的母乳喂养婴儿的粪便中检测到2′-FL和3-FL。相反，在配方奶喂养婴儿粪便中发现低聚糖仅少量存在，并且在结构上与母乳对应物不同。

2′-FL的功能及临床应用　临床前研究表明，2′-FL具有多种功能，包括作为益生元，防止感染和炎症，调节免疫系统等。合成的2′-FL在结构上与母乳中的2′-FL相同。合成的2′-FL是否具备可用性很重要，因为以前HMO仅是在母乳中发现的，但现在可以添加到一些商业婴儿配方奶粉中。几种2′-FL原料已被公认是安全的，美国食品与药品监督管理局对婴儿配方奶粉建议添加2′-FL没有疑问。欧盟已批准在婴儿配方奶粉中可以使用2′-FL。同样，参考欧洲授权的国家也将在婴儿配方奶粉中安全添加2′-FL [27]。

在临床针对喂食含 2′-FL 的牛奶配方奶粉的婴儿的生长和耐受性研究中，母乳喂养组婴儿血液中 2′-FL 含量最高，其次是含 1.0 g/L 2′-FL 的配方组，然后是 0.2 g/L 2′-FL 配方组。在未添加 HMO 配方奶粉喂养的婴儿的血浆中未检测到 2′-FL。这一发现表明，2′-FL 存在于血浆和尿液中。未添加 HMO 配方奶粉喂养组的湿疹报告明显高于两个含 2′-FL 的配方奶粉组。此外，感染和侵扰系统器官分类（SOC）也存在差异，未添加 HMO 配方奶粉喂养组和配方奶粉 1.0 g/L 2′-FL 组与配方奶粉 0.2 g/L 2′-FL 组相比，婴儿身体上发生的不良事件更多。

在临床针对喂食含 2′-FL 的牛奶配方奶粉的婴儿的炎性细胞因子研究中，在 6 周龄时，抽取婴儿血液样本以寻找免疫功能标志物。共测定 10 种血浆炎性细胞因子，其中 4 种在未添加 HMO 配方奶粉喂养组中显著高于母乳喂养和含 2′-FL 的配方奶粉组，包括 IL-1α、IL-1β、IL-6 和肿瘤坏死因子（TNF）-α。母乳喂养婴儿与喂食 2′-FL 配方奶粉的婴儿之间 10 种血浆炎性细胞因子中任何一种的浓度均无明显差异，表明添加 2′-FL 可降低多种细胞因子水平，与母乳喂养婴儿的水平相似。

在临床针对喂食含 2′-FL 的牛奶配方奶粉的婴儿的胃肠道耐受性研究中，母乳喂养组婴儿每天大便次数更多。喂食含有 2′-FL 的配方奶粉是安全的，且婴儿耐受性良好，与喂食不含低聚糖配方奶粉的婴儿粪便稠度、配方奶粉摄入量、回奶/呕吐百分比一致。

3.1.3.2　乳糖-N-新四糖（LNnT）

LNnT 的定义及机体吸收　LNnT 是一种四糖，是非岩藻糖基中性母乳低聚糖。在母乳中的平均水平为 0.2～0.3 g/L。LNnT 在母乳中的含量具体取决于乳母 Lewis 血型状态、种族和所处哺乳期的阶段（例如，在欧洲母亲产后第 3～10 天高达 0.55 g/L）。不同的文献有不同的描述，但都表明 LNnT 是含量最丰富的 HMO 之一。

有研究人员对大鼠进行管饲 LNnT，实验结果发现，在大鼠管饲后 30 分钟血清中可检测到 LNnT。在最低剂量下，管饲后 60 分钟血清 LNnT 水平达到峰值，并且在 90 分钟后血浆中的血清 LNnT 水平开始缓慢下降。高剂量管饲后 LNnT 的吸收曲线略有不同：30分钟出现第一个峰值，随后是90分钟达到平台期，之后血清LNnT达到最高水平（180分钟）并开始下降。并且尿液中LNnT的存在支持血液循环中LNnT的存在。

LNnT的功能及临床应用 LNnT被认为是母乳中含量最丰富的HMO之一。LNnT对健康的影响也得到了广泛的研究。

LNnT被确定为一种有前途的益生元，能够选择性地刺激多种有益肠道细菌的增殖，尤其是双歧杆菌。至少有50种双歧杆菌菌株，分别来自长双歧杆菌、婴儿双歧杆菌、短双歧杆菌、两歧双歧杆菌、动物双歧杆菌、乳酸双歧杆菌和青春双歧杆菌，已被测试可利用LNnT或含LNnT的HMO进行生长。

LNnT具有免疫调节能力，可诱导抗炎介质的形成以抑制炎症反应。用LNnT干预小鼠的研究发现，LNnT有效地刺激Gr1细胞的增殖，导致抗炎细胞因子的分泌和对未成熟CD4细胞增殖的抑制。

LNnT能够在兔模型中减少致病性肺炎链球菌在肺部的定植，并防止肺炎球菌黏附以延缓肺炎球菌肺炎的发展。

Puccio等[28]于2017年报道了另一项LNnT对婴儿影响的临床研究。将含有1 g/L 2′-FL和0.5 g/L LNnT的配方奶粉喂给0～14天大的健康新生儿，持续6个月（ $n = 88$ ）。事实证明，补充2′-FL和LNnT的婴儿配方奶粉具有良好的安全性和耐受性，并提供适宜的身高和体重增长。此外，有人建议食用含有2′-FL和LNnT的配方奶粉，可能会使婴儿更健康，某些疾病的发病率（尤其是支气管炎）和药物使用率（退热药和抗生素）更低。

3.1.3.3 唾液酸

唾液酸的定义及机体吸收 N-乙酰神经氨酸（Neu5Ac）俗称唾液酸，是常见的40多种单糖之一，属于神经氨酸衍生物家族。唾液酸是由9个碳原子组成的酸性单糖，在异构碳C2处具有游离羧基，在C5处具有 N-乙酰基。母乳低聚糖中的酸性母乳低聚糖是唾液酸残基通过α2, 3和（或）α2, 6键连接到末端或亚末端半乳糖和（或） N-乙酰葡糖胺而合成的。

在部分母乳喂养婴儿的血浆中，唾液酸酸化HMO如3'-SL（约23%）、6'-SL（约3%）、3'-SLN（约14%）和6'-SLN（约23%）在含量上与纯配方奶喂养的婴儿存在差异，后者分别为3'-SL（约51%）、6'-SL（约1%）、3'-SLN（约8%）和6'-SLN（约10%）。这些发现支持了HMO相关唾液酸被转运到新生儿和婴儿的小肠或结肠腔，然后被吸收到血浆中的假设。婴儿血液中存在的HMO随尿液排泄。此外，与配方奶喂养的婴儿[（0.9±0.3）mg/L]相比，母乳喂养婴儿尿液中的6'-SL[（26.1±17.2）mg/L]水平更高。

唾液酸的功能及临床应用　唾液酸参与神经细胞之间的信号传递，并增强认知功能，如学习表现和记忆。母乳特别是初乳，富含唾液酸酸化结构，这可能是新生儿和婴儿用于合成新的唾液酸分子的外源性来源。存在于小肠或结肠腔中的少量唾液酸或与HMO相关的唾液酸会被吸收到血液中，穿过血脑屏障，到达未成熟的脑。

使用可溶性唾液酸酸化的HMO和糖缀合物"冲洗"母乳喂养新生儿的喉咙、食管和肠管的上皮细胞，可以被唾液酸依赖性细菌的凝集素受体和（或）宿主细胞的凝集素受体识别和结合。在这两种情况下，都会导致唾液酸酸化的HMO分子阻断凝集素受体，阻止病原体在宿主细胞定植。

体外研究表明，唾液酸酸化的HMO可以降低白细胞对TNF-α激活的人脐静脉内皮细胞的滚动和黏附能力。此外，唾液酸酸化的HMO可以使单核细胞和人脐静脉内皮细胞的细胞黏附降低24.0%～52.8%。通过这种方式，唾液酸酸化的HMO可以抑制炎症反应。

3.1.4　总结

母乳低聚糖（HMO）是N-乙酰氨基葡萄糖、岩藻糖和唾液酸修饰对乳糖的延伸。母乳中的HMO成分受到母体岩藻糖基转移酶FUT2和FUT3、所处地域及哺乳期不同阶段的强烈影响。观察和基础研究数据表明，HMO对于婴幼儿有很高的营养价值，HMO影响婴幼儿早期生命中微生物群和黏膜免疫的建立，并抑制病原体，从而有助于预防感染。

婴儿配方奶粉中添加了2'-岩藻糖基乳糖（2'-FL）、乳糖-N-新四糖（LNnT）

或酸性HMO。这些临床干预试验表明，添加了HMO的配方奶粉可使婴幼儿适龄生长，且耐受性良好。与喂养对照配方奶粉相比，喂养含1种或2种HMO的婴儿配方奶粉减少了下呼吸道疾病风险，并减少了出生第一年对抗生素的需求。同时，早期肠道微生物群构成也与母乳喂养组类似。总之，HMO可能在一定程度上通过对早期肠道微生物群的影响来促进免疫保护，这一发现值得进一步的临床研究，以提高我们对HMO生物学和婴儿营养学意义上的理解。

3.2　母乳蛋白质

3.2.1　母乳蛋白质概述

母乳是新生命最初阶段的最好的天然食物，是一种较复杂的生物流体，它是婴儿生命初始阶段最理想的食物。1851年发表的第一篇母乳成分的研究，就已证实人类母乳与牛乳的蛋白质含量不同，之后母乳中的成分如蛋白质、脂肪酸、乳糖和免疫活性物质等逐步被发现。这些营养成分复杂但易于婴儿消化吸收，在婴儿的生长发育阶段起到了十分重要的作用，世界卫生组织（WHO）强烈建议在婴儿最初6个月内给予纯母乳喂养[29, 30]。母乳的营养模式及营养成分组成一直是婴幼儿配方奶粉的黄金标准，母乳营养全面，且随着婴幼儿的生长发育在动态变化。蛋白质是母乳中最重要的营养物质之一，是婴幼儿氨基酸的重要来源，其质量和婴儿的生长发育及各项生理功能有着密切的联系[31-33]。母乳中除了主要营养物质，还有很多种生物活性成分，如生长因子、生物活性蛋白、细胞因子、益生菌、低聚糖等，它们对婴儿机体免疫增强与调节、器官生长发育等是非常重要的。

母乳中所含的蛋白质为婴儿提供了生长发育过程中需要的营养物质，具有建立自身免疫系统、促进组织器官发育、抗感染等多种功能[34-36]；哺乳过程中，母乳中的蛋白质对婴儿营养物质的输送及营养物质在婴儿认知发展、生长、免疫防御及增强其他物质生物利用度方面起到重要作用[37]。母乳中含有许多已被证明具有生物活性的蛋白质，这些生物活性功能包括刺激生长、促进营养吸收、提高酶活性、防御病原体和调节免疫系统。除此以外，母乳中所含的溶菌酶、乳铁蛋白等活性蛋白对婴儿免疫系统形成、肠道的构建与成熟起着十分关键的作用[38]，母乳中所含的其他生物活性蛋白也可以提高婴儿对病原微生物的抵抗力。例如，直接抗病毒、细菌、真菌等，通过趋化免疫活性细胞及调节免疫细胞活性来间接提高抗病原微生物的活性[39, 40]。

目前，已知母乳中含有2000多种成分，包含多种肽和氨基酸。母乳蛋白质大致可被分为三类：酪蛋白、乳清蛋白和乳脂肪球膜蛋白。酪蛋白和乳清蛋白构成母乳蛋白质的主要部分，酪蛋白包括κ-酪蛋白、β-酪蛋白等，乳清蛋白主要包括α-乳白蛋白、乳铁蛋白、血清白蛋白和分泌型免疫球蛋白A（sIgA）[41]。随着婴儿生长发育的需要以及膳食调整和喂养模式所引发的肠道微生物的变化，母乳中所含的蛋白质组也会发生变化[33]。母乳中各种营养素的含量受到哺乳期，母亲的饮食、运动、BMI、吸烟状况及婴儿的因素等多方面的影响。根据泌乳期不同母乳可分为初乳（生产后7天内的母乳）、过渡乳（生产后8～14天的母乳）和成熟乳（生产后15天后的母乳）。初乳中蛋白质含量较高，大多数以免疫球蛋白A的形式存在[42]。过渡乳中碳水化合物的含量逐渐增多，而免疫物质和蛋白质逐渐减少；成熟乳中各类营养成分的含量稳定，蛋白质的含量为0.9～1.2 g/dl[43]。初乳中酪蛋白与乳清蛋白的比例约是10：90，成熟乳中酪蛋白与乳清蛋白的比例约是40：60，泌乳后期母乳中酪蛋白与乳清蛋白的比例约是50：50[44]。母乳中蛋白质成分及含量具体分布如表3-5所示。

表3-5　母乳蛋白质成分及含量[45, 79, 84]

蛋白质（mg/100ml）	初乳	过渡乳	成熟乳
总蛋白	1666～2130	1545～1880	994～1600
总酪蛋白	249～697	259～632	192～541
α_{s1}-酪蛋白	34～125	33～104	33～69
β-酪蛋白	129～521	149～484	103～439
κ-酪蛋白	51～86	43～80	21～55
α-乳白蛋白	327～456	334～430	209～311
乳铁蛋白	268～615	190～360	70～285
骨桥蛋白	17～71	59	14～45

对哺乳动物而言，产乳最主要的目的是满足新生婴儿的营养需求，除母乳外，人类理想的天然食品是动物乳，乳及乳制品在全球范围内都是人类饮食的重要组成部分，全世界有超过60亿人消费乳制品[46, 47]，近年来小品种乳异军突起，具有营养全面易吸收、低致敏性、功能因子多样等特点，逐渐进入消费者视野[48]，许多品种的动物乳都已被用来制作乳粉，乳的来源除牛外，还有其他品种的动物，包括山羊、绵羊、骆驼、牦牛、马、驴等[49]。所有种类的动物乳基本上都含有相同种类的营养物质，如碳水化合物、蛋白质、矿物质、水和脂肪。但是来源不同的动物乳蛋白组成及含量由于动物种类、品种、胎次、年龄、产乳量、泌乳阶段、季节、气候、食物等因素的不同而存在显著差异[50]。不同乳源中蛋白质的组成如表3-6所示[51-53]。

表3-6   不同乳源中蛋白质的组成 [45, 54–57, 84]

名称	牛乳	山羊乳	绵羊乳	牦牛乳	驴乳	马乳	驼乳	人乳
酪蛋白/（g/100 g）	2.6	2.4	3.4	2.1～4.0	0.6～1.0	0.8～1.4	2.2～4.8	0.2～0.7
α_{s1}-酪蛋白/%	38	5.6	45.76	13～32	17～47		21	10.2～17.9
α_{s2}-酪蛋白/%	12	19.2	4.47	9～18	—	2	9	—
β-酪蛋白/%	35.8～37.9	48～60	39.95	37～51	—	46～79	65	51.8～84.5
κ-酪蛋白/%	12.7～13.8	12～20	9.82	12～21	—	2～8	3～5	2.9～7.3
乳清蛋白/（g/100 g）	0.57	0.74	0.8～1.6	1.1	0.5～0.9	0.7～1.0	0.6～1.0	0.6～1.9
β-乳球蛋白/%	30.75	43.56～63.80	59.24～77.70	50～86	30～57	17～50	ND	0
α-乳白蛋白/%	53.9～53.6	13.31～34.7	8.97～17.00	7～20	22～33	17～42	45～53	25.3～37.6

注：相对含量均为在总酪蛋白（或总乳清蛋白）中的相对含量。

不同物种乳源间的蛋白质组成不仅会产生不同类型的多肽和氨基酸供给人体吸收，同时也会对生理功能产生不同的影响，母乳中β-酪蛋白和α-乳白蛋白含量较高。乳清蛋白和酪蛋白是引发对牛奶蛋白过敏的主要过敏原[58]。影响母乳成分的因素有很多，如所处哺乳期的不同阶段，母亲的饮食、运动、BMI、吸烟状况及婴儿的因素，如胎儿的胎龄和性别[43, 59]。蛋白质组分的不同也可能会对人体食物中蛋白质的消化、食物中蛋白质在胃中排空，以及食物在人体产生的饱腹感和人体对食物的分解能力产生影响[60]。

3.2.2　活性蛋白

哺乳动物的乳汁经由乳腺分泌产生，是哺乳动物新生子代最理想的营养物质来源，乳中含有丰富的营养，包括蛋白质、碳水化合物、脂肪、无机盐、维生素、矿物元素等。水是乳的主要成分，约占总成分的80%，乳蛋白则约占除水以外干物质的30%。生物活性成分是指通过影响生物进程或基质进而影响机体功能或状态并最终使得机体达到健康状态的物质[61]。乳中存在诸多生物活性成分并且来源多样：一部分由乳腺上皮细胞分泌，一部分由乳中所含有的细胞生成，其余部分则来自于母体血清，并且通过受体介导运输穿过乳腺上皮细胞进入乳中。其中，乳中发挥生物活性功能的蛋白被称为乳活性蛋白。乳活性蛋白可划分为酪蛋白、乳清蛋白、蛋白酶类、生长因子类以及乳脂肪球膜蛋白五大类。乳清中含有的球状蛋白总称是乳清蛋白，包括β-乳球蛋白、乳铁蛋白、α-乳白蛋白、乳脂肪球膜蛋白和骨桥蛋白等。总体来说，活性蛋白是具有营养作用之外的蛋白质，包括酶活性、增强营养吸收、刺激生长、调节免疫系统和防御病原体[63]。母乳中生物活性蛋白可以为婴幼儿的胃肠道提供一些生理活性。生物活性蛋白具有多种功能，如促进营养物质的消化和吸收、调节免疫功能和防御病原体等。母乳中具有大量的生物活性蛋白，目前可根据其功能将母乳蛋白质分为以下几类[64]：①促进生长，如乳铁蛋白和κ-酪蛋白；②促进营养素消化和吸收，如α-乳白蛋白、α-抗胰蛋白酶、胆盐刺激酯酶、淀粉酶；③促进肠道发展，如生长因子、乳铁蛋白；④抗微生物活性，如乳铁蛋白、分泌型免疫球蛋白A（sIgA）、κ-酪蛋白、溶菌酶和乳过氧化物酶；⑤建立免疫系统，如乳铁蛋白、细胞因子。由于部分蛋白质具有多种功能，可以被划分在多个类别之中。表3-7列出了一些生物活性蛋白及其功能[65-67]。

表3-7　生物活性蛋白及其功能

名称	分子质量（kDa）	蛋白相	婴儿肠道消化率	功能
α-乳白蛋白	14	乳清	部分消化	促进锌和铁的吸收，免疫调节，益生元
乳铁蛋白	80	乳清	不消化或消化有限；在粪便中发现的完整的蛋白质	促进铁的吸收，免疫调节，抗菌活性，促进肠道发育，益生元，促进认知功能发展
血清白蛋白	67	乳清	易被消化	不清楚
分泌型免疫球蛋白A（sIgA）	60	乳清	不消化或消化有限；在粪便中发现的完整的蛋白质	免疫调节；抗菌活性
免疫球蛋白M	74	乳清	易被消化	免疫调节
免疫球蛋白G	50	乳清	易被消化	免疫调节
溶菌酶	14	乳清	不消化或消化有限；在粪便中发现的完整的蛋白质	抗微生物活性
骨桥蛋白	44～75	乳清	部分消化	免疫调节
胆盐刺激脂肪酶（BSSL）	90	乳清	不消化或消化有限；在粪便中发现的完整的蛋白质	脂质消化吸收，抗微生物活性
转钴胺素蛋白	60	乳清	不消化或消化有限；在粪便中发现的完整的蛋白质	维生素B_{12}的吸收，抗菌活性
乳脂肪球膜蛋白（MFGMP）	N/A	黏蛋白	N/A	抗菌活性，益生元
β-酪蛋白	24	酪蛋白	部分消化	促进钙、锌和磷的吸收
κ-酪蛋白	19	酪蛋白	部分消化	抗菌活性

N/A：乳脂肪球膜包含多种蛋白质，因此未列出分子质量和婴儿肠道消化率。

母乳中生物活性蛋白种类繁多，以下将对研究较多的几个活性蛋白进行详细论述。

3.2.2.1　酪蛋白

酪蛋白是乳中主要的营养性蛋白质，也是乳中磷和钙的重要来源。酪蛋白是由乳腺自身合成的含磷酸性蛋白，在乳中与钙离子等结合形成胶束结构。酪蛋白由α_{s1}-酪蛋白（α_{s1}-CN）、α_{s2}-酪蛋白（α_{s2}-CN）、β-酪蛋白（β-CN）和κ-酪蛋白

（κ-CN）四种蛋白组成。β-酪蛋白是人类母乳的主要酪蛋白，在婴儿体内消化速度快。与其他动物的乳汁酪蛋白相比，人类母乳的总酪蛋白含量低[68]，人类母乳中酪蛋白与乳清蛋白的比值高，因此人类母乳在婴儿消化过程中胃的排空时间较短[69]。

3.2.2.2　β-酪蛋白

β-酪蛋白是组成母乳酪蛋白的主要成分，其营养功能以及消化性状和理化性质，是乳基婴幼儿食品研究和开发的重要内容，对婴幼儿的生长和发育及健康起到非常重要的作用。

β-酪蛋白有较多的脯氨酸，能够让β-酪蛋白结构松散且容易消化。美国加州大学的一项研究中给3名足月出生的婴儿喂养母乳并对3名婴儿的胃消化液进行检测，发现婴儿的胃内容物中来自β-酪蛋白的多肽达到52%[70]，表明母乳所含的多肽主要是来自酪蛋白。通过体外的消化实验对不同蛋白质的消化过程进行比较，发现β-酪蛋白比β-乳球蛋白及α-乳白蛋白更容易被人体消化[71]，其消化后释放出的肽已被证明具有多种作用。

酪蛋白磷酸肽（CPP）是β-酪蛋白在婴幼儿胃肠道消化后的产物，在肠道中可与钙离子、锌离子等二价阳离子结合，由小肠黏膜细胞吸收后再释放进入血液，从而促进钙吸收[72]。除此之外，β-酪蛋白分子上的磷酸化氨基酸残基在结构上彼此接近，可螯合钙从而使钙离子保持可溶状态，进而能促进钙吸收。母乳中含有的β-酪蛋白在经过胰蛋白酶的水解后能够产生多种与免疫功能相关的产物，β-酪蛋白水解后会产生免疫刺激肽，这些刺激肽具有增强抗感染、刺激巨噬细胞吞噬的作用。同时，β-酪蛋白水解产生的抗菌肽具有抵抗和防止致病菌定植与生长的作用[73]。另外，β-酪蛋白消化后还具有抗氧化和血管紧张素转换酶抑制作用。研究表明，β-酪蛋白能够被母乳中含有的sIgA抗体特异性水解，这可能是由于它参与了婴儿肠道免疫反应[74]。β-酪蛋白水解产生的阿片样多肽也有可能参与了神经调节，可以改善婴儿的睡眠模式[75]。母乳中β-酪蛋白占总酪蛋白的比例在初乳中较高，成熟乳中略有下降，分别占总酪蛋白含量的67%～84%及53%～67%。

3.2.2.3　乳清蛋白

乳清蛋白是利用先进工艺从乳中提取出的珍贵蛋白质，也是从乳清中分离出来的球状蛋白质总称，因其具有高吸收率、高纯度、最合理的氨基酸组成等优势而被称为"蛋白之王"[76]。乳清蛋白是母乳蛋白质中含量最高的，成熟的母乳中含量最高的是α-乳白蛋白，在各类蛋白质中，乳清蛋白的营养价值最高，乳清蛋白含多种人体必需氨基酸并且可以提供人体所需要的蛋白质，包含8种人体必需的氨基酸，接近人体需求的合理的配比，是人体生长发育、抗衰老等生命活动中必需的物质。母乳中乳清蛋白含量约占60%，酪蛋白含量约占40%，其中乳清蛋白更容易被婴幼儿消化吸收[77]，所以纯母乳喂养的婴儿粪便较软且粪便量少。同时。乳清蛋白是一种很好的能够增强免疫力的蛋白。它具有高消化率、高生物价值、高蛋白质功效比、高利用率，是人体优质的蛋白质补充剂之一。乳清蛋白中的乳糖和脂肪含量较低。与其他动物乳相比，人类母乳中不含β-乳球蛋白，因此其他动物乳可能对婴儿具有一定的致敏性[78]。

3.2.2.4　α-乳白蛋白

α-乳白蛋白约占母乳总蛋白质的15%，是人乳中主要的一种乳清蛋白[67]。α-乳白蛋白在初乳中含量最高，随着哺乳期的延长，含量逐渐下降[29]。不同地区母乳中其含量也存在差异性，欧美国家高于中国[30]。α-乳白蛋白对婴儿的生长发育非常重要，是一种极为重要的营养物质。α-乳白蛋白富含人体必需氨基酸[79]，在乳腺中会与半乳糖基转移酶形成复合物从而形成乳糖复合酶，负责乳糖的合成。α-乳白蛋白相对容易消化，可以提高蛋白质的利用率，减少婴儿胃肠道不适的发生率，在消化过程中，肽的形成可能为上消化道提供生物活性物质，包括免疫调节的三肽、增强铁和锌吸收的肽和抗菌肽[80]。最终，α-乳白蛋白将在小肠中几乎被完全消化，并作为必需氨基酸的良好来源。

α-乳白蛋白含有人体必需的各类氨基酸，其中半胱氨酸、赖氨酸和色氨酸的相对含量比较高，色氨酸可以参与调节蛋白质的合成，是一种合成神经递质5-羟色胺的前体物质，它可以代谢成为褪黑素，具有调节情绪和食欲的作用。研究发现，增加色氨酸的摄入量，可以有效改善睡眠潜伏期和安静睡眠期（深睡期）的时间。当色氨酸代谢失调时，可能会导致神经系统的功能发生障碍。α-乳白蛋白是一种调节乳糖合成的蛋白质，存在于几乎所有哺乳动物的乳汁中[81]，α-乳白蛋白从酶复合体中游离出来，进入乳汁，成为乳汁中的一种生物活性蛋白成分，因此，它也具有调节乳汁分泌及乳糖合成的作用。中国母乳中的α-乳白蛋白在婴儿出生后5～11天、12～30天及1～2个月时含量较高，分别为3.27 g/L、3.16 g/L、2.84 g/L；到4～6个月时降为2.28 g/L，因此婴儿出生后的前6个月，特别是前3个月α-乳白蛋白对婴儿生长发育非常关键[82]。

3.2.2.5　免疫球蛋白A

在早期母乳中免疫球蛋白含量非常丰富，主要形式是分泌型IgA（sIgA），其次是分泌型IgG（sIgG），它们为婴儿提供免疫保护直到自身免疫系统发育成熟。相比于其他免疫球蛋白而言，IgA不易被分解，因此可以在胃肠道中发挥作用[83]。研究发现，经母乳喂养的婴儿，在其出生第2天粪便中就可以检测出IgA，而经婴儿配方奶粉喂养的婴儿中仅有30%的婴儿，在其出生1个月后才能在粪便中检测出IgA[84]。免疫球蛋白对于婴儿的生长发育具有重要的作用。母乳中的IgA还能够对新生儿黏膜起到免疫保护作用，对呼吸道和多种肠道病原体具有特异性免疫保护[85]。sIgA可以与病原体相结合从而阻断其与肠上皮细胞的接触，并将其困于黏膜液层，具有阻断黏附的作用[86]。IgA在初乳中含量最高，而后逐渐下降，IgA在成熟乳中的含量约只有初乳的1/3。因此，应重视初乳期的喂养。婴幼儿在免疫系统尚未完全发育成熟时，通过获得母乳中的免疫球蛋白来增强抵抗力[29]。

3.2.2.6　乳铁蛋白

乳铁蛋白（LF）是一个分子质量为80 kDa的铁结合糖蛋白，属于转铁蛋白家族。它是由科学家Johanson Bengt于1960年在母乳中发现的[87]，随后Baggin等科学家在一些生物体的体液和各类细胞中也发现了这种蛋白质并开始了详细研究。研究发现，乳铁蛋白是母乳中的一种主要蛋白质，也是一种具有多种功能的蛋白质，占总蛋白质含量的15%～20%，它在母乳中很大程度上以不饱和的形式存在。初乳中的乳铁蛋白含量相对比成熟乳高，人初乳中高达268～615 mg/100ml，成熟乳中则减少到70～285 mg/100ml。就国内外差异性来看，中国母亲母乳中的乳铁蛋白低于欧美国家。

乳铁蛋白是一种非血红素铁结合蛋白，具有抗菌抗炎、免疫调节、抗真菌及抗病毒的功能。乳铁蛋白可以直接杀灭细菌，并表现出抗人类免疫缺陷病毒、丙型肝炎病毒和巨细胞病毒的活性，这可能与其组织病毒的细胞黏附或复制的能力有关，乳铁蛋白还可以调节趋化因子、活性氧和细胞因子的产生及免疫细胞的募集。研究显示，与不强化乳铁蛋白的婴儿配方乳粉相比，乳粉中添加乳铁蛋白后更有利于婴幼儿肠道菌群的建立，尤其是有利于婴儿肠道内双歧杆菌菌群的建立[88]。乳铁蛋白可以促进骨细胞的分化和增殖，同时也可以抑制破骨细胞菌群的形成。Malet等研究表明乳铁蛋白可以阻止卵巢切除鼠骨骼的流失，说明乳铁蛋白可以阻止骨骼的流失[89]。但是近期从英国对多名＜32周的早产婴儿进行的随机对照研究中发现，肠道内补充乳铁蛋白不能减少早产婴儿迟发性感染风险，所以对于单纯的补充乳铁蛋白能否降低早产儿感染的风险仍需要进一步研究。

3.2.2.7 骨桥蛋白

骨桥蛋白（OPN）是一种在人体内广泛存在的带负电荷、糖基化和高磷酸化的蛋白质，目前骨桥蛋白已被证明存在于尿液、胆汁及乳液等和细胞中，以细胞内OPN（iOPN）和分泌型OPN（sOPN）两种形式存在[90]。骨桥蛋白在母乳（138 mg/ml）中的平均浓度远高于牛乳（18 mg/ml）。骨桥蛋白参与人体多种生理和病理过程，如骨骼重塑、伤口愈合和免疫调节等，并且有研究表明婴儿配方奶粉中加入骨桥蛋白可以使其更接近于母乳。骨桥蛋白存在于体液和大多数组织中，其中在乳腺中的浓度是最高的[91]。母乳中骨桥蛋白含量受泌乳期的不同阶段、地域、季节和疾病等因素的影响，随着哺乳期的延长，骨桥蛋白含量呈下降趋势[92]，就地区差异来说，我国母亲母乳中骨桥蛋白含量远高于其他国家[93]。

骨桥蛋白在不同的机制调节下在人体的不同部位发挥作用，其主要作用包括调节骨细胞黏附、调节破骨细胞功能和调节基质矿化，从而降低骨折的风险；提高细胞活力，有助于伤口愈合[94]。另外，骨桥蛋白可以抑制上皮组织中钙晶体的聚集和生长，起到肾保护和防止酒精引起的肝损伤的作用[95]。在免疫方面，骨桥蛋白通过诱导 Th1 型细胞因子-白介素 12 的表达，并且抑制 Th2 型细胞因子-白介素 10 的产生来调节 Th1/Th2 平衡，进而达到增强免疫效果。也有研究表明，骨桥蛋白会过度表达从而产生一定的负面影响，例如，骨桥蛋白释放会提高肿瘤生长和转移的概率，同时，骨桥蛋白也会提高动脉钙化的风险，导致血管阻力增大、心力衰竭等心血管疾病的产生[96]。除此之外，骨桥蛋白释放量增加可能会诱导产生胰岛素抵抗，骨桥蛋白目前被认为是几种癌症的预后和诊断的生物标志物之一[95]。骨桥蛋白与乳中其他成分之间也有可能起到更好的协同作用，如乳铁蛋白，所以对于母乳中所含的骨桥蛋白的作用机制、更多功能以及将其添加到婴儿配方乳粉中的安全性也需要进一步研究。

3.2.2.8 乳脂肪球膜蛋白

多年来，国内外学者对乳源中乳脂肪球膜（MFGM）的营养和加工特性进行了深入研究并将其应用于婴幼儿配方乳粉中；由于乳脂肪球膜中活性蛋白种类丰富，很多活性蛋白仅需要很微小的剂量就能够对人体生理起到至关重要的调控作用。乳脂肪球膜具有抗癌、抗菌、维持正常脑功能、提高免疫力及抗少肌症等多种生物学功能[97]。乳脂肪球膜独特的营养价值不仅与乳脂肪球膜磷脂有关，还主要与乳脂肪球膜蛋白有关[98, 99]。现已鉴定出 500 余种乳脂肪球膜蛋白组分[27]，其作用及机制尚未完全清晰[94]，泌乳期的阶段不同，其种类及含量会有差别。乳脂肪球膜蛋白具有许多生物学功能，是乳脂肪球膜中最具有开发价值的资源[100]。乳脂肪球膜蛋白中的 LADH 蛋白已被证明具有一系列免疫调节作用，如参与清除受损细胞，包括阿尔茨海默病中的Aβ淀粉样斑块、动脉粥样硬化囊泡凋亡细胞碎片和凋亡淋巴细胞中的巨噬细胞。LADH还可与肠上皮细胞结合并支持体外伤口愈合，因此可能有助于婴儿肠道发育[101]。

乳脂肪球膜蛋白不仅是乳中最重要的营养成分，而且在乳制品加工过程中具有维持乳制品的胶体特性、泡沫性、稳定性及稳定离子和矿物质结构等重要作用[102]，母乳中多种活性蛋白赋予了母乳中乳脂肪球膜蛋白抗癌、修复肠道、增强骨骼肌质量和功能、增强免疫力、降低胆固醇、改善血脂及促进神经认知发育等功能；同时，乳脂肪球膜磷脂和蛋白对婴幼儿是安全和耐受的，特别是对于脏器功能发育不全和免疫力较低的婴幼儿来说，富含乳脂肪球膜的配方乳粉能够缓解婴儿喂养不耐受的问题，促进肠道中有益菌群的增殖，提高婴幼儿对钙和镁的吸收率，满足婴幼儿的能量需求，对婴幼儿各器官的健康发育具有促进作用[103, 104]。

乳脂肪球膜蛋白在胃肠道运输过程中能以多种形式存在，其周围的碳水化合物可以影响乳脂肪球膜蛋白的消化特性。模拟乳脂肪球膜蛋白体外消化发现，经胃肠消化后，绝大部分蛋白以完整的形式存在[105]，这表明乳脂肪球膜蛋白在胃肠道中具有稳定性，对人体健康起到一定的调控作用，且乳脂肪球膜极性脂化的脂滴超微结构更接近于母乳，消化过程更符合婴儿脂肪的消化途径[106]。有研究发现，乳脂肪球膜磷脂和乳脂肪球膜蛋白干预组中婴儿的体脂比、代谢标志物和免疫标志物之间没有显著差异，表明乳脂肪球膜蛋白对婴儿具有很好的耐受性和安全性，在配方乳粉中添加乳脂肪球膜蛋白是安全的，且可能促进婴儿的生长发育。

3.2.3　小结

婴儿从母亲体内来到这个世界上时，自身还未发育完全。作为营养来源，母乳不仅提供了其生长所需营养，母乳中的许多抗菌和免疫调节成分还可以弥补新生儿免疫系统的缺陷。母乳中的乳清蛋白在初乳中含量最高，在婴儿胃肠道消化后提供其生长所需的氨基酸和多肽。酪蛋白消化后可得到许多肽类物质，起到抗菌等作用。另外，免疫球蛋白、乳铁蛋白等生物活性物质也可以起到增强婴儿对外界环境的抵抗力的作用。但是母乳成分过于复杂，还有许多生物活性物质仍在探索之中。尽管已经有一些数据，但探究其中微量成分如何变化仍然是一个挑战，尤其是对婴幼儿生长甚至对乳母自身健康水平的影响。了解母乳中各阶段各个营养成分的含量和功能，便于使乳母及婴儿从日常膳食或补充剂中得到充足的营养。

此外，对于没有办法接受母乳喂养的婴儿，婴儿配方奶粉成为其营养来源，但目前市场上婴儿配方奶粉的乳源一般为牛乳，对牛乳引起过敏的婴儿需尽量避免摄入，因而现在也逐渐出现以其他乳源为基础的配方奶粉，如山羊乳配方奶粉。另外，婴儿配方奶粉母乳化一直是研究人员努力的方向，探索母乳中营养素成分，使配方奶粉中营养成分逐渐母乳化，致力于为婴儿提供更好的营养，促进婴幼儿健康成长。

3.3 母乳脂

母乳是婴幼儿出生后最理想的天然食物，母乳脂（human milk fat，HMF）作为母乳中主要的能量来源[107]，可提供0～6月龄婴儿所需能量的45%～50%和6～12月龄婴儿所需能量的35%～40%，还可为婴儿提供具有特殊生理功能的必需脂肪酸、脂溶性维生素等营养成分[108]。母乳脂具有重要的生物学效应，如胃肠功能、脂质和脂蛋白代谢、膜组成和功能、婴儿生长、神经发育和免疫功能[109, 110]。

母乳中平均脂肪含量为3%～5%，母乳脂主要由甘油三酯、磷脂、固醇和微量的甘油二酯、甘油单酯、游离脂肪酸等组分组成[111, 112]。其中，甘油三酯约占脂肪的98%，是母乳脂肪中含量最多的脂质。甘油磷脂和鞘磷脂含量为0.81%，胆固醇为0.34%，甘油二酯、甘油单酯和游离脂肪酸含量较低。脂肪在乳中以乳脂肪小球的形式存在，其疏水核心富含甘油三酯和胆固醇酯，表面主要由磷脂和蛋白质等构成，能结合多种脂肪酶，有利于其吸收利用[113]。

其中，甘油酯是由甘油和脂肪酸酯化形成，而磷脂具有由磷酸相连的取代基团（胆碱、乙醇胺、丝氨酸等）构成的亲水头和由脂肪酸链构成的疏水尾。脂肪酸链长、双键数目、位置结构的不同导致母乳脂成分及其生理作用极其复杂。

3.3.1　母乳脂肪酸

3.3.1.1　结构种类

组成母乳脂的脂肪酸已经鉴定出约有200多种，常见的有30～40种[114]。脂肪酸（fatty acid）的结构通式为$CH_3(CH_2)_nCOOH$。脂肪酸系统命名法根据脂肪酸的碳链长度命名，如碳链含双键，则标示其位置。Δ编码体系从羧基碳原子起计双键位置，ω编码体系从甲基碳起计双键位置。不含双键的脂肪酸为饱和脂肪酸（saturated fatty acid），不饱和脂肪酸（unsaturated fatty acid）含一个或以上双键。含一个双键的脂肪酸称为单不饱和脂肪酸（monounsaturated fatty acid，MUFA），含两个及以上双键的脂肪酸称为多不饱和脂肪酸（polyunsaturated fatty acid，PUFA）。根据碳链长度可将FA分为短链脂肪酸（SCFA）、中链脂肪酸（MCFA）、长链脂肪酸（LCFA）和超长链脂肪酸（VLCFA）（图3-5）[115]。根据末端甲基到双键的距离位置，多不饱和脂肪酸分属于n-3、n-6、n-7和n-9四簇。高等动植物的脂肪酸碳链长度一般在14～20，为偶数碳。多不饱和脂肪酸由相应的母体脂肪酸衍生而来，但n-3、n-6和n-9簇多不饱和脂肪酸不能在体内相互转化。常量脂肪酸是指人乳总脂肪酸中含量大于1%的脂肪酸，其中含量较高的是油酸、亚油酸和棕榈酸，这3种脂肪酸的和约占人乳总脂肪酸的70%[116]。微量脂肪酸是指人乳总脂肪酸中含量小于1%的脂肪酸，人乳中的微量脂肪酸包括芥酸、花生四烯酸、二十二碳六烯酸等。人乳中还含有一部分特殊脂肪酸，如支链脂肪酸、环状脂肪酸和羟基脂肪酸等[117]。

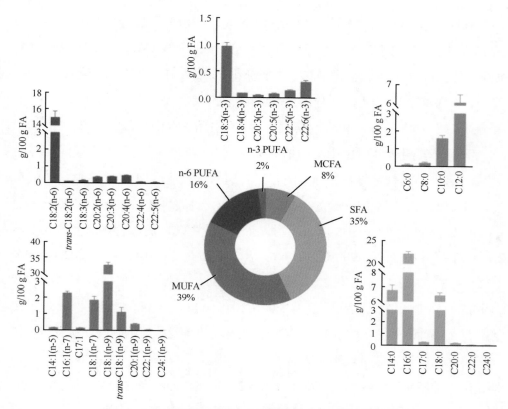

图3-5 （全球母乳数据汇总分析）足月成熟乳的脂肪酸分类

3.3.1.2 组成含量

根据Floris等汇总的全球母乳脂肪酸数据（图3-5）。母乳中约含有8%（C6～C12）或15%（C8～C14）的中链脂肪酸，油酸[C18:1（n-9），O]约占总脂肪酸的32.9%，是母乳中含量最多也是最主要的MUFA。其次是22.2%的棕榈酸（C16:0，P），15%的亚油酸[C18:2（n-6），LA]，它们3个占成熟母乳中所有脂肪酸的70%以上[118]。另外，还有肉豆蔻酸（C14:0，M）、硬脂酸（C18:0，S）、月桂酸（C12:0，La）和癸酸（C10:0，Ca），己酸（C6:0，Co）和辛酸（C8:0，Cy）等的含量低于1%。母乳中还含有18%左右的PUFA，其中n-6/n-3 PUFA约为8%[114, 115]。

Yuhas[119]、Sun[118] 等研究了世界各地不同国家及地区的母乳脂肪酸成分，发现人乳中脂肪酸组成在地区之间差别很大，且α-亚麻酸（ALA）和DHA的差异明显大于棕榈油酸、油酸和亚油酸。说明母乳脂肪酸组成并不是一成不变的，还会受到各种因素的影响，包括个体差异、膳食模式、泌乳期的不同阶段、疾病等。下面分别介绍不同泌乳期、不同国家及地区等对母乳脂中脂肪酸组成的影响。

不同泌乳期母乳脂中脂肪酸的组成　人乳脂肪酸组成在泌乳期间同样会发生一定改变，总脂肪酸的含量随着泌乳期的延长而增加[116, 120]。总脂肪酸在初乳中含量较低，平均含量为（2.2±1.2）g/dl，过渡乳和成熟乳中含量分别为（3.7±1.5）g/dl和（3.5±1.5）g/dl，显著高于初乳中总脂肪酸含量。但初乳中不饱和脂肪酸如C24:1（n-9）、C20:2（n-6）、C20:3（n-6）、C20:4（n-6）、C22:4（n-6）、C22:5（n-3）、C22:5（n-6）、C22:6（n-3）等的含量较过渡乳和成熟乳多。而过渡乳和成熟乳中中链脂肪酸（包括C8:0、C10:0、C12:0、C14:0）明显含量高于初乳[121]。必需脂肪酸亚油酸（LA）和ALA的含量则随泌乳期的延长逐渐增加[122]。

不同国家及地区母乳脂中脂肪酸组成　因不同国家及地区膳食模式大多不同，母乳的脂肪酸组成也会有所差异（表3-8）。从Yuhas等的研究可以看出，中国母乳中ALA[C18:3(n-3)]、芥酸C22:1(n-9)含量显著高于其他国家。ARA和DHA的比值从0.51∶1到3.16∶1，在不同国家之间差异显著，平均为1.63∶1。一些以玉米为主食的国家其母乳脂中LA[C18:2(n-6)]含量会偏高，如智利。中国母乳中LA含量也相对较高[119]。另外，有研究发现素食者的母乳中LA和ALA的含量均显著高于以肉类为主的饮食方式的居民母乳中的LA和ALA含量[123]。

表3-8　不同国家母乳脂中脂肪酸组成及比例[119]

脂肪酸和比例	中国	美国	英国	日本	智利
SFA（%）	36.06±1.50	37.39	29.49	27	40.61
C6:0（%）	0.10±0.05	—	—	—	—
C8:0（%）	0.17±0.03	0.16±0.01	0.20±0.01	0.22±0.01	0.20±0.0
C10:0（%）	1.45±0.26	1.50±0.05	1.84±0.05	2.00±0.05	1.87±0.06
C12:0（%）	4.80±0.53	4.40±0.22	4.99±0.24	5.86±0.24	6.15±0.34
C14:0（%）	4.29±0.57	4.91±0.23	5.87±0.23	6.11±0.25	6.80±0.34

续表

脂肪酸和比例	中国	美国	英国	日本	智利
C15:0（%）	0.14±0.03	0.29±0.01	0.36±0.02	0.29±0.01	0.30±0.01
C16:0（%）	19.29±1.35	19.26±0.29	22.59±0.31	20.20±0.25	18.79±0.30
C17:0（%）	0.23±0.03	0.32±0.01	0.29±0.01	0.32±0.01	0.35±0.01
C18:0（%）	5.78±0.36	6.21±0.18	6.25±0.15	6.14±0.16	5.77±0.16
C20:0（%）	0.19±0.03	0.19±0.01	0.20±0.01	0.20±0.01	0.21±0.01
C22:0（%）	0.10±0.03	0.09±0.01	0.08±0.00	0.09±0.00	0.09±0.00
C24:0（%）	0.08±0.03	0.06±0.00	0.08±0.00	0.05±0.00	0.08±0.01
MUFA（%）	35.34±2.64	36.36	37.22	35.09	30.03
C14:1（n-5）（%）	0.08±0.02	0.22±0.01	0.28±0.02	0.20±0.01	0.18±0.01
C16:1（n-7）（%）	1.94±0.21	2.64±0.11	2.85±0.12	2.56±0.08	2.70±0.10
C17:1（n-7）（%）	0.14±0.03	0.26±0.01	0.27±0.01	0.25±0.01	0.27±0.01
C18:1（n-9）（%）	32.02±2.43	32.77±0.48	33.28±0.40	31.43±0.40	26.19±0.46
C20:1（n-9）（%）	0.51±0.12	0.39±0.01	0.44±0.01	0.52±0.02	0.55±0.03
C22:1（n-9）（%）	0.22±0.14	0.08±0.00	0.10±0.00	0.13±0.01	0.14±0.01
C24:1（n-9）（%）	0.11±0.06				
PUFA	25.24±3.45	17.66	13.45	16.71	21.37
C18:2（n-6）（%）	21.80±2.41	14.78±0.39	10.45±0.41	12.66±0.25	17.75±0.58
C18:3（n-6）（%）	0.13±0.05	0.17±0.01	0.17±0.00	0.13±0.00	0.15±0.01
C20:2（n-6）（%）	0.45±0.04	0.27±0.01	0.22±0.01	0.25±0.01	0.54±0.03
C20:3（n-6）（%）	0.41±0.08	0.35±0.02	0.33±0.01	0.25±0.01	0.44±0.0
C20:4（n-6）（%）	0.59±0.08	0.45±0.02	0.36±0.01	0.40±0.01	0.42±0.02
C22:2（n-6）（%）	0.07±0.03	0.06±0.00	0.04±0.00	0.02±0.00	0.08±0.01
C22:4（n-6）（%）	0.14±0.02	0.11±0.00	0.08±0.00	0.08±0.00	0.04±0.01
C18:3（n-3）（%）	1.68±0.56	1.05±0.05	1.22±0.06	1.33±0.05	1.14±0.07
C20:3（n-3）（%）	0.09±0.04	0.04±0.00	0.05±0.00	0.05±0.00	0.07±0.00
C20:5（n-3）（%）	0.08±0.02	0.07±0.00	0.11±0.01	0.26±0.02	0.09±0.01
C22:5（n-3）（%）	0.16±0.05	0.14±0.01	0.18±0.01	0.29±0.02	0.22±0.01
C22:6（n-3）（%）	0.35±0.09	0.17±0.02	0.24±0.01	0.99±0.08	0.43±0.03
LA∶ALA值	12.98	15.44±0.67	8.95±0.37	9.94±0.27	17.85±0.94
ARA∶DHA值	1.69	3.16±0.13	1.62±0.07	0.51±0.03	1.04±0.04
EPA∶DHA值	0.23	0.45±0.02	0.47±0.02	0.26±0.01	0.21±0.01
SFA∶MUFA∶PUFA	1∶1∶0.7	1∶1∶0.5	1∶1.3∶1.5	1∶1.3∶1.2	1∶0.7∶0.5

Bakry等研究了埃及母乳脂肪酸含量随哺乳期的变化，并与中国母乳脂肪酸进行比较。结果表明，埃及母乳脂的多不饱和脂肪酸在三个阶段差异显著：初乳中占20.63%，过渡乳中占15.21%，成熟乳中占25.23%。其中，初乳中C20:4（n-6）（ARA）和C22:6（n-3）（DHA）的含量显著高于其他两个阶段。与埃及母乳脂相比，中国母乳脂中C18:1、C24:1、ARA和DHA的含量总体较高[124]。这种差异考虑到乳母饮食习惯，如该研究中的中国城市无锡毗邻太湖，有较为丰富的水/海产，故母乳脂中DHA等多不饱和脂肪酸含量较高；而该研究中的埃及城市的这类资源相对较少。

大豆油和菜籽油是我国东北和西南部最常见的食用油，内蒙古的饮食富含乳制品，而沿海地区人口的饮食富含海产品。Han Sun等汇总了21篇的综合分析文章对中国不同地区的母乳成分进行了研究，结果发现中国南方和北方、内陆和沿海的母乳中多个脂肪酸成分的差异显著（$p < 0.05$）。其中，中国母乳脂中ARA：DHA平均值为1.69：1，三大类脂肪酸SFA：MUFA：PUFA平均值为1：1：0.7 [118]。庄满利等对中国浙江舟山地区67例健康产妇母乳中的脂肪酸进行测定，发现成熟乳中LA、ALA及DHA含量分别为20.03%±3.11%、2.48%±0.55%和0.67%±0.21%[125]。其中，DHA含量与日本产妇成熟乳中的DHA含量相近，考虑可能与两地居民的膳食模式有关[122]。因为鱼等海产类食物中DHA含量较高，而舟山与日本居民在饮食中均摄入了较多的海产类食物，且哺乳期女性摄入鱼或鱼油增加，母乳中DHA含量会明显增加[126]。

3.3.1.3　消化吸收

在婴幼儿消化过程中，舌脂酶、胃脂肪酶及胰脂肪酶均优先催化水解甘油三酯碳骨架的sn-1位和sn-3位上的脂肪酸（甘油三酯的立体构型可以通过定向编号（stereospecific numbering，sn）来描述，单分子甘油三酯依次罗列出sn-1、sn-2、sn-3位上的脂肪酸）。消化产生的大量的易与胆汁酸形成混合胶束的游离脂肪酸和sn-2位甘油单酯，被转运到小肠黏膜刷状缘并被小肠上皮细胞吸收，从而被婴幼儿吸收和利用[117]。游离脂肪酸（FFA）的吸收受链长和不饱和度的影响，随链长增加而降低，随双键增加而升高[127]。由于母乳脂中SCFA主要存在于甘油三酯的sn-1位和sn-3位上，因此消化时在胃肠中几乎被完全水解为甘油和游离脂肪酸[128]，其熔点较低，易形成胶束并被吸收入小肠细胞，且可直接进入肠系膜静脉，汇入门静脉后转运至肝脏进行氧化，直接供能[129]。MCFA是完全用来供能的脂肪酸，含有MCFA的甘油三酯的消化并不依赖于胆汁酸，而是在肠黏膜处，游离的MCFA经门静脉直接运送到肝脏。而游离的长链饱和脂肪酸易与二价阳离子（如钙）形成不溶性脂肪酸皂，随粪便排出体外，导致营养的流失[130]。其余FFA及sn-2位甘油单酯在小肠中与胆盐形成混合胶束，于肠细胞的顶膜处吸收，重新酯化形成甘油三酯[129]后，部分储存于细胞质脂滴，部分与脂蛋白及磷脂、胆固醇等结合形成乳糜微粒后进入淋巴运输至血液循环。

3.3.1.4 作用功效

脂肪酸是脂肪、胆固醇和磷脂的重要组成成分，是生理功能所必需的[131]。人体因缺乏Δ^9及以上去饱和酶，自身不能合成亚油酸（linoleic acid，LA，C18:2，$\Delta^{9,12}$）、α-亚麻酸（α-linolenic acid，ALA，C18:3，$\Delta^{9,12,15}$），必须从含有Δ^9及以上去饱和酶的植物食物中获得。人体摄入ALA后，通过人体自身的代谢可以生成二十二碳五烯酸（eicosapentaenoic acid，EPA）和二十二碳六烯酸（docosahexenoic acid，DHA），而EPA和DHA也属于n-3系列的多不饱和脂肪酸。因此，通常将ALA称为n-3系列多不饱和脂肪酸的母体。人体摄入亚油酸（LA）后，通过自身的代谢可以产生γ-亚麻酸（γ-linolenic acid，GLA）及花生四烯酸（arachidonic acid，AA），而GLA、AA属于n-6系列的不饱和脂肪酸，因此，通常将亚油酸称为n-6系列不饱和脂肪酸的母体[132,133]。

母乳中LA和ALA的含量直接关系到婴儿的健康成长[134]。当婴儿缺乏必需脂肪酸时，就会出现一系列症状，如大便次数增多、生长速度缓慢、容易受致病菌等的感染、肤质劣化或损害、头发稀疏或脱落等[135]。

婴儿体内的DHA有三个来源：①胎儿期从胎盘中摄取；②出生后从食

物中摄取；③婴儿体内合成。但是由于婴儿的碳链延长酶、去饱和酶及过氧化物酶分泌系统尚未发育完全，其自身合成的DHA并不能满足生长发育所需。DHA在婴儿体内的快速积累主要发生在胎儿期的最后3个月和出生后的2年内。DHA作为母乳中的一种重要的功能性脂肪酸，其含量为总脂肪酸的0.15%～0.92%。DHA在母乳脂中多以TAG形式存在，且倾向分布于sn-2位，是神经系统细胞生长及维持形态所需的主要物质，也是脑和视网膜的重要构成成分，可通过促进神经干细胞分化、促进突触形成和改善突触传递机制来促进脑发育。

另外，脂肪酸还能合成不饱和脂肪酸衍生物，如前列腺素（prostaglandin，PG）、血栓素A_2（thromboxane A_2，TXA_2）、白三烯（leukotriene，LT），能诱发炎症或促进局部血管扩张，使毛细血管通透性增加，促进胃肠、卵巢平滑肌蠕动等，具有很强的生物活性[132]。

3.3.2　母乳甘油三酯

3.3.2.1　结构种类

甘油三酯（TAG）是甘油的三个羟基分别被不同的或相同的脂肪酸酯化形成的酯，由一分子甘油和三分子脂肪酸构成，因甘油骨架上结合的脂肪酸不同而存在许多不同类型。根据甘油三酯中脂肪酸的链长，母乳中的甘油三酯可分为四大类：短-长链甘油三酯（SLCT）、中链甘油三酯（MCT）、中长链甘油三酯（MLCT）和长链甘油三酯（LCT）。根据饱和度的不同，甘油三酯还可分为饱和甘油酯、单不饱和甘油酯和多不饱和甘油酯[32]。对于确定脂肪酸构成的甘油三酯，还存在区域异构（即位置异构，脂肪酸结合在甘油骨架上不同位置）和立体异构（甘油骨架两个1位上取代的脂肪酸不同，存在镜像异构体，显示出光学活性）[136, 137]。

目前，母乳中已检测出的甘油三酯达400多种，其中含量比较高的有100多种。含量最高的是1（3）-油酸-2-棕榈酸-3（1）-亚油酸甘油三酯（OPL）和1, 3-二油酸-2-棕榈酸甘油三酯（OPO），占总甘油三酯的20%～40%。其结构特征是棕榈酸分布在甘油三酯的sn-2位。而不饱和脂肪酸主要分布在sn-1, 3位[138]，这种结构的甘油三酯对婴儿脂肪的吸收和肠道的发育具有重要作用。

近年来世界各地的学者基于新型的分离和检测技术，如超临界流体色谱、超高压液相色谱、多维质谱等[139, 140]，通过对甘油三酯中的脂肪酸的立体配位结构和其生理、生化、营养学的特性研究，逐步明确了甘油三酯的生理活性不仅与结构中脂肪酸的特性有关，而且与脂肪酸组成及脂肪酸与甘油结合的位置相关，人们对母乳甘油酯的结构功能有了进一步的认识[140, 141]。

3.3.2.2 组成含量

母乳OPO中O-P-O结构脂占比达80%以上，含量远高于位置异构体O-O-P。而OPL主要是O-P-L结构，占比在70%以上。有研究表明，婴儿配方奶粉中P-O-O、P-O-L或P-L-O的含量远高于O-P-O和O-P-L[137]。除了OPO和OPL，母乳中主要的甘油三酯分子还有PPO、PSO、PLL、OOL、OLL、LaPO等（其中P=棕榈酸，O=油酸，M=豆蔻酸，S=硬脂酸，L=亚油酸，La=月桂酸）[142]。另外，母乳中含有棕榈酸的甘油三酯含量可达到59.08%，且这些甘油三酯主要是由棕榈酸和不饱和脂肪酸构成的单或双不饱和甘油三酯结构，三饱和甘油三酯的含量较少，而牛乳、羊乳和婴儿配方奶粉中三饱和甘油三酯含量均高于母乳[143]。此外，AAA型（含有3个相同的FA）的甘油三酯在母乳脂中几乎不存在[144]。

因母乳组成是动态的，甘油三酯作为母乳脂的主要成分，其组成受个体、哺乳期的不同阶段、饮食和环境等诸多因素影响[145]，下面分别介绍不同国家及地区、不同妊娠期及哺乳期等对母乳脂中甘油三酯组成的影响。

不同国家及地区母乳脂中甘油三酯的组成 表3-9所示为国内外几个地区母乳脂中甘油三酯的主要组成及含量[146, 147]。综合资料表明，国外（如西班牙、丹麦和芬兰等国）母乳脂中OPO所占比例比OPL高，而中国（如无锡和四川）母乳脂中OPL占比较高，这种差异可能是因不同国家、地区的产妇膳食和基因等因素造成的。

表3-9　不同国家及地区母乳脂中甘油三酯组成及含量（%）[146, 147]

甘油三酯（TAG）	美国[45]	意大利[46]	西班牙[47]	丹麦[48]	芬兰[49, 50]	中国无锡[122]	中国四川[146]	中国（8个城市）[44]
LLL	0.06	0.542	0.73	—	—	1.73	1.29	3.90～10.41
LOL	1.2	3.50	1.65～2.22	—	1.23	7.29	4.00	7.09～10.71
LPL	—	3.53	0.96～2.4	—	0.76	5.71	4.25	8.21～11.87
OML	—	2.54	—	—	—	6.05	2.74	—
OPL	10.14	8.58	9.88～18.84	16.75	5.12～5.4	24.92	7.63	11.81～13.56
PPL	—	1.46	—	—	—	3.86	3.06	—
PMO	—	2.34	—	—	—	1.78	3.46	—
MOO	—	5.28	—	—	3.2	—	2.58	—
OOO	1.97	6.98	3.65～4.46	1.4	2.5～3.12	01.74	2.47	7.63～15.40
OPO	9.87	15.40	20.21～27.24	20.57	9.4～10.89	13.87	5.13	14.15～22.09
PPO	—	6.35	—	—	3.0	4.05	3.50	—
OPS	—	4.75	—	—	3.2	1.44	3.27	—
PPS	—	4.01	—	—	—	0.73	0.48	—

LLL：三亚油酸甘油酯；LOL：1, 3-二亚油酸-2-油酸甘油酯；LPL：1, 3-二亚油酸-2-棕榈酸甘油酯；OML：1（3）-油酸-2-肉豆蔻酸-3（1）-亚油酸甘油酯；OPL：1（3）-油酸-2-棕榈酸-3（1）-亚油酸甘油三酯；PPL：1, 2-二棕榈酸-3-亚油酸甘油酯；PMO：1（3）-棕榈酸-2-肉豆蔻酸-3（1）-油酸甘油酯；MOO：1-肉豆蔻酸-2, 3-油酸甘油酯；OOO：三油酸甘油酯；OPO：1, 3-二油酸-2-棕榈酸甘油酯；PPO：1, 2-二棕榈酸-3-油酸甘油酯；OPS：1（3）-油酸-2-棕榈酸-3（1）-硬脂酸甘油酯；PPS：1,2-二棕榈酸-3-硬脂酸甘油酯。

不同妊娠期及泌乳期母乳脂中甘油三酯的组成　研究表明，不同妊娠期、不同哺乳期的母乳在分泌过程中会随着婴儿的生长发育的需要而发生改变。通常情况下，妊娠28～37周生产为早产，37～42周生产为足月，大于42周生产为过期产。根据不同泌乳期将母乳分为初乳（婴儿出生后1～7天的母乳）、过渡乳（出生后8～14天的母乳）、成熟乳（出生后15天及之后的母乳）[146]。

研究表明在足月儿母乳中，过渡乳的中链脂肪酸含量最高（12.67%），初乳和成熟乳中链脂肪酸含量分别约为11.16%和8.70%；而在早产儿母乳的过渡乳中，中链脂肪酸含量（11.99%）高于早产初乳（9.40%）和成熟乳（9.30%）。除成熟乳中的C8:0、过渡乳中的C10:0和初乳中的C14:0在足月儿母乳中的含量高于早产儿母乳外，其他中链脂肪酸含量不受妊娠期的影响，即哺乳期母乳中大多数 MLCT 分子存在显著差异，而妊娠期间差异不大[148]。且初乳、过渡乳和成熟乳中含量最高的甘油三酯都是OPL，在3个哺乳阶段分别占甘油三酯总量的28.08%、23.34%和24.98%，其次是OPO，分别占甘油三酯总量的19.50%、14.09%和13.91%，即初乳中的不饱和脂肪酸甘油三酯和大分子量甘油三酯（如OPO、OPL）含量比过渡乳和成熟乳多[149]。另外，人乳甘油三酯组成的变化主要发生在出生后0～45天泌乳期，在泌乳200天后成熟乳中逐渐趋于稳定[150]。

3.3.2.3　脂肪的消化吸收特点

甘油三酯在胃和十二指肠能促进脂肪酶的分泌，然后在空肠上段在内源性脂肪酶的催化下，sn-1, 3位的脂肪酸从甘油骨架上被水解，产生游离脂肪酸（FFA）、甘油单酯（MAG）、甘油二酯（DAG），这些脂溶性的水解产物被胆汁盐溶解后稳定地到达肠腔内部，DAG具有乳化作用，有利于小肠中TAG的进一步消化。

婴儿饮食主要以液态奶为主，大大减少了消化过程中与口腔的接触（仅限于吞咽）[151]。因此，婴儿脂质消化主要在胃与十二指肠中，依赖人胃脂肪酶（human gastric lipase，HGL）、胆盐依赖性脂肪酶（bile salt-dependent lipase，BSDL）、胰脂肪酶相关蛋白2（pancreatic lipase-related protein 2，PLRP2）、磷脂酶A_2（phospholipase A_2，PLA_2）等酶类[152]，且母乳中还含有胆盐刺激脂肪酶（bile salt-stimulated lipase，BSSL），这是一种与 BSDL 密切相关的酶[138]。在这些相关酶的作用下，脂质及其消化产生的少量由中链、短链脂肪酸构成的甘油三酯，经胆汁酸盐乳化后可直接被肠黏膜细胞摄取，继而在细胞内脂肪酶作用下，水解成脂肪酸及甘油，再通过门静脉进入血液循环；而长链脂肪酸、胆固醇和溶血磷脂等，在小肠进入肠黏膜细胞；长链脂肪酸在小肠黏膜细胞首先被转化成脂酰CoA，再在滑面内质网脂酰CoA转移酶（acyl CoA transferase）催化下，由ATP供能，被转移至2-甘油-酯羟基上，重新合成甘油三酯。再与粗面内质网上合成的载脂蛋白（apolipoprotein，

Apo）B48、Apo C、Apo AⅠ、Apo AⅣ等以及磷脂、胆固醇共同组装成乳糜微粒，由肠黏膜细胞分泌后，经淋巴系统进入血液循环到达各个靶点脏器发挥生理功能[132]。

3.3.2.4　作用功效

在母乳乳脂中，饱和脂肪酸（SFA）主要分布在甘油三酯sn-2位置，而不饱和脂肪酸（UFA）主要分布在sn-1和sn-3位置，特别是棕榈酸（PA）在母乳脂中占总脂肪酸的20%～30%，其中近70%～75%分布在sn-2位置。母乳中TAG的这种独特组成和结构还可以减少不溶性钙皂的生成，从而减少婴儿能量和矿物质损失[153]。但从营养学角度来讲，不是所有的sn-2棕榈酸甘油三酯都对婴儿生长有益。其中，1, 3-二不饱和脂肪酸-2-棕榈酸甘油三酯（UPU）在消化过程中水解出来的游离油酸和亚油酸等不饱和脂肪酸与肠道中钙镁离子不易形成皂盐，即使形成少量的皂盐也是柔软的，并不会引起婴儿便秘。因此，UPU可降低婴儿粪便硬度，促进脂肪和矿物质吸收，从而保护其肠道健康[108]。而1-不饱和脂肪酸-2-棕榈酸-3-饱和脂肪酸甘油三酯（UPS）和1, 3-二饱和脂肪酸-2-棕榈酸甘油三酯（SPS）结构上的sn-2棕榈酸甘油三酯水解出来的饱和脂肪酸会与钙镁离子形成高熔点的难溶皂盐，造成婴儿便秘，以及引起矿物质和脂肪酸等营养成分的流失，不利于婴儿生长[154]。

江南大学的翟齐啸研究团队通过随机对照试验研究了含sn-2棕榈酸盐（OPO）的婴儿配方奶粉对健康足月婴儿粪便微生物群和代谢物的影响，发现sn-2棕榈酸盐补充组婴儿粪便中菌群α-多样性和乙酸含量增高，双歧杆菌丰度增加，大肠杆菌和志贺菌的丰度降低，粪便中有益代谢物丰富，如脂肪酸、吲哚衍生物、苯基衍生物等。sn-2棕榈酸盐补充组与对照组相比，sn-2棕榈酸补充组婴儿的肠道菌群和代谢产物与母乳喂养组更相似[155]。国家母婴乳品健康工程技术研究中心陈历俊主任团队研究了人乳中sn-2位的甘油三酯对母乳喂养婴儿肠道微生物发育的潜在影响，发现母乳中sn-2 FA如癸酸（C10:0）、肉豆蔻酸（C14:0）、硬脂酸（C18:0）、棕榈酸（C16:0）、花生四烯酸[C20:4（n-6）]、二十二碳六烯酸[DHA，C22:6（n-3）]与婴儿肠道菌群类杆菌、肠杆菌科、韦荣菌、链球菌和梭菌之间存在显著相关性。这些微生物在母乳喂养开始后的13～15天显著增加，能够参与短链脂肪酸（SCFA）的产生并发挥其他功能[156]。

3.3.3　母乳磷脂

3.3.3.1　结构种类

母乳中的脂质可以分为疏水脂质（约占乳脂的98%）和极性脂质（占乳脂的0.2%～2.0%）两类[157, 158]。母乳脂中60%～65%的磷脂位于乳脂肪球膜上，占总脂肪的0.4%～1%，属于极性脂质。根据甘油骨架的不同，磷脂可被分为甘油磷脂和鞘磷脂（sphingomyelin，SM）。若极性磷脂的主链是甘油，则脂肪酸容易在sn-1和sn-2位置被酯化，而sn-3位羟基易被磷酸酯化形成磷脂酸，磷脂酸的磷酸羟基再被有机基团（乙醇胺、肌醇、丝氨酸或胆碱）代替，形成甘油磷脂，如磷脂酰胆碱（phosphatidylcholine，PC）、磷脂酰乙醇胺（phosphatidylethanolamine，PE）、磷脂酰肌醇（phosphatidylinositol，PI）和磷脂酰丝氨酸（phosphatidylserine，PS）。反之，若磷脂的主链是长链氨基醇鞘氨醇（包含18个碳原子、2个羟基和1个双键）而不是甘油，则脂肪酸和鞘氨醇的氨基通过酰胺键连接而形成鞘氨醇磷脂，如SM[146]。

3.3.3.2　组成含量

Yang等收集了广州、成都、长春、兰州、上海和天津等地从产后0～400天的2270份母乳样本，进行磷脂分析后发现母乳磷脂（PL）含量在不同泌乳阶段呈"U"型，平均含量为初乳125.6～677.4 mg/L、过渡乳156.8～486.5 mg/L、成熟乳（前期）110.3～391.8 mg/L、成熟乳（前期以后）134.9～359.0 mg/L[159]。另外，对于初乳、过渡乳和成熟乳中总磷脂、SM、PC的含量来说，不同地区变化趋势基本一致，成熟乳中含量均低于初乳和过渡乳，PE相对含量在13%左右，且在各泌乳期保持一致。PC相对含量从初乳到成熟乳逐渐降低，而SM的相对含量则逐渐升高。PE、PC和SM是PL的主导类别，分别占比29%～33%、20%～25%和22%～29%[159]，含量较低的为PI和PS，平均含量分别仅为5%和3%[160]。且由于磷脂酶的存在，在母乳和牛奶中也可能存在微量的溶血磷脂酰胆碱（LPC）和溶血磷脂酰乙醇胺（LPE）。

不同国家母乳脂中磷脂组成如表3-10所示，可以看出相较其他国家，中国母乳脂中PS含量较低，PC、PE含量相对较高[73, 161]。

表3-10　不同国家母乳脂中磷脂组成及含量（%）

	鞘磷脂（SM）	磷脂酰胆碱（PC）	磷脂酰丝氨酸（PS）	磷脂酰乙醇胺（PE）	磷脂酰肌醇（PI）
中国	35.01	28.57	4.44	28.71	3.26
西班牙	41	31.3	10.4	12.8	5.9
马来西亚	38	15	10	27	4
美国	38.5	26.4	8.8	19.8	6.5
日本	30.7	23.1	6.7	36.1	3.5

3.3.3.3　消化吸收特点

生物体内存在多种降解甘油磷脂的磷脂酶（phospholipase），包括磷脂酶A_1、磷脂酶A_2、磷脂酶B_1、磷脂酶B_2、磷脂酶C及磷脂酶D，它们分别作用于甘油磷脂分子中不同的酯键，降解甘油磷脂。例如，胰磷脂酶A_2催化磷脂2位酯键水解，生成脂肪酸（fatty acid）和溶血磷脂（lysophosphatide）。溶血磷脂、胆固醇可协助胆汁酸盐将食物脂质乳化成更小的混合微团。这种微团体积更小（直径约20 nm），极性更大，易穿过小肠黏膜细胞表面的水屏障被黏膜细胞吸收[132]。膳食鞘磷脂（SM）的消化是由肠道酶碱性鞘磷脂酶（SMase）催化的，且已被证明是不完全的，这与SMase的活性有关。小肠PH、一定数量的不可消化的SM及其降解产物，如胆盐、甘油磷脂及其水解产物等的存在，能够以剂量依赖的方式抑制SMase的活性[162]。

3.3.3.4　作用功效

鞘磷脂（SM）　神经鞘磷脂是人体含量最多的鞘磷脂，由鞘氨醇、脂肪酸及磷酸胆碱构成。人体各组织细胞内质网均存在合成鞘氨醇酶系，其中以脑组织活性最高[163]。合成鞘氨醇的基本原料是软脂酰CoA、丝氨酸和胆碱，还需磷酸吡哆醛、还原型烟酰胺腺嘌呤二核苷酸磷酸（NADPH）及FAD等辅酶参加。在磷酸吡哆醛参与下，由内质网3-酮基二氢鞘氨醇合成酶催化，软脂酰CoA与L-丝氨酸缩合并脱羧生成3-酮基二氢鞘氨醇（3-ketodihydrosphingosine），再由NADPH供氢、还原酶催化，加氢生成二氢鞘氨醇。然后在脱氢酶催化下，脱氢生成鞘氨醇。鞘氨醇的氨基与脂酰CoA在脂酰转移酶催化下进行酰胺缩合，生成N-脂酰鞘氨醇，最后由胞磷胆碱（CDP胆碱）提供磷酸胆碱生成神经鞘磷脂，并由神经鞘磷脂酶（sphingomyelinase）催化降解。其中，神经鞘磷脂酶存在于脑、肝、脾、肾等组织细胞的溶酶体中，属磷脂酶C类，能使磷酸酯键水解，产生磷酸胆碱及N-脂酰鞘氨醇。如先天性缺乏此酶，则鞘磷脂不能降解，在细胞内积存，引起肝脾大及痴呆等鞘磷脂沉积病症状[132]。

与其他磷脂相比，鞘磷脂的脂肪酸主要是长链饱和脂肪酸。这种特定的脂肪酸组成降低了膜的流动性，并在维持乳脂肪球膜的刚性结构方面发挥作用[160, 164]。除了和PC一起作为胆碱的来源，鞘磷脂还通过其生物活性代谢物神经酰胺、鞘氨醇和磷酸鞘氨醇在多种类型的细胞调节中发挥重要作用[165]，也作用于参与调节过程和诱导细胞凋亡的细胞内信使[166]。另外，SM可以降低胆固醇吸收，且牛奶中的SM比其他食物来源的SM更能抑制胆固醇的吸收[167]。值得注意的是，鞘磷脂无法从植物性脂肪中获得[166]。

磷脂酰胆碱（PC）　又称卵磷脂，是真核生物细胞膜中含量最丰富的磷脂，在细胞增殖和分化过程中具有重要作用，对维持正常细胞周期具有重要意义[168]。对于新生儿和幼儿，PC和SM是胆碱的主要来源，其膳食摄入的总胆碱中有17%来自SM和PC，共同占细胞膜组成的40%～50%。胆碱是神经递质乙酰胆碱的前体氨基醇，它通过调节信号转导发挥作用，并在中间代谢中可作为甲基的来源，被认为是脑发育的必要条件，可调节脑部神经元之间的信息传递，对婴儿的认知发育有明显的生物学作用[169, 170]。

　　磷脂酰乙醇胺（PE）　PE是除PC外生物中含量第二高的磷脂，因其在脑、脊髓等神经系统中高度表达，又被称为脑磷脂，PC和PE不对称分布于生物膜的质膜磷脂双分子层上。PC主要分布于质膜外叶，PE主要分布于质膜内叶，相比于PC，PE具有更小的头基，且具有明显的不对称跨双分子层分布。细胞PE的内稳态对维护正常细胞的生理代谢活动至关重要，细胞PC/PE比值的改变会影响许多细胞器，如内质网、线粒体、脂滴等细胞器的结构和生理活动过程[171]。PC是高度不饱和的分子，已被证明不仅对细胞膜和脑发育至关重要，而且在心脏健康方面也发挥着重要作用[172]。最近也有相关研究发现磷脂代谢，尤其是PE代谢，能够在转录后水平调控CD4$^+$ T细胞向Tfh细胞的分化，并调控体液免疫[173]。然而到目前为止，关于PE不对称分布的生理和病理意义研究还是相对较少。

　　磷脂酰丝氨酸（PS）　PS是真核生物膜的一种结构成分，占细胞总脂质的5%～10%[174]，占人大脑皮层中磷脂的13%～15%，鉴于PS作为阴离子磷脂具有独特的物理和生化特性，它可与多种蛋白质结合，参与Akt、PKC和Raf-1信号通路的激活[175]，刺激神经元增殖、神经突起生长和突触传导[176]。PS被认为参与了脑的多种功能，如神经炎症、神经传递和突触生长传导。临床研究表明，由于PS对代谢、脑内抗炎、不同中枢神经系统疾病中的改善作用，且无副作用、耐受性良好，PS和PS脂质体可能是治疗一些神经退行性和神经发育疾病的一种潜在干预靶点[177]。然而，关于牛奶中PS对健康的益处，包括有减弱神经元年龄相关效应以及执行一系列任务的记忆正常化的能力，都需要较高剂量的干预（200 mg/d）才能实现[160]。

　　磷脂酰肌醇（PI）　磷脂酰肌醇4, 5位被磷酸化生成的磷脂酰肌醇-4, 5-二磷酸（phosphatidylinositol-4, 5-bisphosphate，PIP$_2$）是细胞膜磷脂的重要成分，主要存在于细胞膜的内层，胞外信号分子与细胞受体结合激活质膜上的磷脂酶C。磷脂酶C催化细胞膜上的PI分解为甘油二酯和肌醇三磷酸

（inositoltriphosphate，IP_3）两个第二信使，IP_3通过动员细胞内源钙到细胞质基质中，使胞质中游离Ca^{2+}浓度升高，从而引起细胞反应。DAG激活蛋白激酶C，活化的蛋白激酶C使底物蛋白磷酸化引起细胞反应，使胞外信号转换为胞内信号，即PI作为第二信使的前体[132]。PI被证明在多种生物功能中发挥作用，包括细胞信号传递、神经系统的形成等，并维持Ca^{2+}的稳态[178]，其对儿童的生理重要性值得进一步探讨[159]。

3.3.4　其他母乳脂

3.3.4.1　神经节苷脂

神经节苷脂（ganglioside）或称唾液酸鞘糖脂，是一类含有唾液酸的鞘糖脂的总称。由疏水性神经酰胺分子、鞘氨醇、不同链长和不饱和度的母乳脂肪酸，以及具有一个或多个唾液酸的亲水性低聚糖，一组9-碳羧化单糖的酰化衍生物连接组成。组成低聚糖糖链的糖主要为葡萄糖（Glc）、半乳糖（Gal）以及N-乙酰氨基半乳糖胺（GalNac）。神经节苷脂的命名通常采用Svennerholm命名法，由字母G开头，代表神经节苷脂（gangliosides）；第二个字母指唾液酸残基的数量，M、D、T、Q、P、H或S分别表示1个、2个、3个，以此类推至7个；用5减去糖基数之差表示含相同数量唾液酸但不同糖基数的神经节苷脂，如1表示4个糖基，2表示3个糖基；小写字母a、b、c表示唾液酸在寡糖上连接的部位；如GM1，单唾液酸四己糖神经节苷脂，其中字母G代表神经节苷脂，M表示单唾液酸，数字1表示含有4个糖基[179]。

神经节苷脂在乳类样品中浓度较低，而母乳中天然含有神经节苷脂，总含量为1.66～28.44 mg/L，且其中以双唾液酸神经节苷酯GD3和单唾液酸神经节苷酯GM3为主要类型，初乳中GD3含量更高，而成熟乳中GM3含量更高[180]。另外，母乳中的神经节苷脂主要存在于乳脂肪球膜上，由于婴儿自身合成神经节苷脂的能力有限，因此从母乳中获得外源性神经节苷脂是婴儿获取神经节苷脂的主要途径。中国幼儿的平均饮食总神经节苷脂摄入量为4.21 mg/d，其中乳制品、肉类和成人奶粉是神经节苷脂的主要食物来源，相对比例分别为38%、31%

和29%[181]。

神经节苷脂广泛分布于人体内，在神经组织和器官，如肺、脾和胃肠道中含量较高[182]。幼儿神经发育与神经节苷脂摄入量有关，但与血清神经节苷脂无关[163]。在胎儿和新生儿早期脑内的神经节苷脂含量最高，对于脑发育过程中的神经细胞生长和成熟[183]、神经迁移、轴突、突触和髓鞘形成都有重要的作用[184]，并参与调节免疫系统和支持新生儿肠道成熟[185]。产前高剂量补充神经节苷脂，可以显著促进婴儿认知发育和体重增加，说明神经节苷脂在婴儿的生长和认知发育中起积极作用。此外，膳食神经节苷脂可以改变肠道微生物群，促进新生儿肠道免疫。

3.3.4.2　乳脂肪球膜

母乳为水包油形式的乳液，母乳脂（human milk fat，HMF）以复合三层膜包裹内核的脂肪球结构存在，母乳脂肪球（human milk fat globule，HMFG）的表面积较大，约为4.5 m^2/dl，这使得其易于与脂肪酶结合，利于脂质的消化[64]。HMFG的外部为脂肪球在分泌过程中包裹的泌乳细胞的细胞膜，主要由磷脂分子构成三层膜结构，内侧为单层磷脂膜，外侧为双层生物膜，厚度为10～20 nm，即乳脂肪球膜（milk fat globule membrane，MFGM）[186]。MFGM具有较为复杂的结构，目前学者们暂时达成共识的MFGM结构如图3-6所示[187]。MFGM占脂肪球重量的2%～6%，它是由磷脂、糖脂、蛋白质以及富含SM与胆固醇的脂筏域等构成的疏松网状结构[188]，内核为TAG核心。其中，磷脂主要包含甘油磷脂与SM，甘油磷脂包含PC约28.4%、PE约27.7%、PS约8.8%、PI约6.1%，而SM含量约为37.5%。MFGM极性脂质的分布不对称，PC和SM主要位于膜的外层，PE、PI和PS主要集中在膜的内表面。这种分布对这种高度复杂的生物膜的微观结构有很大的影响，稳定了乳脂球的脂质核心，并保护其免受酶促作用的影响[160]。磷脂具有乳化的性质且有助于维持球型乳液，使得HMFG在水相中较好地分散并且维持脂滴的稳定性，从而影响了脂质代谢。

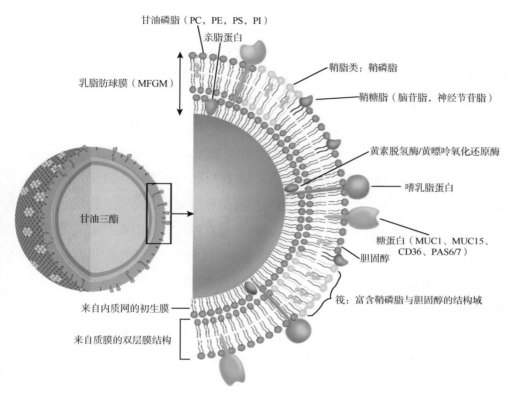

甘油磷脂（PC，PE，PS，PI）

亲脂蛋白

乳脂肪球膜（MFGM）

鞘脂类：鞘磷脂

鞘糖脂（脑苷脂，神经节苷脂）

黄素脱氢酶/黄嘌呤氧化还原酶

嗜乳脂蛋白

糖蛋白（MUC1、MUC15、CD36、PAS6/7）

胆固醇

甘油三酯

筏：富含鞘磷脂与胆固醇的结构域

来自内质网的初生膜

来自质膜的双层膜结构

图3-6　乳脂肪球的结构形态[92]

　　MFGM的益处与其组分和结构的结合密切相关，MFGM可以保护一些生物活性分子，延缓其消化，直至远端肠道部分再发挥其功能[189, 106]。例如，SM对消化的低敏感性有利于SM-胆固醇复合物在肠道近端部分的存在。SM及其代谢产物（如神经酰胺、鞘氨醇等）会影响肠道中TAG的水解、胆固醇的吸收、脂蛋白的形成和黏膜的生长[189]。同时，因为MFGM的生物活性，糖蛋白和脂质也避免了在肠道近端被消化。人胃脂肪酶具有疏水性且无法水解磷脂的酰基键，因此，它不受MFGM的限制，可渗透到乳脂肪球的核心水解TAG，而胰腺脂肪酶和BSSL则不能，后期胰腺脂肪酶和BSSL则使用部分水解的HMFG作为底物来发挥其活性[190]。此外，胃部低pH环境下质子化的游离脂肪酸（free fatty acid，FFA）可以形成吸附在脂肪滴上的膜，这在一定程度上限制了胃脂肪分解[191]，同时，FFA还可以进一步抑制微生物生长[138]。对于母胎营养方面，动物模型研究发现妊娠晚期补充MFGM可以改善母猪的血浆生化指标和肠道微生态，从而改善母猪的生理状态，而且妊娠晚期补充MFGM可以通过脐带血改善营养供应和优化新生仔猪的微生物群定植，进而改善仔猪肠道形态结构和屏障功能，从而改善哺乳期仔猪的生长发育[192]。

在不同的泌乳阶段，哺乳动物乳脂肪球微观结构相关的理化性质如粒径、组成与脂质含量等存在差异[193]。随着泌乳期的发展，乳脂肪球的平均粒径分别体现出差异不显著、减少和增加的规律。这可能是由于样品储存、处理方式以及分析方法的差异；也有可能是因为随乳脂含量增加，泌乳细胞分泌的包裹脂滴的膜材料却没有同步增加，由此脂滴在被质膜包裹前积聚形成了较大的脂滴[194]。另外，乳脂肪球尺寸的减少还可能与哺乳期的能量平衡变化有关，在泌乳后期为能量正平衡，MFGM材料更容易包裹微脂滴，导致分泌较小尺寸的脂肪球[195]。

由于乳脂肪球膜蛋白质组成和种类极其复杂，目前尚缺少统一的定性和定量方法，因此目前商业化的乳脂肪球膜配料多以鞘磷脂和神经节苷脂的含量作为衡量指标。含有乳脂肪球膜的乳清蛋白粉已应用于美国、荷兰、西班牙、丹麦、芬兰、瑞典、中国等国家的婴幼儿配方乳粉产品多年。多项针对婴儿的临床试验表明，含有乳脂肪球膜配料的配方乳粉具有良好的安全性和耐受性[105, 196]。且与不添加乳脂肪球膜配料的婴幼儿配方乳粉相比，含有乳脂肪球膜配料及强化特征性脂类的婴幼儿配方奶粉可增加血清鞘磷脂和神经节苷脂含量，具有提高婴儿认知水平的作用[197]。也有临床试验显示补充乳脂肪球膜配料的婴儿配方奶粉能改善婴幼儿营养状况，提高免疫力[198]。

3.3.5 小结

甘油三酯的含量约占HMF的98%，SFA主要分布在甘油三酯sn-2位。sn-2位脂肪酸中含量最高的是棕榈酸，其次是油酸和亚油酸，母乳脂这一独特的结构有利于婴幼儿肠道的吸收。母乳甘油三酯组成受产妇膳食、基因等因素影响，我国母乳脂中，甘油三酯中含量最高的是OPL和OPO。

　　母乳脂中60%～65%的磷脂位于乳脂肪球膜上，占总脂肪的 0.4%～1%，鞘磷脂是占比最大的磷脂。母乳脂中甘油磷脂和鞘磷脂满足了婴幼儿17%的胆碱摄入，有助于婴幼儿器官和细胞膜的快速生长。此外，中国母乳中PS含量较低，PC、PE含量相对较高。

　　组成母乳脂的脂肪酸已经鉴定出有200多种，其中含量较高的是油酸、亚油酸和棕榈酸，这三种脂肪酸的和约占人乳总脂肪酸的70%，脂肪酸是脂肪、胆固醇和磷脂的重要组成成分。母乳脂肪酸组成并不是一成不变，会受到各种因素的影响，包括个体差异、膳食模式、泌乳期的不同阶段、疾病等，尤其是ALA和DHA的差异明显大于棕榈油酸、油酸和亚油酸。

　　神经节苷脂在乳类样品中浓度较低，而母乳中天然含有神经节苷脂，总含量为1.66～28.44 mg/L，初乳中GD3含量更高，而成熟乳中GM3含量更高。其作为母乳中重要的生物活性成分之一，对婴儿脑神经发育起着关键的作用。

　　母乳为水包油形式的乳液，HMF以复合三层膜包裹内核的脂肪球结构存在。乳脂肪球的球芯主要为甘油三酯，而球膜主要为极性脂质、脂蛋白和糖脂等，HMFG的表面积较大，使其易于与脂肪酶结合，利于脂质的消化。

　　综上所述，我们分别从HMF的各个组分的结构种类、消化吸收代谢、作用功效及含量等方面入手介绍母乳，母乳为婴儿的生长发育提供了理想的营养物质，包含平衡的营养素、生长因子、免疫成分等，从而有利于婴儿消化系统和免疫系统的发育。

3.4　益生菌

3.4.1　益生菌的定义

2001年，世界卫生组织（WHO）和联合国粮食及农业组织（FAO）将益生菌定义为一种被给予足够剂量时对宿主产生健康益处的活的微生物[199]。

　　人体内存在着丰富多样的益生菌，它们可以促进宿主细胞的代谢活动，促进与代谢功能相关基因的编码能力，在人类肠道微生物群中，存在不同的种、属与菌株。根据Wittaker的分类方法，菌可以菌属、菌种和菌株分类[200]。以我们最熟悉的母乳益生菌双歧杆菌为例，双歧杆菌的多个亚种属于原核生物界、放线菌门、放线菌纲、双歧杆菌目、双歧杆菌科、双歧杆菌属。大部分益生菌都属于原核生物界，由原核细胞构成的生物称为原核生物，原核生物包括六大类：细菌、蓝藻、放线菌、支原体、衣原体、立克次体等。其中，双歧杆菌是一类革兰氏阳性菌；双歧杆菌属下不仅包括动物双歧乳杆菌，也包括两歧双歧杆菌、犬双歧杆菌、短双歧杆菌、长双歧杆菌、青春双歧杆菌和齿双歧杆菌等。动物双歧乳杆菌的菌种包括BB12和Bi-07，同样，现在也有商用的长双歧杆菌菌种BB536；而青春双歧杆菌是青年个体肠道中的优势菌，对人体产生许多益生作用。双歧杆菌对于治疗肠道炎症及消化系统紊乱具有独特的效果，比抗生素更加稳定且安全。另外一种常见的乳杆菌是鼠李糖乳杆菌，这类益生菌属于乳杆菌属、鼠李糖亚种，是厌氧、耐酸、不产芽孢的一种革兰氏阳性菌[201]，与这类乳杆菌的种属相同的益生菌包括嗜酸乳杆菌、保加利亚乳杆菌、瑞士乳杆菌和约氏乳杆菌。

　　根据2022年更新的《可用于食品的菌种名单》（图3-7），现在被我国批准的益生菌属包含双歧杆菌属、乳杆菌属、链球菌属、乳球菌属、明串球菌属、丙酸杆菌属、片球菌属、葡萄球菌属和克鲁维酵母属等17个属，每个属中又包含数个具体的种或亚种。

　　人类肠道中，益生菌可以改善肠道内环境，保护肠道免受致病菌的侵害，并且产生一些有益的物质，可以作为一类"活的膳食补充剂"。

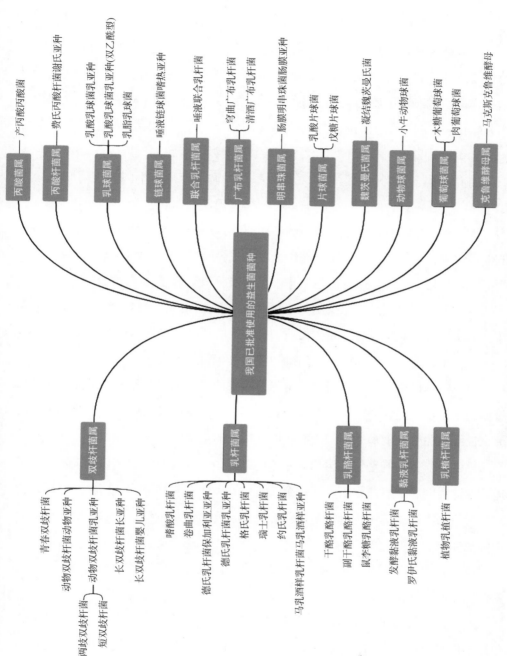

图 3-7 我国已批准使用的益生菌菌种

3.4.2　益生菌的作用

许多益生菌都是从母乳中分离出来的，对于婴幼儿机体健康与成长有着十分重要的作用，并且母乳中的微生物在婴幼儿中的作用主要聚焦于对致病菌的拮抗作用、对肠道细胞消化的促进作用和对细菌、病毒的抗感染作用[202]。2011年Eugenia等对微生物在机体内的抗菌作用作出一系列总结与阐述，这些作用包括竞争性排除肠道病原体、产生抗菌化合物、稳定肠上皮屏障、益生菌与病原体的共聚集、抑制鞭毛运动和对免疫系统的调节作用，不同的抗菌原理具体如下[203]。

第一种作用机制是竞争性排除肠道病原体，指的是一种细菌排除另一种细菌的作用机制，可能包括在特定附着位点与宿主黏膜界面结合后的微生物与微生物间的相互作用。此外，还可能包括分泌抗菌物质和竞争可用营养物质。

第二种作用机制是产生抗菌化合物，这些物质包括细菌素、细菌素样抑制物质、有机酸、过氧化氢、铁载体物质、生物表面活性剂和抑制病原体黏附肠细胞的化合物等，这些化合物以不同的机制抑制致病菌的感染。

第三种作用机制是稳定肠上皮屏障，益生菌可以增强屏障的完整性，通过直接作用于上皮细胞且调节免疫系统和直接作用于共生菌与致病菌，有助于保护肠道上皮细胞免受肠道病原体的侵袭和慢性炎症的干扰。

第四种作用机制是益生菌与病原体的共聚集，通过与病原体共聚集来防止肠道病原体黏附和在肠道定植，在这个过程中，益生菌与病原体密切相互作用，使它们有机会在病原体附近释放抗菌化合物，从而实现共沉淀，最后起到保护肠道屏障的作用。

第五种作用机制是抑制鞭毛运动，益生菌可以损害肠道病原体的鞭毛运动，从而防止肠道病菌的致病性定植。

最后一种作用机制是对免疫系统的调节作用，益生菌对宿主的先天和适应性免疫反应具有调节作用。这些细菌能够调节树突状细胞、单核细胞、巨噬细胞以及T淋巴细胞和B淋巴细胞的功能，从而增强对入侵肠道的病原体的吞噬作用。

以下总结了几类商业化菌株的功能与作用，这些菌种包括BB12、BB536等，此外也有很多其他菌种被发现具有潜在作用[204]。

3.4.2.1 BB12

BB12属于动物双歧杆菌乳亚种，动物双歧杆菌乳亚种是世界上临床研究最为充分的双歧杆菌菌株，有300多种科学出版物提及该菌种，其中130多种出版物展示了该菌种的人体临床研究，现阶段BB12已经成为最成熟的商用菌之一。

早在2009年，就已经有学者针对BB12发酵乳的功能特性进行研究，发现BB12发酵乳喂养的小鼠组的胸腺、脾脏和其他免疫器官的重量显著高于对照组，并且喂养组小鼠的排便过程，相比于对照组小鼠通畅许多[205]。近几年对于BB12的研究也没有停止过，有学者通过蛋白酶辅助乳酸菌发酵水解酪蛋白制备抗氧化肽，发现BB12产出的蛋白酶活力高、分解酪蛋白能力好[206]。在2021年，通过BB12联合芦笋低聚糖发酵培养得到的无细胞上清液的抑菌作用显著高于低聚果糖和空白对照组，展示出BB12在抗菌多糖生产方面的潜力[207]。

此外，一些人发现BB12对于治疗与预防儿童过敏性鼻炎症状有一定的疗效[208]。BB12益生菌可以通过调节免疫系统启动免疫反应，引起肠道微生物群的明显变化，并调节细胞因子的分泌，包括基因网络、TLRs、信号分子和增加肠道IgA反应，现在的研究已经表明BB12可以改善婴儿和儿童的湿疹或其他免疫性疾病的症状[209]。

3.4.2.2 BB536

BB536来自于人体，与许多益生菌一样，能够栖息在人体的肠道内发挥不同的生理功能作用。BB536作为一种生物添加剂已经广泛应用于全球30多个国家的保健品、酸奶和膳食补充剂中[210]。BB536是一种十分成熟的商用菌种，特别是应用于婴幼儿食品中。有研究表明长期应用BB536可以提高先天免疫力，提高H1N1抗体的浓度与NK细胞的活性，并减少患流感和发热的风险[211]。

3.4.2.3　HN019

动物双歧杆菌乳亚种HN019是一种最初从商业酸奶中分离出来的菌株，其全基因组序列于2018年公布，十几年前已经完成商业化，并作为膳食补充剂、发酵和非发酵食品及饮料的成分，具有多种成品形式，在食品饮料、膳食补充剂和制药行业中具有广阔的应用潜力[212]。HN019已被列入发酵食品中微生物食品培养物的安全示范清单。自2011年起，HN019在中国被特别允许用于婴幼儿食品[213]。HN019等具有优异的黏附性能，可与肠上皮细胞（IEC）和肠黏膜黏附，对定植和调节宿主因子有很重要的作用[214]。与大多数益生菌一样，NH019这类菌株对于机体有许多有益功能，包括调节肠道菌群、维持肠道屏障功能、维持上皮细胞完整性、竞争性抑制肠道病原体、调节宿主对病原体的免疫防御、调节肠道蠕动、改善便秘症状、调节微生物-发酵-肠道-脑信号、协助消化和利用大量营养素等功能[215]。此外，HN019对免疫系统也有着一定的调节作用，可以降低牙周组织的免疫炎症程度，并且有效地减少病原体[216]。

3.4.2.4　其他

除上述菌种外，还有多种已经商业化的益生菌，目前我国公布的可用于婴幼儿食品的菌种还有LGG、NCFM、Bi-07和HN001等，以下逐一阐述各种益生菌的作用。

鼠李糖乳酪杆菌（LGG）是在1989年申请专利的乳杆菌属菌株，与绝大多数益生菌相同，它能够在胃酸和含有胆汁的培养基中生存和增殖，并且能够黏附于肠细胞。LGG能够产生一种生物膜，可以保护黏膜免受一些机械性的损伤，并通过提高肠隐窝细胞的存活率、减少肠上皮细胞的凋亡和保持肠上皮细胞的细胞结构完整性，产生不同的对肠道有益的可溶性因子[217]。

嗜酸乳杆菌（NCFM）是一种被允许在常规食品和膳食补充剂中添加的益生菌菌株；自20世纪70年代中期以来，基于其生化和生理特性，以及安全性、对于商业操作的适应性，NCFM被批准广泛应用于美国市场。且该菌株在体外试验、动物和人体研究中显示出良好的作用效果[218]。

双歧杆菌乳亚种Bi-07菌株来源于人体，在母乳中能够良好生长，也已经被商业化使用和用于不同乳酸菌产品的制造中。体外研究显示，双歧杆菌乳亚种Bi-07拥有良好的胃肠道表现，它具有很强的黏附人体上皮细胞的能力，能高度耐受胃肠道环境下的酸和胆汁盐。肠道微生物群是组成人体免疫预防系统的关键，双歧杆菌乳亚种Bi-07具有高效的免疫调节功能，它能够改善口服疫苗的免疫应答作用，缩减一些腹泻症状的持续时间，也可以减轻过敏症等带来的痛苦[219]。

鼠李糖乳酪杆菌（HN001）最初从新西兰生产的切达干酪中分离出来，它存在于干酪等部分乳制品中并拥有悠久的食用历史。已有研究表明定期补充HN001有助于调节婴幼儿的肠道免疫反应，补充HN001的试验组儿童粪便中乳酪杆菌数量和sIgA水平显著升高[220]，这些研究反映了HN001对于婴幼儿健康有着十分重要的作用。

3.4.3　母乳中的益生菌

母乳中包括很多功能性物质和活性物质，同时也存在着许多种类的益生菌，其中包括乳酸菌属的细菌，这些生物体对于母乳喂养婴儿有多方位的健康促进作用。人体母乳益生菌（human milk probiotics，HMP）又称人体母乳微生物群，是指在人类母乳中可能存在，且可能在婴儿肠道中共生，并起到潜在益生菌作用的一类细菌成分。

母乳中存在着数万种益生菌[221]，据估计，母乳喂养的婴儿每天摄入多达80万种细菌，母乳是除了母体中自带的微生物之外婴儿肠道中微生物的第一个基本来源[221]。传统观点认为人乳清洁无菌，这使得人乳中的益生菌的作用被长期忽视；近20年的研究结果表明，母乳喂养能持续不断地为婴儿肠道提供共生菌与互生菌[221]。现代科学家利用培养和分子技术，分析了母乳中所含有的典型的与皮肤和肠道相关的微生物，如葡萄球菌、链球菌、埃希菌、肠球菌、细孔菌、普雷沃氏菌、假单胞菌和梭状芽孢杆菌等。

　　在母乳中，益生菌的种群也受到了各种因素的影响，包括妊娠年龄、分娩方式、抗生素摄入量、母体健康、地理位置、基因遗传、泌乳期阶段、日常饮食与营养情况、母乳低聚糖和免疫因素等。

　　分娩时间是影响母乳的一个重要因素，其中早产导致母乳质量的变化是十分普遍的。延迟产奶等会导致早产儿母亲乳汁中的微生物组分相对有限。关于延迟泌乳的研究表明，在足月和早产儿乳汁样本中都可检测到双歧杆菌、乳酸菌、葡萄球菌、链球菌和肠球菌属的益生菌，然而在泌乳期的各个阶段，早产儿组双歧杆菌的检测水平是显著降低的。同时，产妇健康和分娩方式等几个相关因素影响母乳微生物群的组成[222]，其中分娩方式也对母乳中的微生物组成具有十分重要的作用。与此同时，国外专家研究了胎龄、分娩方式和泌乳期对母乳菌群的影响，发现剖宫产分娩会使得母乳的益生菌浓度升高[217]。此外，除了以上几个影响因素，BMI（体重指数）数值、分娩时的抗生素接触量和母体的健康情况等均对于母乳的益生菌含量与种类有影响[223]。

　　母乳中的细菌通过多种机制降低母乳喂养婴儿中细菌感染的发生率和严重程度，这些机制具有即时性和长期性。首先，母乳中的益生菌竞争性地排除致病菌，从而起到抗菌作用；且在免疫系统的发育和应答的过程中，益生菌微生物群发挥着重要的作用[224]。近几年已有研究表明添加动物双歧杆菌乳亚种HN019奶粉可能缓解中国婴儿的上呼吸道感染，说明这类抑菌作用途径有可能替代一系列抗生素的使用，对于在未来减少国内的抗生素应用有一定的参考意义[225]。母乳中的益生菌通过拮抗其他致病菌来抑制致病菌的生长，从而减少感染的可能性与严重程度。以唾液酸杆菌为例，唾液酸杆菌被证明能显著降低肠炎杆菌、英凡特氏菌和肯德基氏菌对人直肠细胞的黏附，甚至可以完全抑制沙门氏菌的生长[226]，研究证明了唾液酸杆菌对于致病菌的拮抗作用。另一方面，益生菌还可以有效降低致病菌的毒素释放，各类益生菌及其细菌素对肉毒杆菌的生长、毒素的形成和毒性都有抑制效果，使用益生菌可以有效预防或治疗肉毒杆菌引发的中毒现象[227]。除此之外，益生菌可以影响免疫细胞作用和细胞因子的产生从而促进机体免疫作用，现有研究表明益生菌可以通过降低细胞因子IL-6和TNF-α的表达，从而缩短炎症期[228]；更有研究表明一些益生菌与患者健康的单核细胞共培养，可逆转患者单核细胞中NK细胞的功能缺陷，该研究对于益生菌提升免疫细胞的功能方面也有一定的参考价值[229]。

3.4.4　小结

现在益生菌已经广泛应用于婴幼儿与中老年人食品中，益生菌的作用已被认可，并且益生菌产业逐步成为各个国家和企业大力扶持的研究领域。益生菌为当给予足够量时对宿主产生健康益处的活性微生物。本节列举了一些常见益生菌菌种，如已商业化的菌种BB12、HN001等，并且阐述了它们对人类健康的重要作用。另外，对于益生菌如何保护机体的研究，本节聚焦于益生菌对于婴幼儿肠道的调节作用，包括竞争性排除肠道病原体、产生抗菌化合物、稳定肠上皮屏障、益生菌与病原体的共聚集、抑制鞭毛运动和对免疫系统的调节作用等。益生菌通过这些作用在婴儿体内建立了精妙的益生菌微环境，从而提升婴儿的免疫力。

综上所述，益生菌对人体健康有十分重要的作用，并且了解益生菌的功能与分类，对于调节婴幼儿时期的肠道发育与营养吸收都有十分重要的作用。

3.5　其他母乳成分

母乳是满足婴幼儿生长和发育的最佳食物。母乳中含有婴儿生长所需的营养素，如维生素、矿物质等[230]，有些营养素含量会随着不同泌乳阶段而变化，以满足婴儿不同生长时期对营养素的需求[231]。维生素和矿物质是维持人体正常生理功能和生命活动的必需营养素，一般不能在体内合成，正常情况下，母乳中含有的维生素和矿物质足够婴幼儿生长发育所需。此外，母乳中还含有婴儿生长所需的核苷酸。核苷酸对于婴幼儿的细胞代谢功能十分重要，但因其能在体内合成，所以它并不是必需营养物质。但对于新生儿来说，其体内合成的核苷酸不能满足其快速生长的需要，需额外从母乳中获取。

3.5.1　母乳核苷酸

核苷酸是非蛋白质氮化合物，是核苷的磷酸酯。与牛奶相比，母乳中含有更多的核苷酸。2005年，我国卫生部正式发布公告，允许婴幼儿奶粉中添加核苷酸，且《食品安全国家标准　食品营养强化剂使用标准》（GB 14880—2012）[232]规定了核苷酸的添加量为0.12～0.58 g/kg。

核苷酸由三部分组成：含氮杂环碱基、戊糖（核糖或脱氧核糖）、磷酸基团。含氮杂环碱基是嘌呤（主要是腺嘌呤和鸟嘌呤）和嘧啶（主要是胞嘧啶、胸腺嘧啶和尿嘧啶）两种杂环化合物的衍生物。核苷酸形成过程中，嘌呤或嘧啶与核糖或脱氧核糖通过缩合而形成核苷，然后核苷再与磷酸发生酯化反应形成核苷酸，因此由核苷形成的核苷酸可分为核糖核苷酸和脱氧核糖核苷酸。

3.5.1.1　母乳核苷酸含量

母乳中高达30%的氮为非蛋白质氮，其中游离核苷酸约占非蛋白质氮的2%～5%，平均浓度范围为10.6～213.6 μmol/L（3.6～72 mg/L）。中国母乳中胞苷5′-单磷酸（cytidine 5′-monophosphate，CMP）、尿苷5′-单磷酸（uridine 5′-monophosphate，UMP）、腺苷5′-单磷酸（adenosine 5′-monophosphate，AMP）、鸟苷5′-单磷酸（guanosine 5′-monophosphate，GMP）和肌苷5′-单磷酸（inosine 5′-monophosphate，IMP）含量见表3-11。核苷酸水平在个体母亲之间和哺乳阶段有很大差异[233]。另外，不同地区其变化趋势也不一致，如在中国、瑞典母乳中AMP和CMP的浓度都随泌乳期（出生后1～60天）的延长而升高，而在美国、西班牙这两种核苷酸的浓度反而随泌乳期的延长而降低。

表3-11　不同泌乳期母乳中核苷酸含量

地区	泌乳期	采样时间（出生后天数）	样本数	AMP（μmol/L）	CMP（μmol/L）	UMP（μmol/L）	GMP（μmol/L）	IMP（μmol/L）
中国	初乳	1～7	45	1.037	7.968	2.135	1.745	—
中国	成熟乳	16～30	40	1.354	9.655	2.073	1.607	—

续表

地区	泌乳期	采样时间 （出生后天数）	样本数	AMP （μmol/L）	CMP （μmol/L）	UMP （μmol/L）	GMP （μmol/L）	IMP （μmol/L）
中国	成熟乳	30～60	10	1.411	13.880	2.785	0.36	N
中国	成熟乳	60～120	59	0.622	9.562	6.807	0.665	0.006
中国	混合样	0～120	24	2.96	49.1	5.60	0.82	25.25
瑞典	初乳	2～4	32	1.4	23.0	6.8	1.0	—
瑞典	成熟乳	90	34	1.9	61.5	6.4	1.0	—
瑞典	成熟乳	21～168	14	5.7	66	11	1.5	N
美国	过渡乳	14	5	7.03	18.32	3.21	3.21	4.54
美国	成熟乳	28	5	4.93	16.35	4.16	4.16	6.40
美国	成熟乳	84	5	4.12	9.90	4.51	4.51	8.32
西班牙	初乳	2～3	8	28.75	44.8	15.45	3.45	N
西班牙	过渡乳	6～15	8	24.2	28.7	10.95	2.5	N
西班牙	成熟乳	30～90	8	17.65	18.5	11.1	1.6	N

注：—表示未报道；N为未检出。

3.5.1.2　母乳核苷酸作用功效

动物实验和临床研究表明，膳食核苷酸可促进婴幼儿胃肠道、免疫系统等的发育，有助于婴幼儿的健康成长。

体重及血脂　婴幼儿喂养强化核苷酸的配方奶粉，在体重增加、身长、头围、肠道耐受性等指标上与母乳喂养更接近。一项荟萃分析[234]从8项不同的研究中检验了喂养添加核苷酸的婴儿配方奶粉对促进婴儿生长的有效性。该分析表明，补充核苷酸增加了婴儿的体重增长率。另一项随机对照临床试验的荟萃分析表明婴儿配方奶粉中添加核苷酸可显著增加婴儿血浆C18:2（n-6）、C20:3（n-6）和C20:4（n-6）（ARA）多不饱和脂肪酸浓度[235]，尤其是DHA（二十二碳六烯酸）和ARA。这两种物质对婴儿健康的神经发育至关重要，在加速视力发育和智力成熟、降低新生儿发病率方面起到积极作用[236, 237]。

胃肠道发育　婴儿日常饮食中摄入核苷酸可以降低婴幼儿胃肠道入侵性细菌增殖和全身性感染风险，促进有益菌属在肠道定植，减少腹泻发生率。肠道菌群具有保持结肠黏膜完整性和调节肠道代谢及免疫的作用，是结肠黏膜的生物屏障，肠道菌群失调是溃疡性结肠炎发病的直接因素。研究表明，与饮食中不含核苷酸的婴儿相比，补充核苷酸的婴儿配方奶粉有利于肠道微生物群的平衡，其肠道微生物组成与母乳喂养婴儿更相似[238]。双歧杆菌属是肠道内重要的益生菌群，具有生物屏障、抗炎、增强免疫反应等作用。在母乳喂养婴儿的大肠中，双歧杆菌属占主导地位，而配方奶喂养的婴儿大肠内双歧杆菌的数量较少[239]，其肠道内被有害菌定植的概率更大，而添加核苷酸的婴儿配方奶粉则可以促进双歧杆菌生长，核苷酸一直被认为是双歧杆菌生长辅助因子。

免疫系统发育　婴儿免疫系统的不成熟可能会使婴儿面临感染性疾病引起的发病和死亡的风险[240, 241]。动物实验研究发现，补充核苷酸可以促进小鼠辅助性T淋巴细胞的发育，从而促进B细胞的成熟和分化，这也是补充核苷酸后小鼠免疫能力增强的原因[242]。一项临床研究表明，与未补充的对照配方奶粉相比，添加72 mg/L膳食核苷酸的牛奶基婴儿配方奶粉增强了对b型流感嗜血杆菌和白喉类毒素的免疫反应。一项对早产儿的临床研究发现，配方奶粉中添加核苷酸比不添加核苷酸的早产儿，其前3个月内血浆中IgM和IgA水平较高，该研究表明，核苷酸可以增强免疫球蛋白的产生，有助于增强早产儿机体的防御能力。

3.5.2　母乳维生素

维生素（vitamin）是一系列有机化合物的统称。它们是维持人体正常生理功能和生命活动所需要的微量营养成分，但一般又无法由生物体自身产生，需要通过饮食等手段获得。它们在体内不产生热能，一般也不是机体的组成部分。

维生素根据溶解性不同分为脂溶性维生素和水溶性维生素，脂溶性维生素指不溶于水而溶于脂肪及有机溶剂的维生素，如维生素A、维生素D、维生素E、维生素K。在食物中它们通常与脂类共存，其吸收与肠道中脂类密切相关，主要存在于肝脏。水溶性维生素指溶于水的维生素，包括B族维生素（维生素B_1、维生素B_2、维生素B_6、叶酸、维生素B_{12}）、维生素C和胆碱。除维生素B_{12}之外，水溶性维生素在体内储存量极少，需经常从食物中获得。

3.5.2.1 脂溶性维生素与类胡萝卜素

脂溶性维生素在母乳中主要与脂类物质相结合，如甘油三酯，其含量与泌乳期的不同阶段有关，不同国家和地区其变量也存在差异性。表3-12列出了不同国家母乳中脂溶性维生素与类胡萝卜素含量。

表3-12　不同国家母乳中脂溶性维生素与类胡萝卜素含量[243-249]

种类	国家	初乳	过渡乳	成熟乳
视黄醇（μg/100 ml）	中国	134.0～154.0	58.8～105.4	48.7～67.1
	日本	93.3	73.8	49.0～36.0
	西班牙	—	61.0	47.3
叶黄素（μg/L）	中国	57.0～71.2	70.0～94.9	22.0～45.7
	美国	68.9	—	33.1～35.2
	意大利	142.2	—	62.6
β-胡萝卜素（μg/100 ml）	中国	8.0～11.1	2.8～3.1	1.7～1.9
	日本	5.3	3.3	2.1～2.4
	美国	8.8		4.7～5.6
番茄红素（μg/100 ml）	中国	6.3～11.9	1.3～2.5	0.6～1.5
	美国	6.4		2.7～3.7
维生素D_3（ng/100 ml）	中国			5.0
	日本	24.8	8.0	3.6～12.3
	丹麦	—	7.7	19.2
25（OH）D_3（ng/100 ml）	中国	—	—	—
	日本	—	—	12.9
	丹麦	44.0	48.0	46.2
α-生育酚（μg/100 ml）	中国	840.4	418.7	290.7
	日本	576.0	501.0	282.0～239.0
	瑞典	990.6	447.9	310.1
γ-生育酚（μg/100 ml）	中国	110.1	76.8	57.3
	日本	111.0	155.0	86.0～120.0
	瑞典	162.5	100.0	87.5
维生素K_1（μg/L）	中国	—	—	—
	法国	5.2	8.9	9.2
	美国	3.4	—	2.9

维生素A　维生素A可以通过动物来源的产品（视黄醇及其衍生物）提供，也可以通过蔬菜中的维生素A原（类胡萝卜素）提供。母乳脂中的维生素A主要以视黄醇酯和微量的β-胡萝卜素的形式存在。在不同泌乳期，初乳中的维生素A含量最高，随后迅速下降，在成熟乳中趋于稳定。母乳中维生素A的缺乏在发展中国家较为常见，因人体不能内源性合成视黄醇，对于纯母乳喂养的婴儿而言，母体通过膳食摄入并分泌到乳汁中是婴儿维生素A的唯一来源。因此，包括中国在内的大多数发展中国家，建议对纯母乳喂养的婴儿额外补充维生素A。

维生素A对于人类胚胎的正常发育至关重要，特别是在脑、颅面、肢体和脏器等方面。一个重要的作用是促进适应性免疫系统发育。维生素A在调节性T细胞的增殖和分化以及多种免疫功能中充当辅助因子[250]。在维生素A存在的情况下，IL-2水平升高，刺激T细胞分化为调节性T细胞，调节性T细胞是预防自身免疫反应的重要介质，可以调节转化生长因子-β（TGF-β）的形成，进而促进淋巴细胞的增殖、分化和存活以维持免疫系统的耐受性[251]。此外，维生素A对婴儿骨骼生长和视力发育也有促进作用[252, 253]。

维生素D　维生素D属于固醇类化合物，维生素D的两种主要形式是动物来源的维生素D_3（胆钙化醇）和植物来源的维生素D_2（麦角钙化醇）。维生素D_3在肝脏中羟基化为25-羟基维生素D_3[25(OH)D_3]，随后在肾脏中羟基化为1, 2-二羟基维生素D_3，这是一种血液中的活性代谢物，可刺激肠道对钙、镁、铁等矿物质的吸收，预防婴儿佝偻病[254]。另外，维生素D还具有促进细胞生长、增强免疫功能和减轻炎症的作用[255]。

一项研究探究了不同哺乳期母乳中维生素D的含量，分别采集产后2周、4个月、9个月时母乳中不同种维生素D含量，结果显示初乳中含量低于成熟乳，且与母体内维生素D含量相关[256]。除了饮食外，维生素D可通过日照获得，因此母乳中维生素D含量还与乳母接受太阳照射的时间有关[257]。

维生素E　维生素E是生育酚和生育三烯酚的总称，根据苯甲醇环上甲基取代的位置分为α、β、γ和δ四种类型。维生素E是体内重要的抗氧化剂，可以保持脂肪酸的完整性并防止由过氧自由基（ROO·）引起的膜损伤[258, 259]，与婴幼儿的呼吸、免疫和认知系统发育密切相关[260]。

维生素E含量在不同泌乳阶段存在差异性，初乳中含量高于成熟乳，这一趋势存在于世界上大多数地区，但每个地区含量有差异。有文献报道德国和西班牙母亲初乳中维生素E含量高于孟加拉国，这可能是因为经济发展水平不同，孟加拉国极端贫困地区母亲易出现营养不良，其健康状况较差[261]。

维生素K 维生素K是合成和激活凝血因子Ⅱ（凝血酶原）、Ⅷ、Ⅸ和Ⅹ（维生素K依赖性凝血因子）以及肝脏中蛋白质C和蛋白质S的必需辅助因子[262]。

母乳中维生素K主要是维生素K_1，且初乳中含量高于成熟乳，但基本无法满足婴幼儿需求，需额外补充。研究发现，乳母口服维生素K_1后，母乳中维生素K_1含量与口服剂量呈正相关[263, 264]。新生儿由于胎盘转运不良、母乳中维生素K含量低、肠道菌群不成熟等，易出现维生素K缺乏症，严重时会导致维生素K缺乏性出血，危及生命[262, 265]，所以应及时补充维生素K。

3.5.2.2 水溶性维生素

母乳中的水溶性维生素对婴幼儿健康成长十分重要，表3-13总结了不同国家乳母在不同泌乳期，其母乳中水溶性B族维生素含量。

表3-13 不同国家乳母在不同泌乳期的母乳中B族维生素含量

维生素种类	国家	初乳（μg/L）	过渡乳（μg/L）	成熟乳（μg/L）
维生素B_1	中国	5	6.7	21.1
	美国	28.4	64.6	183
	日本	—	71	133
	塞尔维亚	51	94	248
维生素B_2	中国	29.3	40.6	33.6
	日本		377	340
	塞尔维亚	113	228	453
	英国	288	279	310
维生素B_6	中国	4.6	16.1	62.7
	英国	17	34.9	107.1
	日本	—	55	46
维生素B_{12}	英国	0.49	0.28	0.23
	日本	—	0.6	0.5

维生素 B_1（硫胺素） 硫胺素是碳水化合物和支链氨基酸代谢必需的辅酶。如果缺乏硫胺素，除了会导致碳水化合物代谢发生障碍，某些代谢产物如丙酮酸在血液中大量聚集产生中毒现象，还会导致婴儿脚气病。

母乳中硫胺素主要以一磷酸硫胺素和游离硫胺素形式存在，其含量在哺乳期前几个月会增加。在母体中含量较少的情况下，硫胺素会优先转运到母乳中。

维生素 B_2（核黄素） 核黄素以磷酸酯的形式存在于氧化还原反应中，以两种辅酶黄素单核苷酸（FMN）和黄素腺嘌呤二核苷酸（FAD）发挥作用，氧化还原反应涉及能量产生和谷胱甘肽活性。核黄素缺乏会影响多种代谢途径，并导致皮肤异常、周围神经病变、生长不良和铁吸收受损等。母乳中，核黄素主要以FAD和游离核黄素形式存在。营养状况良好的母亲，母乳中核黄素含量在前3个月较稳定，而营养状况较差的乳母，母乳中核黄素含量在2～4个月达到峰值，5～6个月又会下降。乳母补充核黄素会显著提升母乳中核黄素含量[266]。

维生素 B_6 维生素 B_6 是参与多达150种代谢反应的辅酶，如氨基酸代谢、糖酵解和糖异生等[267]。维生素 B_6 主要有6种水溶性化合物形式：吡哆醛（PL）、磷酸吡哆醛（PLP）、吡哆胺（PM）、磷酸吡哆胺（PMP）、吡哆醇（PN）及其5′-磷酸盐。在婴儿中，维生素 B_6 缺乏与神经系统和行为异常有关，包括易怒、惊吓反应增加和癫痫发作[268]。吡哆醛是母乳中维生素 B_6 的主要形式，母乳中也含有少量的磷酸吡哆醛、吡哆胺和吡哆醇。母乳中的维生素 B_6 浓度在产后的前几周增加3～4倍，随后逐渐下降，在母亲膳食中补充维生素 B_6 可以增加母乳中维生素 B_6 的含量。6个月后，仅靠母乳喂养可能不足以满足婴儿对维生素 B_6 的需求。

维生素 B_{12} 又称钴胺素，是唯一含有金属元素的维生素，也是结构最复杂的维生素。维生素 B_{12} 具有提高叶酸利用率、促进红细胞发育和成熟、参与胆碱合成、维护神经髓鞘物质代谢和功能、帮助平衡免疫反应及更好地对抗病毒感染等多种功能[269, 270]，此外，它还能促进海马体的发育，因此与记忆、语言和视觉处理有关。在婴儿期缺乏维生素 B_{12} 会导致一系列神经症状和发育退化[271]。一项随机队列研究发现，补充维生素 B_{12} 的婴儿，其认知能力高于未补充的婴儿[269]。在母乳中，维生素B_{12}与一种钴胺结合蛋白紧密结合。在哺乳期前4个月其含量会显著下降，乳母补充维生素B_{12}可以使母乳中维生素B_{12}的含量增加。

叶酸　叶酸及其辅酶形式对于蛋白质、DNA和RNA的生物合成是必需的[272, 273]，因此在生长、发育和生殖期间非常重要。母乳中叶酸的主要形式是5-甲基四氢叶酸[274]。母乳初乳中叶酸浓度较低[275]，在分娩后几周内增加，在2～3个月时达到峰值[276]，从3～6个月略有下降，并保持稳定至泌乳后期。母亲在饮食中额外补充叶酸对母乳中叶酸含量无影响[277]。但缺乏时，母亲体内叶酸会优先进入母乳，以牺牲母体中叶酸含量为代价维持母乳中叶酸含量。

维生素C　母乳中的抗氧化维生素在免疫调节中起着重要的作用。维生素C可刺激白细胞，增加抗体的产生，增强中性粒细胞吞噬能力和氧化杀伤，并可促进淋巴细胞增殖[278, 279]。维生素C在母乳初乳中含量最高，并在哺乳过程中逐渐下降。乳母体内维生素C含量较少时，母乳中维生素C含量会受乳母饮食摄入量影响[280]，如在我国内蒙古和上海地区，母乳中维生素C含量相差较多，成熟乳中含量分别为1.6 mg/100 g和3.28 mg/100 g。而母体内维生素C含量充足时，摄入量与母乳中含量无显著相关性。

胆碱　胆碱是卵磷脂和鞘磷脂的组成成分，其生理作用和磷脂作用密切相关，并通过磷脂的作用来实现。婴儿缺乏胆碱会对神经系统发育造成影响[281-283]。母乳总胆碱浓度在产后7～22天迅速增加，并在成熟乳中保持相对稳定，但游离胆碱浓度在产后12～180天逐渐下降。

人类母乳中磷脂含量显著高于其他动物乳[284]，且各地区母乳中磷脂含量存在显著差异。就中国6个城市母亲成熟乳磷脂酰胆碱含量来说[285]，广州和兰州高于天津、上海、成都（$P < 0.001$）。

3.5.3　母乳矿物质

矿物质又称无机盐，与有机营养素不同，它们既不能在人体内合成，除排泄外不能在人体代谢中消失。母乳中含有婴儿生长所需的矿物质，在初乳中含量最高，在泌乳过程中含量逐渐下降[286]。基于在体内的含量和膳食中需要量的不同，矿物质分为常量元素（钙、磷、钾、钠、镁、氯、硫）和微量元素（铁、锌、铜、硒、碘等）。表3-14和表3-15分别总结了我国7个不同地区及世界上不同国家母乳中矿物质含量。每种矿物质在婴幼儿生长过程中具有多种功能，以下选取部分矿物质进行介绍。

表3-14　中国7个地区不同哺乳期母乳中6种矿物质含量[287]

母乳		钙（mg/100 ml）	镁（mg/100 ml）	磷（mg/100 ml）	铁（mg/100 ml）	锌（mg/L）	硒（μg/L）
混合样品	初乳	27.23	3.52	11.56	0.45	0.48	16.99
	过渡乳	23.34	3.41	14.67	0.37	0.39	13.43
	成熟乳	23.94	3.2	17.62	0.36	0.35	13.44
哈尔滨	初乳	20.66	3.37	—	0.66	0.57	—
	过渡乳	20.85	3.39	—	0.33	0.26	—
	成熟乳	19.84	3.39	—	0.14	0.29	—
呼和浩特	初乳	28.26	3.52	—	0.57	0.54	—
	过渡乳	27.09	3.26	—	0.58	0.46	—
	成熟乳	27.16	3.02	—	0.51	0.38	—
北京	初乳	29.16	3.27	—	0.23	0.48	—
	过渡乳	29.18	3.08	—	0.22	0.42	—
	成熟乳	29.22	2.98	—	0.24	0.4	—
成都	初乳	26.87	3.09	—	0.29	0.42	—
	过渡乳	27.1	3.11	—	0.26	0.43	—
	成熟乳	28.15	2.99	—	0.3	0.39	—
南昌	初乳	18.2	4.37	8.15	0.32	0.53	25.49
	过渡乳	18.98	3.84	13.86	0.38	0.45	18.14
	成熟乳	18.81	3.56	24.6	0.27	0.33	18.01
上海	初乳	26.69	4.35	11.41	0.39	0.47	19.13
	过渡乳	25.8	3.84	14.75	0.39	0.38	14.33
	成熟乳	26.36	3.83	13.62	0.44	0.28	14.77
广州	初乳	40.78	2.65	15.37	0.72	0.38	6.35
	过渡乳	14.4	3.35	15.41	0.44	0.28	7.81
	成熟乳	18.07	2.64	14.64	0.65	0.36	7.55

表3-15　不同国家母乳的成熟乳中矿物质含量[288]

	时间/母乳	镁（mg/100 ml）	磷（mg/100 ml）	钙（mg/100 ml）	铁（μg/100 ml）	铜（μg/100 ml）	锌（μg/L）	硒（μg/100 ml）
日本	产后1～5天	3.2	15.9	29.3	110	37	475	2.5
	产后6～10天	3	19	31	96	48	384	2.4
	产后11～20天	2.9	17.6	30.4	136	46	337	2.7
	产后21～89天	2.5	15.6	25.7	180	34	177	1.8
美国	成熟乳	—	—	26.9	127	16.9	67	—
纳米比亚	成熟乳	—	—	14.4	153	13.1	134	—
波兰	成熟乳	—	—	22.7	100	18.7	75	—
阿根廷	成熟乳	—	—	23.2	99	21.1	93	—

3.5.3.1　常量元素

钙　钙是骨骼和牙齿的重要组成部分，婴儿缺钙会导致骨折和佝偻病发病率升高[289]。不同地区母亲母乳中钙含量存在差异性[290]，个体间也存在差异性，但一般不随哺乳期而变化。且在母亲饮食中补充钙对母乳中钙含量无显著影响。另有研究发现，食用母乳的婴儿粪便中钙流失量低于食用配方奶粉的婴儿[291]。

磷　磷以磷脂、核苷酸和核酸的形式出现，磷脂是大多数生物膜的主要成分。磷参与多种生物过程，包括骨矿化、细胞信号转导、能量产生和酸碱平衡。虽然钙和磷的分泌是独立调节的，但在早产儿和足月儿母乳中，钙和磷的中位数比约为1.7。磷的浓度在早期过渡乳中最高，并随着泌乳期的进展而逐渐下降[292]。与其他哺乳动物的母乳相比，人类母乳中的磷浓度较低，这可能是抑制粪便病原体生长、保护未成熟的新生儿肾脏系统免受钙代谢紊乱或防止代谢性酸中毒的一种机制。母乳磷几乎不受乳母生活习惯影响，只有在乳母家族性低磷血症或甲状旁腺功能亢进的情况下，母乳磷浓度才显著降低。

镁　镁在骨骼中起着结构性的作用，并参与了超过300种基本代谢反应。在哺乳期间，来自母体骨骼的镁被动员起来，将储存的镁添加到供应乳腺的矿物质池中。母乳中镁浓度的中位数为31 mg/L，大多数报道的平均值在20～40 mg/L。尽管个体间存在差异，但同一女性的母乳镁浓度在哺乳期间处于稳定状态，但也有研究发现镁含量随泌乳期下降[293]。

3.5.3.2　微量元素

铁　铁的一个重要作用是作为血红蛋白的一部分，除此之外，铁是一系列代谢过程中所必需的各种酶的结构成分。当新生儿从子宫相对缺氧的环境中出现到富氧的环境中时，血红蛋白合成减少，血红蛋白在出生的前6周从平均170 g/L下降到约120 g/L[294]。衰老红细胞中的铁被重复利用，以保证婴儿体内铁含量满足需求[295]。但在接下来的时间，婴儿体重增加一倍，体内铁则不足以满足需求，需从母乳中得到补充。在母乳中，铁主要与低分子量肽、脂肪球和乳铁蛋白结合，乳铁蛋白的平均铁饱和度为2.2%～12%。多数研究发现随哺乳期延长，母乳中铁含量逐渐下降，但也有研究发现，成熟乳中铁含量高于初乳[296]。

锌　锌是调节人体主要代谢途径的数百种酶的结构和催化功能所必需的物质[297]。婴儿缺锌会导致生长发育迟缓和免疫功能受损，从而增加腹泻和呼吸道感染的发病率和死亡率[298]，锌还与婴儿认知功能相关[299]。母乳中锌含量在整个哺乳过程中逐渐下降，各地区间差异较小[300, 301]。据估计，平均每天通过母乳转移给婴儿的锌：初乳期时为4 mg，1个月时为1.75 mg，6个月时为0.7 mg。没有发现母乳中锌浓度与母亲吸烟、铁或包括锌在内的多种维生素/矿物质补充或妊娠时间之间的关系。

硒　硒在用于生物合成硒蛋白的人体机能中起着巨大的作用[296]，因为硒是各种硒蛋白中发现的硒代半胱氨酸的组成部分[302-304]，包括强效抗氧化剂谷胱甘肽过氧化物酶和脱碘酶[305]，这两种酶对生命早期发育至关重要。在母乳中，硒作为强效抗氧化剂谷胱甘肽过氧化物酶的组成部分存在[306]，并在较小程度上作为硒代半胱氨酸和硒代甲硫氨酸存在[307]。人类婴儿出生时就有硒储备，但也依赖于母乳中提供的硒。初乳中的硒浓度较高，随着泌乳期的延长而降低。不同地区硒含量相差较大，可能是不同地区饮食差异而导致。

碘　碘是甲状腺功能和甲状腺激素合成的必需元素[308]，甲状腺激素调节新陈代谢、脑发育和生长的关键过程[309, 310]，对婴儿生长至关重要。孕期母亲缺碘与后代神经发育不足和智力缺陷有关，如学习成绩差和语言发育迟缓，以及后代生命后期的注意力缺陷、多动障碍。碘缺乏被认为是儿童中枢神经系统发育不良的最常见原因。

同样的，母乳中初乳的碘含量最高[311]，而后含量逐渐下降[312]。母乳中的碘受乳母饮食影响，饮食中补充碘可有效提高母乳中碘浓度。世界上多个国家的不同哺乳期母乳中碘浓度具有差异，韩国母乳中碘浓度显著高于其他国家，这主要是因为韩国人饮食中碘摄入量较高[313]。

3.5.4　小结

母乳中许多营养成分都处在不断变化之中，以满足婴儿在不同生长阶段的需求。母体营养状况不佳会反映在母乳中，进而影响婴儿的发育。但在某些情况下，母乳的营养浓度不会因母体中缺少而降低，它们以消耗母体中储备为代价补充到母乳中，如叶酸，因此母亲在体内叶酸含量不足时应及时补充，以免对自身健康造成影响。

婴儿在哺乳早期补充维生素K、维生素D和维生素B_{12}，以及在6个月后补充铁，可以防止因母乳中含量较少而对婴儿生长发育产生影响。已有研究证明了母体因素对母乳中多种营养素浓度的影响，但对于一些B族维生素，包括硫胺素、核黄素和维生素B_6，还需要更多的数据支持。由于建议在6个月前进行纯母乳喂养，因此了解母乳中缺乏哪些营养素进而采取积极措施进行预防是很有必要的，可以同时保障母亲和婴儿的营养需求。

参 考 文 献

[1] Bode L. The functional biology of human milk oligosaccharides. Early Hum Dev, 2015, 91(11): 619-622.

[2] Bao Y, Zhu L, Newburg DS. Simultaneous quantification of sialyloligosaccharides from human

milk by capillary electrophoresis. Anal Biochem, 2007, 370(2): 206-214.

[3] Jantscher-Krenn E, Bode L. Human milk oligosaccharides and their potential benefits for the breast-fed neonate. Minerva Pediatr, 2012, 64(1): 83-99.

[4] Morrin ST, Hickey RM. New insights on the colonization of the human gut by health-promoting bacteria. Appl Microbiol Biotechnol, 2020, 104(4): 1511-1515.

[5] Monteagudo-Mera A, Rastall RA, Gibson GR, et al. Adhesion mechanisms mediated by probiotics and prebiotics and their potential impact on human health. Appl Microbiol Biotechnol, 2019, 103: 6463-6472.

[6] Wiciński M, Sawicka E, Gębalski J, et al. Human milk oligosaccharides: health benefits, potential applications in infant formulas, and pharmacology. Nutrients, 2020, 12(1): 266.

[7] Kong C, Elderman M, Cheng L, et al. Modulation of intestinal epithelial glycocalyx development by human milk oligosaccharides and non-digestible carbohydrates. Mol Nutr Food Res, 2019, 63(17): e1900303.

[8] Cheng L, Kong C, Walvoort MT, et al. Human milk oligosaccharides differently modulate goblet cells under homeostatic, proinflammatory conditions and ER stress. Mol Nutr Food Res, 2020, 64(5): e1900976.

[9] Ayechu-Muruzabal V, Overbeek SA, Kostadinova AI, et al. Exposure of intestinal epithelial cells to 2′-fucosyllactose and CpG enhances galectin release and instructs dendritic cells to drive Th1 and regulatory-type immune development. Biomolecules, 2020, 10(5): 784.

[10] Wang C, Zhang M, Guo H, et al. Human milk oligosaccharides protect against necrotizing enterocolitis by inhibiting intestinal damage via increasing the proliferation of crypt cells. Mol Nutr Food Res, 2019, 63(18): e1900262.

[11] Wu RY, Li B, Koike Y, et al. Human milk oligosaccharides increase mucin expression in experimental necrotizing enterocolitis. Mol Nutr Food Res, 2019, 63(3): e1800658.

[12] Sodhi CP, Wipf P, Yamaguchi Y, et al. The human milk oligosaccharides 2′-fucosyllactose and 6′-sialyllactose protect against the development of necrotizing enterocolitis by inhibiting Toll-like receptor 4 signaling. Pediatr Res, 2021, 89(1): 91-101.

[13] Oliveros E, Vázquez E, Barranco A, et al. Sialic acid and sialylated oligosaccharide supplementation during lactation improves learning and memory in rats. Nutrients, 2018, 10(10): 1519.

[14] Cheng YJ, Yeung CY. Recent advance in infant nutrition: Human milk oligosaccharides. Pediatr Neonatol, 2021, 62(4): 347-353.

[15] Thurl S, Munzert M, Boehm G, et al. Systematic review of the concentrations of oligosaccharides in human milk. Nutr Rev, 2017, 75(11): 920-933.

[16] Zhou Y, Sun H, Li K, et al. Dynamic changes in human milk oligosaccharides in Chinese population: a systematic review and meta-analysis. Nutrients, 2021, 13(9): 2912.

[17] Elwakiel M, Hageman JA, Wang W, et al. Human milk oligosaccharides in colostrum and mature milk of Chinese mothers: Lewis positive secretor subgroups. J Agric Food Chem, 2018, 66(27): 7036-7043.

[18] Guo M, Luo G, Lu R, et al. Distribution of Lewis and secretor polymorphisms and corresponding CA 19-9 antigen expression in a Chinese population. FEBS Open Bio, 2017, 7(11): 1660-1671.

[19] Wu J, Wu S, Huo J, et al. Systematic characterization and longitudinal study reveal distinguishing features of human milk oligosaccharides in China. Curr Dev Nutr, 2020, 4(8): nzaa113.

[20] Asakuma S, Akahori M, Kimura K, et al. Sialyl oligosaccharides of human colostrum: changes in concentration during the first three days of lactation. Biosci Biotechnol Biochem, 2007, 71(6): 1447-1451.

[21] Samuel TM, Binia A, de Castro CA, et al. Impact of maternal characteristics on human milk oligosaccharide composition over the first 4 months of lactation in a cohort of healthy European mothers. Sci Rep, 2019, 9(1): 11767.

[22] Spevacek AR, Smilowitz JT, Chin EL, et al. Infant maturity at birth reveals minor differences in the maternal milk metabolome in the first month of lactation. J Nutr, 2015, 145(8): 1698-1708.

[23] Sprenger N, Odenwald H, Kukkonen AK, et al. FUT2-dependent breast milk oligosaccharides and allergy at 2 and 5 years of age in infants with high hereditary allergy risk. Eur J Nutr, 2017, 56(3): 1293-1301.

[24] Miliku K, Robertson B, Sharma AK, et al. Human milk oligosaccharide profiles and food sensitization among infants in the CHILD Study. Allergy, 2018, 73(10): 2070-2073.

[25] Sprenger N, Lee LY, Castro CA, et al. Longitudinal change of selected human milk oligosaccharides and association to infants' growth, an observatory, single center, longitudinal cohort study. PLoS One, 2017, 12(2): e0171814.

[26] Zhang W, Vervoort J, Pan J, et al. Comparison of twelve human milk oligosaccharides in mature milk from different areas in China in the Chinese Human Milk Project(CHMP) study. Food Chem, 2022, 395: 133554.

[27] Reverri EJ, Devitt AA, Kajzer JA, et al. Review of the clinical experiences of feeding infants formula containing the human milk oligosaccharide 2'-fucosyllactose. Nutrients, 2018, 10(10): 1346.

[28] Puccio G, Alliet P, Cajozzo C, et al. Effects of infant formula with human milk oligosaccharides on growth and morbidity: a randomized multicenter trial. J Pediatr Gastroenterol Nutr, 2017, 64(4): 624-631.

[29] Phosanam A, Chandrapala J, Huppertz T, et al. In vitro digestion of infant formula model systems: Influence of casein to whey protein ratio. Int Dairy J, 2021, 117.

[30] Huang J, Zhang L, Lan H, et al. How to adjust α-lactalbumin and β-casein ratio in milk protein formula to give a similar digestion pattern to human milk? J Food Compost Anal, 2022, 110.

[31] Yu W, Qi Y, Jin Y. Investigation of human milk proteins by proteomics. Se Pu, 2019, 37(5): 471-476.

[32] Mosca F, Gianni ML. Human milk: composition and health benefits. Pediatr Med Chir, 2017, 39(2): 155.

[33] Verd S, Ginovart G, Calvo J, et al. Variation in the protein composition of human milk during extended lactation: a narrative review. Nutrients, 2018, 10(8): 1124.

[34] Demers-Mathieu V, Hines DJ, Hines RM, et al. Influence of previous COVID-19 and mastitis infections on the secretion of brain-derived neurotrophic factor and nerve growth factor in human milk. Int J Mol Sci, 2021, 22(8): 3846.

[35] Demmelmair H, Koletzko B. Detailed knowledge of maternal and infant factors and human milk composition could inform recommendations for optimal composition. Acta Paediatr, 2022, 111(3): 500-504.

[36] McLoughlin G. Protein supplementation of human milk for promoting growth in preterm infants. International Journal of Evidence-Based Healthcare, 2018, 19(1): 11-12.

[37] Nicholas A, Zaman F, Francis J. Human donor milk bank variations of macronutrients and implications for fragile infants. Curr Dev Nutr, 2022, 6(Supplement_1): 696.

[38] Lijun L, Qianying G, Mingxuan C, et al. Impact of maternal nutrition during early pregnancy and diet during lactation on lactoferrin in mature breast milk. Nutrition, 2022, 93: 111500.

[39] Parreiras PM, Vieira Nogueira JA, Da Cunha LR, et al. Effect of thermosonication on microorganisms, the antioxidant activity and the retinol level of human milk. Food Control, 2020, 113.

[40] Meyer CM, Khan AM, Alcorn JL. Impact of surfactant protein-A on immunomodulatory properties of murine and human breast milk. J Pediatr Gastroenterol Nutr, 2022, 75(1): 97-103.

[41] Lopez Alvarez MJ. Proteins in human milk. Breastfeed Rev, 2007, 15(1): 5-16.

[42] Emmett PM, Rogers IS. Properties of human milk and their relationship with maternal nutrition. Early Hum Dev, 1997, 49 Suppl: S7-S28.

[43] Ballard O, Morrow AL. Human milk composition: nutrients and bioactive factors. Pediatr Clin North Am, 2013, 60(1): 49-74.

[44] Blanc B. Biochemical aspects of human milk—comparison with bovine milk. World Rev Nutr Diet, 1980, 36: 1-89.

[45] Zhang J, Zhao A, Lai S, et al. Longitudinal Changes in the Concentration of Major Human Milk Proteins in the First Six Months of Lactation and Their Effects on Infant Growth, Nutrients, 2021, 13(5):1476.

[46] Jenkins TC, McGuire MA. Major advances in nutrition: impact on milk composition. J Dairy Sci, 2006, 89(4): 1302-1310.

[47] Wijesinha-Bettoni R, Burlingame B. Milk and dairy product composition. Milk and Dairy Products in Human Nutrition, 2013: 41-102.

[48] 任建存. 我国特色乳制品的营养功效与产业发展. 中国乳业, 2021,8: 34-39.

[49] Park YW, Haenlein GFW. Handbook of milk of non-bovine mammals. Ames, Iowa: Blackwell Pub, 2006.

[50] Alichanidis E. Non-Bovine Milk and Milk Products // Composition and Properties of Non-cow Milk and Products. 2016: 81-116.

[51] Li S, Delger M, Dave A, et al. Seasonal variations in the composition and physicochemical characteristics of sheep and goat milks. Foods, 2022, 11(12): 1737.

[52] Hinz K, O'Connor PM, Huppertz T, et al. Comparison of the principal proteins in bovine, caprine, buffalo, equine and camel milk. J Dairy Res, 2012, 79(2): 185-191.

[53] Abd El-Salam MH, El-Shibiny S. A comprehensive review on the composition and properties of buffalo milk. Dairy Science & Technology, 2011, 91(6): 663-699.

[54] Park YW, Haenlein GFW. Handbook of milk of non-bovine mammals. Ames, Iowa: Blackwell Pub, 2006.

[55] Potocnik K, Gantner V, Kuterovac K, et al. Mare's milk: composition and protein fraction in comparison with different milk species. Mljekarstvo, 2011, 61(2): 107-113.

[56] Guha S, Sharma H, Deshwal GK, et al. A comprehensive review on bioactive peptides derived from milk and milk products of minor dairy species. Food Production Processing and Nutrition, 2021, 3: 2.

[57] Liyang W, Jiukai Z, Ying C. Research progress on nutritional components and biological functions of different mammalian milks. Food Science, China, 2023, 44(5): 365-374.

[58] Layman DK, Lonnerdal B, Fernstrom JD. Applications for alpha-lactalbumin in human nutrition. Nutr Rev, 2018, 76(6): 444-460.

[59] Andreas NJ, Kampmann B, Le-Doare KM. Human breast milk: A review on its composition and bioactivity. Early Hum Dev, 2015, 91(11): 629-635.

[60] Aiqian Y, Jian C, Carpenter E, et al. Dynamic in vitro gastric digestion of infant formulae made with goat milk and cow milk: influence of protein composition. Int Dairy J, 2019, 97: 76-85.

[61] Mulet-Cabero AI, Torcello-Gomez A, Saha S, et al. Impact of caseins and whey proteins ratio and lipid content on in vitro digestion and ex vivo absorption. Food Chem, 2020, 319: 126514.

[62] Demers-Mathieu V, Nielsen SD, Underwood MA, et al. Changes in proteases, antiproteases and bioactive proteins from mother's breast milk to the premature infant stomach. J Pediatr Gastroenterol Nutr, 2018, 66(2): 318-324.

[63] Wada Y, Lönnerdal B. Bioactive peptides derived from human milk proteins-mechanisms of action. J Nutr Biochem, 2014, 25(5): 503-514.

[64] Thum C, Roy NC, Everett DW, et al. Variation in milk fat globule size and composition: a source of bioactives for human health. Crit Rev Food Sci Nutr, 2023, 63(1): 87-113.

[65] Artym J, Zimecki M. Milk-derived proteins and peptides in clinical trials. Postepy Hig Med Dosw(Online), 2013, 67: 800-816.

[66] Haschke F, Haiden N, Thakkar SK. Nutritive and bioactive proteins in breastmilk. Ann Nutr Metab, 2016, 69 Suppl 2: 17-26.

[67] Lonnerdal B. Bioactive Proteins in human milk: health, nutrition, and implications for infant formulas. J Pediatr, 2016, 173 Suppl: S4-S9.

[68] Hodgkinson AJ, Wallace OAM, Smolenski G, et al. Gastric digestion of cow and goat milk: peptides derived from simulated conditions of infant digestion. Food Chem, 2019, 276: 619-625.

[69] Gridneva Z, Kugananthan S, Hepworth AR, et al. Effect of human milk appetite hormones, macronutrients, and infant characteristics on gastric emptying and breastfeeding patterns of term fully breastfed infants. Nutrients, 2016, 9(1): 15.

[70] Dallas DC, Guerrero A, Khaldi N, et al. A peptidomic analysis of human milk digestion in the infant stomach reveals protein-specific degradation patterns. J Nutr, 2014, 144(6): 815-820.

[71] Huang J, Liu Z, Rui X, et al. Assessment of the effect of lactic acid fermentation on the gastroduodenal digestibility and immunoglobulin E binding capacity of soy proteins via an in vitro dynamic gastrointestinal digestion model. Food Funct, 2020, 11(12): 10467-10479.

[72] 周鹏, 张玉梅, 刘彪, 等. 乳类食物中 β- 酪蛋白的结构及营养功能. 中国食物与营养, 2020, 26(4): 52-56.

[73] 荫士安. 人乳成分: 存在形式、含量、功能、检测方法. 北京: 化学工业出版社, 2016.

[74] Fu Y, Ji C, Chen X, et al. Investigation into the antimicrobial action and mechanism of a novel endogenous peptide beta-casein 197 from human milk. Amb Express, 2017, 7(1): 119.

[75] Mizushige T. Neuromodulatory peptides: orally active anxiolytic-like and antidepressant-like peptides derived from dietary plant proteins. Peptides, 2021, 142: 170569.

[76] 王妍, 陈雨春, 王畅, 等. 乳清蛋白的功能特性及其在乳制品生产中的应用. 食品安全导刊, 2021,(18): 40-42.

[77] Halabi A, Croguennec T, Menard O, et al. Protein structure in model infant milk formulas impacts their kinetics of hydrolysis under in vitro dynamic digestion. Food Hydrocolloids, 2022, 126: 107368. 1-107368. 12.

[78] Wang Y, Ye A, Hou Y, et al. Microcapsule delivery systems of functional ingredients in infant formulae: research progress, technology, and feasible application of liposomes. Trends in Food Science & Technology, 2022, 119: 36-44.

[79] Ren Q, Zhou Y, Zhang W, et al. Longitudinal changes in the bioactive proteins in human milk of the Chinese population: a systematic review. Food Sci Nutr, 2021, 9(1): 25-35.

[80] Park YW, Haenlein GF. Milk and dairy products in human nutrition: production, composition and health. New York: John Wiley & Sons, 2013.

[81] Nayak BN, Singh RB, Buttar HS. Biochemical and dietary functions of tryptophan and its metabolites in human health//Functional foods and nutraceuticals in metabolic and non-communicable diseases. Amsterdam: Elsevier, 2022.

[82] 张玉梅, 石羽杰, 张健, 等. 母乳 α-乳清蛋白、β-酪蛋白与婴幼儿健康的研究进展. 营养学报, 2020, 42(1): 78-82.

[83] 张永金, 胡艳红, 葛武鹏, 等. 母乳、牛乳与主要小品种乳蛋白质组成及乳清蛋白二级结构比较. 食品安全质量检测学报, 2022, 13(15): 4779-4786.

[84] Donovan SM. Human milk proteins: composition and physiological significance//Human milk: composition, clinical benefits and future opportunities: Vol. 90. Basel Karger Publishers, 2019.

[85] Le Doare K, Kampmann B. Breast milk and Group B streptococcal infection: vector of transmission or vehicle for protection? Vaccine, 2014, 32(26): 3128-3132.

[86] Guo J, Ren C, Han X, et al. Role of IgA in the early-life establishment of the gut microbiota and immunity: implications for constructing a healthy start. Gut Microbes, 2021, 13(1): 1-21.

[87] Johanson B. Isolation of an iron-containing red protein from milk. Acta Chem Scand, 1960, 14: 510-512.

[88] Oda H, Wakabayashi H, Yamauchi K, et al. Lactoferrin and bifidobacteria. BioMetals, 2014, 27(5): 915-922.

[89] Malet A, Bournaud E, Lan A, et al. Bovine lactoferrin improves bone status of ovariectomized mice via immune function modulation. Bone, 2011, 48(5): 1028-1035.

[90] Griffiths J, Jenkins P, Vargova M, et al. Enteral lactoferrin supplementation for very preterm infants: a randomised placebo-controlled trial. Lancet, 2019, 393(10170): 423-433.

[91] Jiang R, Lönnerdal B. Effects of milk osteopontin on intestine, neurodevelopment, and immunity. Nestle Nutr Inst Workshop Ser, 2020, 94: 152-157.

[92] Dudemaine PL, Thibault C, Alain K, et al. Genetic variations in the SPP1 promoter affect gene expression and the level of osteopontin secretion into bovine milk. Anim Genet, 2014, 45(5): 629-640.

[93] Bruun S, Jacobsen LN, Ze X, et al. Osteopontin levels in human milk vary across countries and within lactation period: data from a multicenter study. J Pediatr Gastroenterol Nutr, 2018, 67(2): 250-256.

[94] Zhang X, Jiang B, Ji C, et al. Quantitative label-free proteomic analysis of milk fat globule membrane in donkey and human milk. Front Nutr, 2021, 8: 670099.

[95] Icer MA, Gezmen-Karadag M. The multiple functions and mechanisms of osteopontin. Clin Biochem, 2018, 59: 17-24.

[96] Abdalrhim AD, Marroush TS, Austin E, et al. Plasma osteopontin levels and adverse cardiovascular outcomes in the PEACE trial. PLos One, 2016, 11(6): e0156965.

[97] Manoni M, Di Lorenzo C, Ottoboni M, et al. Comparative proteomics of milk fat globule membrane(MFGM)proteome across species and lactation stages and the potentials of MFGM fractions in infant formula preparation. Foods, 2020, 9(9): 1251.

[98] Ma Y, Zhang L, Wu Y, et al. Changes in milk fat globule membrane proteome after pasteurization

in human, bovine and caprine species. Food Chem, 2019, 279: 209-215.

[99] Zanabria R, Griffiths MW, Corredig M. Does structure affect biological function? Modifications to the protein and phospholipids fraction of the milk fat globule membrane after extraction affect the antiproliferative activity of colon cancer cells. J Food Biochem, 2020, 44(2): e13104.

[100] Lili Z, Min D, Jing G, et al. Label-free quantitative proteomic analysis of milk fat globule membrane proteins of yak and cow and identification of proteins associated with glucose and lipid metabolism. Food Chem, 2019, 275: 59-68.

[101] Corrochano AR, Ferraretto A, Arranz E, et al. Bovine whey peptides transit the intestinal barrier to reduce oxidative stress in muscle cells. Food Chem, 2019, 288: 306-314.

[102] 李贺, 腾飞. 乳脂肪球膜蛋白组成及其功能特性. 中国乳品工业, 2022, 50(3): 37-42, 47.

[103] He L, Lin L, Haoran C, et al. The structure and properties of MFG-E8 and the in vitro assessment of its toxic effects on myoblast cells. Protein Expr Purif, 2021, 178: 105720.

[104] He L, Rongchun W, Lifeng W, et al. Bovine milk fat globule epidermal growth factor Ⅷ activates PI3K/Akt signaling pathway and attenuates sarcopenia in rat model induced by D-galactose. Food Bioscience, 2021, 40: 100847.

[105] Breij LM, Abrahamse-Berkeveld M, Vandenplas Y, et al. An infant formula with large, milk phospholipid-coated lipid droplets containing a mixture of dairy and vegetable lipids supports adequate growth and is well tolerated in healthy, term infants. Am J Clin Nutr, 2019, 109(3): 586-596.

[106] Brink LR, Lönnerdal B. Milk fat globule membrane: the role of its various components in infant health and development. J Nutr Biochem, 2020, 85: 108465.

[107] Shende P, Khanolkar B. Human breast milk-based nutritherapy: a blueprint for pediatric healthcare. J Food Drug Anal, 2021, 29(2): 203-213.

[108] 张星河, 韦伟, 李菊芳, 等. 母乳中1, 3-二不饱和脂肪酸-2-棕榈酸甘油三酯的组成及其功能特性研究进展. 中国油脂, 2022, 47(9): 114-121.

[109] Carr LE, Virmani MD, Rosa F, et al. Role of human milk bioactives on infants' gut and immune health. Front Immunol, 2021, 12: 604080.

[110] 揭良, 苏米亚. 人乳营养组分及其在婴幼儿发育中的作用研究进展. 乳业科学与技术, 2021, 44(5): 38-42.

[111] Jensen RG. The lipids in human milk. Prog Lipid Res, 1996, 35(1): 53-92.

[112] Silberstein T, Burg A, Blumenfeld J, et al. Saturated fatty acid composition of human milk in Israel: a comparison between Jewish and Bedouin women. Isr Med Assoc J, 2013, 15(4): 156-159.

[113] Koletzko B, Rodriguez-Palmero M, et al. Physiological aspects of human milk lipids. Early Hum Dev, 2001, 65 Suppl: S3-S18.

[114] 袁婷兰. 母乳脂的中长链甘油三酯组成及其代谢特征（硕士学位论文）. 无锡: 江南大学, 2021.

[115] Floris LM, Stahl B, Abrahamse-Berkeveld M, et al. Human milk fatty acid profile across lactational stages after term and preterm delivery: a pooled data analysis. Prostaglandins Leukot Essent Fatty Acids, 2020, 156: 102023.

[116] Xu L, Chen W, Wang X, et al. Comparative lipidomic analyses reveal different protections in preterm and term breast milk for infants. Front Pediatr, 2020, 8: 590.

[117] 程立坤, 陈浩, 王国泽. 母乳中脂肪酸组成研究进展. 现代食品, 2020,(23): 4-11.

[118] Sun H, Ren Q, Zhao X, et al. Regional similarities and differences in mature human milk fatty acids in Chinese population: a systematic review. Prostaglandins Leukot Essent Fatty Acids, 2020, 162: 102184.

[119] Yuhas R, Pramuk K, Lien EL. Human milk fatty acid composition from nine countries varies most in DHA. Lipids, 2006, 41(9): 851-858.

[120] Hewelt-Belka W, Garwolińska D, Młynarczyk M, et al. Comparative lipidomic study of human milk from different lactation stages and milk formulas. Nutrients, 2020, 12(7): 2165.

[121] Qi C, Sun J, Xia Y, et al. Fatty acid profile and the sn-2 position distribution in triacylglycerols of breast milk during different lactation stages. J Agric Food Chem, 2018, 66(12): 3118-3126.

[122] 夏袁. 人乳脂化学组成及其影响因素的研究（硕士学位论文）. 无锡: 江南大学, 2015.

[123] Koletzko B, Mrotzek M, Bremer HJ. Fatty acid composition of mature milk in Germany. Am J Clin Nutr, 1988, 47(6): 954-959.

[124] Bakry IA, Korma SA, Wei W, et al. Changes in the fatty acid content of Egyptian human milk across the lactation stages and in comparison with Chinese human milk. European Food Research and Technology, 2021, 247(5): 1035-1048.

[125] 庄满利, 黄烈平. 舟山地区母乳中DHA及AA含量分析. 中国儿童保健杂志, 2006,(5): 514-515.

[126] 周婷婷, 张婷艳, Strandvik B, 等. 孕期不同膳食模式对膳食脂肪酸含量及母初乳脂肪酸组成的影响. 中国儿童保健杂志, 2008, 16(2): 160-162.

[127] 戴昕悦. 人乳甘油三酯中短链脂肪酸的含量与分布研究（硕士学位论文）. 无锡: 江南大学, 2020.

[128] 徐文迪. 富含中长碳链甘油三酯的人乳替代脂的酶法制备（硕士学位论文）. 无锡: 江南大学, 2019.

[129] Michalski MC, Coudelo L, Penhoat A, et al. Bioavailability and metabolism of dietary lipids. Lipids and Edible Oils, 2020.

[130] 贝斐. 人乳甘油三酯sn-2棕榈酸结构的生理作用. 国际儿科学杂志, 2014, 41(1): 58-60.

[131] 纪烨. 母乳多不饱和脂肪酸对3月龄婴儿生长发育的影响研究（硕士学位论文）. 长春: 吉林大学, 2022.

[132] 贾弘褆, 冯作化, 屈伸. 生物化学与分子生物学. 北京: 人民卫生出版社, 2010.

[133] Ponnampalam EN, Sinclair AJ, Holman BWB. The sources, synthesis and biological actions of

omega-3 and omega-6 fatty acids in red meat: an overview. Foods, 2021, 10(6): 1358.

[134] 杨普煜, 张虹, 刘浚辰等. Sn-2棕榈酸酯对婴幼儿健康的促进作用. 食品科学技术学报, 2018, 36(4): 41-45, 68.

[135] 戚秋芬, 吴圣楣. 人乳中脂肪酸成分的研究. 中国实用妇科与产科杂志, 1997, 13(2): 3.

[136] Buchgraber M, Ulberth F, Emons H, et al. Triacylglycerol profiling by using chromatographic techniques. European Journal of Lipid Science & Technology, 2010, 106(9): 621-648.

[137] Fabritius M, Linderborg KM, Tarvainen M, et al. Direct inlet negative ion chemical ionization tandem mass spectrometric analysis of triacylglycerol regioisomers in human milk and infant formulas. Food Chem, 2020, 328: 126991.

[138] 蒋文笛. 人乳脂肪球的微观结构随泌乳过程的变化规律及其对脂类消化的影响（硕士学位论文）. 无锡: 江南大学, 2019.

[139] 刘宇婷, 郭军, 许昀晖, 等. 乳脂肪甘油三酯测定与分析方法研究进展. 畜牧与饲料科学, 2020, 41(2): 56-65.

[140] 韦伟, 张星河, 金青哲, 等. 人乳脂中甘油三酯分析方法及组成的研究进展. 中国油脂, 2017, 42(12): 35-39.

[141] Silva R, Colleran HL, Ibrahim SA. Milk fat globule membrane in infant nutrition: a dairy industry perspective. J Dairy Res, 2021, 88(1): 105-116.

[142] Pons SM, Bargalló AIC, Sabater M. Analysis of human milk triacylglycerols by high-performance liquid chromatography with light-scattering detection. J Chromatogr A, 1998, 823(1-2): 475-482.

[143] Zhang X, Wei W, Tao G, et al. Identification and quantification of triacylglycerols using ultraperformance supercritical fluid chromatography and quadrupole time-of-flight mass spectrometry: comparison of human milk, infant formula, other mammalian milk, and plant oil. J Agric Food Chem, 2021, 69(32): 8991-9003.

[144] Wei W, Jin Q, Wang X. Human milk fat substitutes: Past achievements and current trends. Prog Lipid Res, 2019, 74: 69-86.

[145] Miliku K, Duan QL, Moraes TJ, et al. Human milk fatty acid composition is associated with dietary, genetic, sociodemographic, and environmental factors in the CHILD Cohort Study. Am J Clin Nutr, 2019, 110(6): 1370-1383.

[146] 黄卓能, 程昕祎, 赵昕辰, 等. 母乳脂化学组成的研究进展. 中国油脂, 2021, 46(5): 63-70.

[147] Zhu H, Liang A, Wang X, et al. Comparative analysis of triglycerides from different regions and mature lactation periods in Chinese Human Milk Project(CHMP) Study. Front Nutr, 2021, 8: 798821.

[148] Yuan T, Wei W, Zhang X, et al. Medium- and long-chain triacylglycerols composition in preterm and full-term human milk across different lactation stages. LWT-Food Science and Technology, 2021, 142(5): 110907.

[149] Yuan T, Qi C, Dai X, et al. Triacylglycerol composition of breast milk during different lactation

stages. J Agric Food Chem, 2019, 67(8): 2272-2278.

[150] Lan QY, Huang SY, Jiang CY, et al. Profiling of triacylglycerol composition in the breast milk of Chinese mothers at different lactation stages. Food Funct, 2022, 13(18): 9674-9686.

[151] He X, McClorry S, Hernell O, et al. Digestion of human milk fat in healthy infants. Nutr Res, 2020, 83: 15-29.

[152] Andersson EL, Hernell O, Bläckberg L, et al. BSSL and PLRP2: key enzymes for lipid digestion in the newborn examined using the Caco-2 cell line. J Lipid Res, 2011, 52(11): 1949-1956.

[153] Wu Y, Zhang N, Deng ZY, et al. Effects of the major structured triacylglycerols in human milk on lipid metabolism of hepatocyte cells in vitro. J Agric Food Chem, 2021, 69(32): 9147-9156.

[154] Zhang X, Qi C, Zhang Y, et al. Identification and quantification of triacylglycerols in human milk fat using ultra-performance convergence chromatography and quadrupole time-of-flight mass spectrometery with supercritical carbon dioxide as a mobile phase. Food Chem, 2019, 275: 712-720.

[155] Guo D, Li F, Zhao J, et al. Effect of an infant formula containing sn-2 palmitate on fecal microbiota and metabolome profiles of healthy term infants: a randomized, double-blind, parallel, controlled study. Food Funct, 2022, 13(4): 2003-2018.

[156] Jiang T, Liu B, Li J, et al. Association between sn-2 fatty acid profiles of breast milk and development of the infant intestinal microbiome. Food Funct, 2018, 9(2): 1028-1037.

[157] 贾宏信, 苏米亚, 陈文亮, 等. 母乳磷脂与婴幼儿配方乳粉开发研究进展. 乳业科学与技术, 2022, 42(2): 35-41.

[158] Demmelmair H, Koletzko B. Lipids in human milk. Best Practice & Research Clinical Endocrinology & Metabolism, 2018, 32(1): 57-68.

[159] Yang MT, Lan QY, Liang X, et al. Lactational changes of phospholipids content and composition in Chinese breast milk. Nutrients, 2022, 14(8): 1539.

[160] Cilla A, Diego Quintaes K, Barberá R, et al. Phospholipids in human milk and infant formulas: benefits and needs for correct infant nutrition. Crit Rev Food Sci Nutr, 2016, 56(11): 1880-1892.

[161] Song S, Liu TT, Liang X, et al. Profiling of phospholipid molecular species in human breast milk of Chinese mothers and comprehensive analysis of phospholipidomic characteristics at different lactation stages. Food Chem, 2021, 348: 129091.

[162] Liu JJ, Nilsson A, Duan RD. Effects of phospholipids on sphingomyelin hydrolysis induced by intestinal alkaline sphingomyelinase: an in vitro study. J Nutr Biochem, 2000, 11(4): 192-197.

[163] Bottai D, Adami R, Paroni R, et al. Brain cancer-activated microglia: a potential role for sphingolipids. Curr Med Chem, 2020, 27(24): 4039-4061.

[164] Jiang C, Cheong LZ, Zhang X, et al. Dietary sphingomyelin metabolism and roles in gut health and cognitive development. Adv Nutr, 2021, 13(2): 474-491.

[165] Bosco A, Toto M, Pintus R, et al. Human milk sphingomyelins and metabolomics: an enigma to be discovered. J Matern Fetal Neonatal Med, 2022, 35(25): 7649-7661.

[166] 唐燕. 基于色谱质谱联用技术的乳制品中脂质成分分析方法的研究及应用（博士学位论文）. 北京：北京化工大学, 2021.

[167] Rombaut R, Dewettinck K. Properties, analysis and purification of milk polar lipids. Int Dairy J, 2006, 16(11): 1362-1373.

[168] Li T, Du M, Wang H, et al. Milk fat globule membrane and its component phosphatidylcholine induce adipose browning both in vivo and in vitro. J Nutr Biochem, 2020, 81: 108372.

[169] Zeisel SH. The fetal origins of memory: the role of dietary choline in optimal brain development. J Pediatr, 2006, 149(5 Suppl): S131-S136.

[170] Nogueira-de-Almeida CA, Zotarelli-Filho IJ, Nogueira-de-Almeida ME, et al. Neuronutrients and central nervous system: a systematic review. Cent Nerv Syst Agents Med Chem, 2022, 23(1): 1-12.

[171] Chan EY, McQuibban GA. Phosphatidylserine decarboxylase 1(Psd1) promotes mitochondrial fusion by regulating the biophysical properties of the mitochondrial membrane and alternative topogenesis of mitochondrial genome maintenance protein 1(Mgm1). J Biol Chem, 2012, 287(48): 40131-40139.

[172] Vance JE, Tasseva G. Formation and function of phosphatidylserine and phosphatidyl-ethanolamine in mammalian cells. Biochim Biophys Acta, 2013, 1831(3): 543-554.

[173] Fu G, Guy CS, Chapman NM, et al. Metabolic control of T cells and humoral immunity by phosphatidylethanolamine. Nature, 2021, 595(7869): 724-729.

[174] Vance JE. Phospholipid synthesis and transport in mammalian cells. Traffic, 2015, 16(1): 1-18.

[175] Scott-Hewitt N, Perrucci F, Morini R, et al. Local externalization of phosphatidylserine mediates developmental synaptic pruning by microglia. EMBO J, 2020, 39(16): e105380.

[176] Kim HY, Akbar M, Kim YS. Phosphatidylserine-dependent neuroprotective signaling promoted by docosahexaenoic acid. Prostaglandins Leukot Essent Fatty Acids, 2010, 82(4-6): 165-172.

[177] Ma X, Li X, Wang W, et al. Phosphatidylserine, inflammation, and central nervous system diseases. Front Aging Neurosci, 2022, 14: 975176.

[178] Vance JE, Tasseva G. Formation and function of phosphatidylserine and phosphatidyl-ethanolamine in mammalian cells. Biochim Biophys Acta, 2013, 1831(3): 543-554.

[179] 杨月欣，葛可佑. 中国营养科学全书. 2版. 北京：人民卫生出版社, 2019.

[180] Giuffrida F, Cruz-Hernandez C, Bertschy E, et al. Temporal changes of human breast milk lipids of chinese mothers. Nutrients, 2016, 8(11): 715.

[181] Tan S, Zhao A, Fong B, et al. Dietary intake of gangliosides and correlation with serum ganglioside concentration: cross-sectional study among Chinese toddlers aged 24-48 months. Journal of Food and Nutrition Research, 2019, 7(6): 415-426.

[182] Rivas Serna IM, Beveridge M, Wilke M, et al. Interorgan metabolism of ganglioside is altered

in type 2 diabetes. Biomedicines, 2022, 10(12): 3141.

[183] Wang J, Zhang Q, Lu Y, et al. Ganglioside GD3 is up-regulated in microglia and regulates phagocytosis following global cerebral ischemia. J Neurochem, 2021, 158(3): 737-752.

[184] Moloney C, O'Connor D, O'Regan J. Polar lipid, ganglioside and cholesterol contents of infant formulae and growing up milks produced with an alpha lactalbumin-enriched whey protein concentrate. Int Dairy J, 2020, 107: 104716.

[185] Sonnino S, Mauri L, Ciampa MG, et al. Gangliosides as regulators of cell signaling: ganglioside-protein interactions or ganglioside-driven membrane organization? J Neurochem, 2013, 124(4): 432-435.

[186] 中国食品科学技术学会. 乳脂肪球膜及其配料的科学共识. 中国食品学报, 2022, 22(4): 471-476.

[187] Lopez C, Madec MN, Jimenez-Flores R. Lipid rafts in the bovine milk fat globule membrane revealed by the lateral segregation of phospholipids and heterogeneous distribution of glycoproteins. Food Chem, 2010, 120(1): 22-33.

[188] Lopez C, Ménard O. Human milk fat globules: polar lipid composition and in situ structural investigations revealing the heterogeneous distribution of proteins and the lateral segregation of sphingomyelin in the biological membrane. Colloids Surf B Biointerfaces, 2011, 83(1): 29-41.

[189] Cavaletto M, Givonetti A, Cattaneo C. The immunological role of milk fat globule membrane. Nutrients, 2022, 14(21): 4574.

[190] Mohamed HJJ, Lee EKH, Woo KCK, et al. Brain-immune-gut benefits with early life supplementation of milk fat globule membrane. JGH Open, 2022, 6(7): 454-461.

[191] 揭良, 苏米亚. 乳脂肪球膜与婴幼儿健康研究进展. 食品工业, 2021, 42(10): 227-230.

[192] Zhang X, Wu Y, Ye H, et al. Dietary milk fat globule membrane supplementation during late gestation increased the growth of neonatal piglets by improving their plasma parameters, intestinal barriers, and fecal microbiota. RSC Adv, 2020, 10(29): 16987-16998.

[193] Thum C, Wall C, Day L, et al. Changes in human milk fat globule composition throughout lactation: a review. Front Nutr, 2022, 9: 835856.

[194] Pérez-Gálvez A, Calvo MV, Megino-Tello J, et al. Effect of gestational age(preterm or full term) on lipid composition of the milk fat globule and its membrane in human colostrum. J Dairy Sci, 2020, 103(9): 7742-7751.

[195] Martini M, Altomonte I, Pesi R, et al. Fat globule membranes in ewes' milk: The main enzyme activities during lactation. Int Dairy J, 2013, 28(1): 36-39.

[196] Jaramillo-Ospina AM, Toro-Campos R, Murguía-Peniche T, et al. Added bovine milk fat globule membrane in formula: Growth, body composition, and safety through age 2: an RCT. Nutrition, 2022, 97: 111599.

[197] Xia Y, Jiang B, Zhou L, et al. Neurodevelopmental outcomes of healthy Chinese term infants

fed infant formula enriched in bovine milk fat globule membrane for 12 months—a randomized controlled trial. Asia Pac J Clin Nutr, 2021, 30(3): 401-414.

[198] Lee H, Slupsky CM, Heckmann AB, et al. Milk fat globule membrane as a modulator of infant metabolism and gut microbiota: a formula supplement narrowing the metabolic differences between breastfed and formula-fed infants. Mol Nutr Food Res, 2021, 65(3): e2000603.

[199] Hill C, Guarner F, Reid G, et al. The International Scientific Association for Probiotics and Prebiotics consensus statement on the scope and appropriate use of the term probiotic. Nat Rev Gastroenterol Hepatol, 2014, 11(8): 506-514.

[200] Mallock A. Genera and species. Nature, 1920, 105(2648): 675.

[201] 李惠英. 鼠李糖乳杆菌(LGG)的功能特性及其应用前景. 临床医药文献电子杂志, 2017, 4(50): 9889, 9891.

[202] 李依彤, 董彩霞, 刘彪, 等. 母乳中微生物的来源与作用. 中国妇幼健康研究, 2020, 31(8): 996-1000.

[203] Bezirtzoglou E, Stavropoulou E. Immunology and probiotic impact of the newborn and young children intestinal microflora. Anaerobe, 2011, 17(6): 369-374.

[204] Van Zyl WF, Deane SM, Dicks LMT. Molecular insights into probiotic mechanisms of action employed against intestinal pathogenic bacteria. Gut Microbes, 2020, 12(1): 1831339.

[205] 王弘杰. 双歧杆菌BB12发酵乳功能特性的研究（硕士学位论文）. 哈尔滨: 哈尔滨工业大学, 2009.

[206] 亓艺洁. 蛋白酶辅助乳酸菌发酵水解酪蛋白制备抗氧化肽的研究（硕士学位论文）. 哈尔滨: 东北农业大学, 2020.

[207] 关曼缇. 芦笋低聚糖的结构分析及对肠道调节功能的研究（硕士学位论文）. 哈尔滨: 哈尔滨工业大学, 2021.

[208] Anania C, Di Marino VP, Olivero F, et al. Treatment with a probiotic mixture containing *Bifidobacterium animalis* subsp. Lactis BB12 and *Enterococcus faecium* L3 for the prevention of allergic rhinitis symptoms in children: a randomized controlled trial. Nutrients, 2021, 13(4): 1315.

[209] Eslami M, Bahar A, Keikha M, et al. Probiotics function and modulation of the immune system in allergic diseases. Allergol Immunopathol(Madr), 2020, 48(6): 771-788.

[210] 王凤仙, 刘博亚. 长双歧杆菌BB536在孕产妇乳粉中的稳定性研究. 中国食品添加剂, 2016(8): 162-165.

[211] Akatsu H. Exploring the effect of probiotics, prebiotics, and postbiotics in strengthening immune activity in the elderly. Vaccines, 2021, 9(2): 136.

[212] Cheng J, Laitila A, Ouwehand AC. *Bifidobacterium animalis* subsp. lactis HN019 effects on gut health: a review. Front Nutr, 2021, 8: 790561.

[213] Bourdichon F, Laulund S, Tenning P. Inventory of microbial species with a rationale: a comparison of the IDF/EFFCA inventory of microbial food cultures with the EFSA Biohazard

Panel qualified presumption of safety. FEMS Microbiology Letters, 2019, 366(5): fnz048.

[214] Gopal PK, Prasad J, Smart J, et al. In vitro adherence properties of *Lactobacillus rhamnosus* DR20 and *Bifidobacterium lactis* DR10 strains and their antagonistic activity against an enterotoxigenic *Escherichia coli*. Int J Food Microbiol, 2001, 67(3): 207-216.

[215] Cheng J, Laitila A, Ouwehand AC. *Bifidobacterium animalis* subsp. lactis HN019 effects on gut health: a review. Front Nutr, 2021, 8: 790561.

[216] Maia LP, de Almeida Silva Levi YL, Henrique Félix Silva P, et al. Impact of *Bifidobacterium animalis* subsp. *lactis* HN019 probiotic in the prevention of periodontitis associated with immunosuppression. J Periodontol, 2023, 94(3): 389-404.

[217] Capurso L. Thirty Years of *Lactobacillus rhamnosus* GG: a review. J Clin Gastroenterol, 2019, 53 Suppl 1: S1-S41.

[218] Sanders ME, Klaenhammer TR. Invited review: the scientific basis of *Lactobacillus acidophilus* NCFM functionality as a probiotic. J Dairy Sci, 2001, 84(2): 319-331.

[219] 杨海燕. 乳双歧杆菌Bi-07: 关爱健康的超级利器. 食品工业科技, 2010, 31(9): 39.

[220] Cáceres P, Montes S, Vega N, et al. Effects of *Lactobacillus rhamnosus* HN001 on acute respiratory infections and intestinal secretory IgA in children. J Pediatric Infect Dis, 2010, 5(4): 353-362.

[221] 王雯丹, 董彩霞, 刘彪, 等. 母乳中细菌种类及其检测方法. 中国妇幼健康研究, 2020, 31(8): 1001-1006.

[222] Latuga MS, Stuebe A, Seed PC. A review of the source and function of microbiota in breast milk. Semin Reprod Med, 2014, 32(1): 68-73.

[223] Lyons KE, Ryan CA, Dempsey EM, et al. Breast milk, a source of beneficial microbes and associated benefits for infant health. Nutrients, 2020, 12(4): 1039.

[224] Le Doare K, Holder B, Bassett A, et al. Mother's milk: a purposeful contribution to the development of the infant microbiota and immunity. Front Immunol, 2018, 9: 361.

[225] Dekker J, Quilter M, Qian H. Comparison of two probiotics in follow-on formula: *Bifidobacterium animalis* subsp. lactis HN019 reduced upper respiratory tract infections in Chinese infants. Benef Microbes, 2022, 13(4): 341-353.

[226] El Hage R, El Hage J, Snini SP, et al. The detection of potential native probiotics *Lactobacillus* spp. against *Salmonella Enteritidis*, *Salmonella Infantis* and *Salmonella Kentucky* ST198 of Lebanese Chicken origin. Antibiotics, 2022, 11(9): 1147.

[227] Alizadeh AM, Hashempour-Baltork F, Alizadeh-Sani M, et al. Inhibition of *Clostridium botulinum* and its toxins by probiotic bacteria and their metabolites: an update review. Quality Assurance and Safety of Crops & Foods, 2020, 12(SP1): 59-68.

[228] Tagliari E, Campos LF, Casagrande TAC, et al. Effects of oral probiotics administration on the expression of transforming growth factor β and the proinflammatory cytokines interleukin 6, interleukin 17, and tumor necrosis factor α in skin wounds in rats. JPEN J Parenter Enteral Nutr,

2022, 46(3): 721-729.

[229] Ko MW, Kaur K, Safaei T, et al. Defective patient NK function is reversed by AJ2 probiotic bacteria or addition of allogeneic healthy monocytes. Cells, 2022, 11(4): 697.

[230] Meng F, Uniacke-Lowe T, Ryan AC, et al. The composition and physico-chemical properties of human milk: a review. Trends in Food Science & Technology, 2021, 112: 608-621.

[231] Perrella S, Gridneva Z, Lai CT, et al. Human milk composition promotes optimal infant growth, development and health. Semin Perinatol, 2021, 45(2): 151380.

[232] 中华人民共和国卫生部. 食品安全国家标准 食品营养强化剂使用标准 GB 14880—2012. 北京: 中国标准出版社, 2012.

[233] Hodgkinson A, Wall C, Wang W, et al. Nucleotides: an updated review of their concentration in breast milk. Nutr Res, 2022, 99: 13-24.

[234] Wang L, Mu S, Xu X, et al. Effects of dietary nucleotide supplementation on growth in infants: a meta-analysis of randomized controlled trials. Eur J Nutr, 2019, 58(3): 1213-1221.

[235] Wang L, Liu J, Lv H, et al. Effects of nucleotides supplementation of infant formulas on plasma and erythrocyte fatty acid composition: a meta-analysis. PLoS One, 2015, 10(6): e0127758.

[236] Schuchardt JP, Huss M, Stauss-Grabo M, et al. Significance of long-chain polyunsaturated fatty acids(PUFAs) for the development and behaviour of children. Eur J Pediatr, 2010, 169(2):149-164.

[237] Martin CR, Dasilva DA, Cluette-Brown JE, et al. Decreased postnatal docosahexaenoic and arachidonic acid blood levels in premature infants are associated with neonatal morbidities. J Pediatr, 2011, 159(5): 743-749. e1-e2.

[238] Singhal A, Macfarlane G, Macfarlane S, et al. Dietary nucleotides and fecal microbiota in formula-fed infants: a randomized controlled trial. Am J Clin Nutr, 2008, 87(6): 1785-1792.

[239] 杨根华, 李夏西, 董玲, 等. 双歧杆菌调节 VIP/cAMP/PKA 和 mTOR 通路改善溃疡性结肠炎小鼠的实验研究. 现代生物医学进展, 2022, 22(20): 3840-3847.

[240] Netea MG, Joosten LA, Latz E, et al. Trained immunity: a program of innate immune memory in health and disease. Science, 2016, 352(6284): aaf1098.

[241] Brodin P. Immune-microbe interactions early in life: a determinant of health and disease long term. Science, 2022, 376(6596): 945-950.

[242] Manzano M, Abadía-Molina AC, Olivares EG, et al. Dietary nucleotides accelerate changes in intestinal lymphocyte maturation in weanling mice. J Pediatr Gastroenterol Nutr, 2003, 37(4): 453-461.

[243] Jiang J, Xiao H, Wu K, et al. Retinol and alpha-tocopherol in human milk and their relationship with dietary intake during lactation. Food Funct, 2016, 7(4): 1985-1991.

[244] Sakurai T, Furukawa M, Asoh M, et al. Fat-soluble and water-soluble vitamin contents of breast milk from japanese women. J Nutr Sci Vitaminol(Tokyo), 2005, 51(4): 239-247.

[245] Ortega R, Andrés P, Martinez R, et al. Vitamin A status during the third trimester of pregnancy in Spanish women: influence on concentrations of vitamin A in breast milk. Am J Clin Nutr,

1997, 66(3): 564-568.

[246] Xue Y, Campos-Giménez E, Redeuil KM, et al. Concentrations of carotenoids and tocopherols in breast milk from urban Chinese mothers and their associations with maternal characteristics: a cross-sectional study. Nutrients, 2017, 9(11): 1229.

[247] Wu K, Zhu J, Zhou L, et al. Lactational changes of fatty acids and fat-soluble antioxidants in human milk from healthy Chinese mothers. Br J Nutr, 2020, 123(8): 841-848.

[248] Song BJ, Jouni ZE, Ferruzzi MG. Assessment of phytochemical content in human milk during different stages of lactation. Nutrition, 2013, 29(1): 195-202.

[249] Cena H, Castellazzi AM, Pietri A, et al. Lutein concentration in human milk during early lactation and its relationship with dietary lutein intake. Public Health Nutr, 2009, 12(10):1878-1884.

[250] Carazo A, Macakova K, Matousova K, et al. Vitamin A update: forms, sources, kinetics, detection, function, deficiency, therapeutic use and toxicity. Nutrients, 2021, 13(5): 1703.

[251] Li H, Guan Y, Han C, et al. Dominant negative TGF-beta receptor type Ⅱ in T lymphocytes promotes anti-tumor immunity by modulating T cell subsets and enhancing CTL responses. Biomed Pharmacother, 2022, 148: 112754.

[252] Hirata N, Ichimaru R, Tominari T, et al. Beta-cryptoxanthin inhibits lipopolysaccharide-induced osteoclast differentiation and bone resorption via the suppression of inhibitor of NF-kappa B kinase activity. Nutrients, 2019, 11(2): 368.

[253] Yee MMF, Chin KY, Ima-Nirwana S, et al. Vitamin A and bone health: a review on current evidence. Molecules, 2021, 26(6): 1757.

[254] Lips P. Vitamin D physiology. Prog Biophys Mol Biol, 2006, 92(1): 4-8.

[255] Wang LC, Chiang BL, Huang YM, et al. Lower vitamin D levels in the breast milk is associated with atopic dermatitis in early infancy. Pediatr Allergy Immunol, 2020, 31(3): 258-264.

[256] Við Streym S, Højskov CS, Møller UK, et al. Vitamin D content in human breast milk: a 9-mo follow-up study. Am J Clin Nutr, 2016, 103(1): 107-114.

[257] 冯雪英, 单延春, 衣明纪. 母乳中维生素D水平及影响因素研究. 中国儿童保健杂志, 2017, 25(6): 579-581.

[258] Khan IT, Nadeem M, Imran M, et al. Antioxidant properties of milk and dairy products: a comprehensive review of the current knowledge. Lipids Health Dis, 2019, 18(1): 41.

[259] Hunyadi A. The mechanism(s) of action of antioxidants: from scavenging reactive oxygen/nitrogen species to redox signaling and the generation of bioactive secondary metabolites. Med Res Rev, 2019, 39(6): 2505-2533.

[260] Ungurianu A, Zanfirescu A, Nitulescu G, et al. Vitamin E beyond its antioxidant label. Antioxidants(Basel), 2021, 10(5): 634.

[261] Lima MS, Dimenstein R, Ribeiro KD. Vitamin E concentration in human milk and associated factors: a literature review. J Pediatr(Rio J), 2014, 90(5): 440-448.

[262] Araki S, Shirahata A. Vitamin K deficiency bleeding in infancy. Nutrients, 2020, 12(3): 780.

[263] Shearer M, McCarthy PT, Haug M, et al. Vitamin K_1 content of maternal milk: influence of the stage of lactation, lipid composition, and vitamin K_1 supplements given to the mother. Pediatr Res, 1987, 22(5): 513-517.

[264] Clarke P, Mitchell SJ, Shearer MJ. Total and differential phylloquinone(vitamin K_1) intakes of preterm infants from all sources during the neonatal period. Nutrients, 2015, 7(10): 8308-8320.

[265] Ringoringo HP, Tambunan KR, Ananda FK, et al. Gastrointestinal bleeding due to idiopathic early onset of vitamin K deficiency bleeding in a girl baby 50 min after birth: a rare case. BMC Pediatr, 2022, 22(1): 663.

[266] Hampel D, Shahab-Ferdows S, Islam MM, et al. Vitamin concentrations in human milk vary with time within feed, circadian rhythm, and single-dose supplementation. J Nutr, 2017, 147(4): 603-611.

[267] Stach K, Stach W, Augoff K. Vitamin B_6 in health and disease. Nutrients, 2021, 13(9): 3329.

[268] Ooylan LM, Hart S, Porter KB, et al. Vitamin B_6 content of breast milk and neonatal behavioral functioning. J Am Diet Assoc, 2002, 102(10): 1433-1438.

[269] Ulak M, Kvestad I, Chandyo RK, et al. The effect of infant vitamin B_{12} supplementation on neurodevelopment: a follow-up of a randomized placebo-controlled trial in Nepal. Br J Nutr, 2022, 129(1): 1-18.

[270] Batista KS, Cintra VM, Lucena PAF, et al. The role of vitamin B_{12} in viral infections: a comprehensive review of its relationship with the muscle-gut-brain axis and implications for SARS-CoV-2 infection. Nutr Rev, 2022, 80(3): 561-578.

[271] Cohen Kadosh K, Muhardi L, Parikh P, et al. Nutritional support of neurodevelopment and cognitive function in infants and young children-an update and novel insights. Nutrients, 2021, 13(1): 199.

[272] Zheng Y, Cantley LC. Toward a better understanding of folate metabolism in health and disease. J Exp Med, 2019, 216(2): 253-266.

[273] Froese DS, Fowler B, Baumgartner MR. Vitamin B_{12}, folate, and the methionine remethylation cycle-biochemistry, pathways, and regulation. J Inherit Metab Dis, 2019, 42(4): 673-685.

[274] Allen LH. B vitamins in breast milk: relative importance of maternal status and intake, and effects on infant status and function. Adv Nutr, 2012, 3(3): 362-369.

[275] Tamura T, Yoshimura Y, Arakawa T. Human milk folate and folate status in lactating mothers and their infants. Am J Clin Nutr, 1980, 33(2): 193-197.

[276] Han YH, Yon M, Han HS, et al. Folate contents in human milk and casein-based and soya-based formulas, and folate status in Korean infants. Br J Nutr, 2009, 101(12): 1769-1774.

[277] West AA, Yan J, Perry CA, et al. Folate-status response to a controlled folate intake in nonpregnant, pregnant, and lactating women. Am J Clin Nutr, 2012, 96(4): 789-800.

[278] Colunga Biancatelli RML, Berrill M, Marik PE. The antiviral properties of vitamin C. Expert Rev Anti Infect Ther, 2020, 18(2): 99-101.

[279] Bae M, Kim H. Mini-review on the roles of vitamin C, vitamin D, and selenium in the immune system against COVID-19. Molecules, 2020, 25(22): 5346.

[280] Shi YD, Sun GQ, Zhang ZG, et al. The chemical composition of human milk from Inner Mongolia of China. Food Chem, 2011, 127(3): 1193-1198.

[281] Tanaka K, Hosozawa M, Kudo N, et al. The pilot study: sphingomyelin-fortified milk has a positive association with the neurobehavioural development of very low birth weight infants during infancy, randomized control trial. Brain Dev, 2013, 35(1): 45-52.

[282] Ma L, MacGibbon AKH, Jan Mohamed HJB, et al. Determination of phospholipid concentrations in breast milk and serum using a high performance liquid chromatography–mass spectrometry–multiple reaction monitoring method. Int Dairy J, 2017, 71: 50-59.

[283] Obeid R, Derbyshire E, Schon C. Association between maternal choline, foetal brain development and child neurocognition: systematic review and meta-analysis of human studies. Adv Nutr, 2022, 13(6): 2445-2457.

[284] 梁雪, 田芳, 蔡小堃, 等. 高效液相色谱-蒸发光散射法测定母乳及牛乳中5种磷脂质量浓度. 中国乳品工业, 2021, 49(7): 52-56.

[285] 梁雪, 毛颖异, 刘钊燕, 等. 中国六城市成熟母乳中磷脂含量研究. 营养学报, 2021, 43(4): 352-357.

[286] 施茜. 母乳成分含量及其影响因素（硕士学位论文）. 苏州: 苏州大学, 2018.

[287] Wei M, Deng Z, Liu B, et al. Investigation of amino acids and minerals in Chinese breast milk. J Sci Food Agric, 2020, 100(10): 3920-3931.

[288] Klein LD, Breakey AA, Scelza B, et al. Concentrations of trace elements in human milk: comparisons among women in Argentina, Namibia, Poland, and the United States. PLoS One, 2017, 12(8): e0183367.

[289] 李娜, 何青, 任春惠, 等. 不同时期母乳及母婴铁、锌和钙特点及相关性研究. 卫生研究, 2012, 41(2): 225-227.

[290] 姜杰, 张慧敏, 李胜浓, 等. 电感耦合等离子体发射光谱法测定深圳市母乳中钙和磷. 实用预防医学, 2015, 22(8): 915-917.

[291] Shertukde SP, Cahoon DS, Prado B, et al. Calcium intake and metabolism in infants and young children: a systematic review of balance studies for supporting the development of calcium requirements. Adv Nutr, 2022, 13(5): 1529-1553.

[292] Gates A, Marin T, Leo G, et al. Review of preterm human-milk nutrient composition. Nutr Clin Pract, 2021, 36(6): 1163-1172.

[293] 刘静. 呼和浩特市113例母乳中矿物质含量的分析. 食品研究与开发, 2016, 37(5): 117-119.

[294] Domellöf M. Iron requirements, absorption and metabolism in infancy and childhood. Curr Opin Clin Nutr Metab Care, 2007, 10(3): 329-335.

[295] Domellof M, Braegger C, Campoy C, et al. Iron requirements of infants and toddlers. J Pediatr

Gastroenterol Nutr, 2014, 58(1): 119-129.

[296] 阮莉莉, 华春珍, 洪理泉. 不同阶段母乳中唾液酸和铁水平分析. 营养学报, 2015, 37(1): 84-87.

[297] Cunha TA, Vermeulen-Serpa KM, Grilo EC, et al. Association between zinc and body composition: an integrative review. J Trace Elem Med Biol, 2022, 71: 126940.

[298] Ackland ML, Michalczyk AA. Zinc and infant nutrition. Arch Biochem Biophys, 2016, 611: 51-57.

[299] Jia K, Wang S, Dai Q, et al. Breast-milk rubidium and other trace elements are associated with neurocognitive development in infants at age of 8 months. J Nutr, 2022, 152(6): 1507-1514.

[300] Shawahna R. Predictors of breast milk zinc levels among breastfeeding women in Palestine: a cross-sectional study. Biol Trace Elem Res, 2022, 200(11): 4632-4640.

[301] Sabatier M, Garcia-Rodenas CL, Castro CA, et al. Longitudinal changes of mineral concentrations in preterm and term human milk from lactating Swiss women. Nutrients, 2019, 11(8): 1855.

[302] Gorini F, Sabatino L, Pingitore A, et al. Selenium: an element of life essential for thyroid function. Molecules, 2021, 26(23): 7084.

[303] Minich WB. Selenium metabolism and biosynthesis of selenoproteins in the human body. Biochemistry(Mosc), 2022, 87(Suppl 1): S168-S102.

[304] Kieliszek M, Bano I. Selenium as an important factor in various disease states—a review. EXCLI J, 2022, 21: 948-966.

[305] Flohe L, Toppo S, Orian L. The glutathione peroxidase family: discoveries and mechanism. Free Radic Biol Med, 2022, 187: 113-122.

[306] Habibi N, Grieger JA, Bianco-Miotto T. A review of the potential interaction of selenium and iodine on placental and child health. Nutrients, 2020, 12(9): 2678.

[307] Hoová J, López IV, Soblechero EG, et al. Digging deeper into the mother-offspring transfer of selenium through human breast milk. J Food Compost Anal, 2021, 99.

[308] Arias-Borrego A, Velasco I, Gomez-Ariza JL, et al. Iodine deficiency disturbs the metabolic profile and elemental composition of human breast milk. Food Chem, 2022, 371: 131329.

[309] Eng L, Lam L. Thyroid function during the fetal and neonatal periods. Neoreviews, 2020, 21(1): e30-e36.

[310] Azizi F, Smyth P. Breastfeeding and maternal and infant iodine nutrition. Clin Endocrinol(Oxf), 2009, 70(5): 803-809.

[311] Ellsworth L, McCaffery H, Harman E, et al. Breast milk iodine concentration is associated with infant growth, independent of maternal weight. Nutrients, 2020, 12(2): 358.

[312] Dror DK, Allen LH. Overview of nutrients in human milk. Adv Nutr, 2018, 9(suppl_1): 278S-294S.

[313] Dror DK, Allen LH. Iodine in human milk: a systematic review. Adv Nutr, 2018, 9(suppl_1): 347S-357S.

4

婴幼儿生长发育特点及营养需求

4.1 0～6月龄婴儿生长发育特点与营养需求

婴儿期是指出生后至满1周岁。生长即器官系统的体积增大，如手指变长、身高增加等；发育即人体系统器官分化与成熟的过程，如手指的精巧活动、脑功能的完善等。生长与发育，取长补短，生长是发育的物质基础，某些生长也可以反映发育的情况。总之，婴儿生长发育是有其规律性的。其一，生长发育连续、有阶段性；其贯穿整个婴儿期，且在不同的阶段存在不同的发展速度。其二，各系统器官生长发育不平衡。神经系统的发育先快后慢，生殖系统的发育先慢后快，体格发育呈现由快变慢再变快的大体趋势，淋巴系统的发育则越来越快。其三，生长发育的一般规律是由上到下（以头发育最快，胸、腰等部位次之，下肢则更慢），由近及远（手臂发育快于手指发育），由粗到细（翻身、走路等大运动出现早，触摸、吞拳等精细运动发育晚），由低级到高级（从看见听见到看懂听懂），由简单到复杂。其四，生长发育具有个体差异。这种差异可能来源于环境也有可能来自遗传因素，由父母双方共同决定不同个体的生长发育方向[1]。Ngure等[2]的一项研究便强调了"WASH"（指水、环境卫生、个人卫生）对于早期发育的影响。

4.1.1 健康婴儿生长发育特点及营养需求

4.1.1.1 健康婴儿生长发育特点

体格发育 体格发育评价常用的形态指标有体重、身高（长）、头围及胸围等，关于正常儿童的体重、身高估计公式如表4-1所示[1]。

表4-1 正常儿童体重、身高估计公式[1]

	体重（kg）	身长（高）（cm）
出生	3.25	50
3～12月龄	[年龄（月）+9]/2	75
1～6岁	年龄（岁）×2+8	
2～6岁		年龄（岁）×7+75

	体重（kg）	身长（高）（cm）
7～10岁		年龄（岁）×6+80
7～12岁	[年龄（岁）×7–5]/2	

体重是反映近期营养的敏感指标。根据2015年九市调查结果，我国健康新生儿男婴平均出生体重为（3.38±0.40）kg、女婴为（3.36±0.40）kg，男婴出生体重略高[3]。有研究显示[4]，我国足月新生儿出生体重低于美国新生儿及荷兰等欧洲国家。出生后前3个月每月增长700～800 g，4～6个月每月增长500～600 g，根据世界卫生组织参考值（男：3.3 kg，女：3.2 kg），6月龄婴儿体重平均值应约为7.45 kg。

身高（长）可作为反映远期营养的衡量指标。出生时婴儿身长平均约为50 cm，0～6月龄婴儿身高平均每月增长2.5 cm，至6月龄时，婴儿身长约为65 cm。此外，最近的一项研究发现早期身高增长数据可能预测远期最高身高[5]。

头围可以作为反映神经系统、颅骨发育及颅内病变的指标。其测量方法为经眉弓上方、枕后结节绕头一周，出生时头围平均为33～34 cm，前3个月增长值约等于后9个月（即6 cm），6月龄婴儿头围约为42.5 cm。

胸围可以和头围增长对比进而反映生长发育状况。出生时胸围平均为32 cm，稍小于头围，在1岁左右，头围约等于胸围，这种生长特点与出生时脑的生长发育速度最快有关。

骨骼发育

（1）颅骨：婴儿出生时颅骨并未完全闭合，通过颅骨前囟、后囟及骨缝的闭合时间可以反映婴儿颅骨生长发育情况，其中后囟闭合于出生后6～8周，骨缝闭合于3～4个月，前囟闭合于1～2岁。

（2）脊柱：脊柱的生长发育主要在于颈突、胸突、腰突的出现。具体为3个月抬头出现颈突，6个月能坐出现胸突，1岁站立行走出现腰突。

（3）长骨骨化中心：骨化中心是指位于骨骺中央的骨化生发点。其特点是从其中心部开始，按年龄出现。出生后的出现次序为头状骨、钩骨（3个月左右）、下桡骨骺（约1岁）、三角骨（2~2.5岁）、月骨（3岁左右）、大小多角骨（3.5~5岁）、舟骨（5~6岁）、下尺骨骺（6~7岁）、豆状骨（9~10岁），共10个，10岁出齐，因此1~9岁腕部骨化中心的数目约为其年龄加1。目前也有研究显示，通过对骨化中心的测量也可以预测年龄及后续生长潜力[6]。

免疫系统　有研究显示[7]，新生儿免疫系统功能并不完善，在出生后早期先天免疫虽然存在但适应性免疫还未完全成熟，因此新生儿的免疫系统对感染因子的敏感性高。其发育特点如下[1]。

（1）单核/巨噬细胞：新生儿单核细胞发育完善，但缺乏一些免疫辅助因子，因此其抗原呈递功能及其他免疫功能均不完善。

（2）中性粒细胞：新生儿中性粒细胞在母亲分娩完成后12小时数量上升，但出生3天后逐渐下降，随后缓慢增长至正常水平。

（3）T淋巴细胞及细胞因子：新生儿体内T细胞绝大多数为初始T细胞（CD45RA T细胞），只有少量记忆T细胞（CD45RO$^+$ T细胞），且因其T细胞表达CD25和CD40配体（受体在B细胞上）水平较低，对于B细胞合成转换抗体的能力弱，同时对于吞噬细胞和杀伤性T细胞的促进能力也较差。辅助性T细胞（Th细胞）中Th2短期内水平较高。细胞因子在新生儿出生后逐渐升高自然杀伤细胞（NK细胞）活性在出生后不断增长，5个月左右至正常水平，1岁左右抗体依赖的细胞介导的细胞毒作用（ADCC）功能基本完善。

（4）B淋巴细胞及抗体（Ig）：由于抗原接触少，新生儿B淋巴细胞仅能合成分泌型IgM抗体。IgG在胎儿阶段主要来自胎盘，出生后3个月内会逐渐减少且增长缓慢，直至10~12个月才能自身合成、分泌，8~10岁接近正常水平。IgA的自身合成最晚，但分泌型IgA在2个月内已存在，2~4岁即达到正常水平。

（5）补体：新生儿经典途径补体成分依赖于自身合成，出生后3~6个月能达到正常水平。

胃肠道　人体胃肠道是由胃、小肠和大肠共同构成的从胃至肛门的消化管，并在组织学结构上拥有共同的结构特点（均具有四层结构，由内向外依次为黏膜层、黏膜下层、肌层和外膜。黏膜层又分为上皮、固有层和黏膜肌层）。除消化、吸收和排泄废物以外，肠道还能发挥神经、内分泌、外分泌和免疫功能[8]。婴儿未行走前，胃略处于水平位，贲门松、幽门紧，易发生溢奶；与成人相比婴儿肠道更长、固定更差，易发生肠扭转和肠套叠[1]。

（1）消化酶：胃肠道的不断生长发育包括长度增加、表面积增大及功能完善等。有研究显示[9]，健康新生儿出生后，其胃蛋白酶活性与婴儿的成熟度相匹配，甚至到2岁时才能达到正常水平，胆汁分泌不足，至6月龄时婴儿的胰脂肪酶可以达到正常水平但活性不足。此外，在《儿科学》（第9版）中提到[1]，健康新生儿胃蛋白酶在出生3个月后活性开始增加，18个月左右可以达到正常水平，胰蛋白酶1个月可达正常水平，肠淀粉酶出生时已有，胰淀粉酶在出生后4～6个月开始分泌。胰液中酶类出现顺序为胰蛋白酶、糜蛋白酶、羧基肽酶、脂肪酶、淀粉酶。总之，健康婴儿在出生时对于蛋白质、脂质、碳水化合物相关的酶活性不足，是导致其消化功能较差的原因之一。

（2）肠道黏膜：婴儿肠黏膜较薄、屏障作用较差，可能导致肠腔内微生物、过敏原及不完全分解产物经肠黏膜进入体内，引起全身性感染或变态反应性疾病。

（3）肠道微生物组：有研究显示，婴儿出生后数小时微生物便开始进入人体并在肠道中定植，从而辅助人体的生长发育，与免疫系统发育、合成维生素和氨基酸、阻止病原体入侵、维护肠上皮细胞完整、药物代谢、食物消化、身体发育有关[10]。也有研究将肠道微生物的发生发展划分为发育阶段（第3～14个月）、过渡阶段（第15～30个月）和稳定阶段（≥31个月），且在初始发育阶段双歧杆菌占主导地位[11]。此外，婴幼儿肠道菌群由于发育不全极易失调。

内分泌系统　人体内分泌系统具有维持机体稳态、调节新陈代谢、促进生长发育、调节生殖过程等四大调节作用[12]。与人体内分泌功能密切相关的器官包括位于垂体窝的垂体，位于颈部气管前下方的甲状腺和甲状旁腺，位于腹膜后脊柱两侧肾脏上端的肾上腺，位于上腹部紧贴脊柱的胰岛，性腺（女性为卵巢，男性为睾丸），位于大脑前连合与后连合假想线下方的下丘脑等[1]。

内分泌系统的发育特点在于从胚胎发育到青春期结束都处在不断发育成熟

的阶段。其中，垂体主要分泌生长激素，且在睡眠时分泌旺盛，婴儿期脑垂体生长迅速，功能活跃。甲状腺主要分泌甲状腺激素，在婴儿出生时已形成且在6月龄前对婴儿生长发育起主要作用。性腺主要分泌性激素，在性成熟时才迅速发育。

4.1.1.2　健康婴儿营养需求特点

营养是人体获得和利用食物维持生命活动的整个过程[13]，食物中经过消化、吸收、代谢能够维持生命活动的物质称为营养素，可将其细分为宏量营养素、微量营养素及其他膳食成分[1]。婴儿的营养需求主要包括以下几方面。

能量　婴儿能量需要可以分为基础代谢所需、食物热力作用、活动所需、排泄丢失、生长发育所需等5个方面[1]，且年龄越小，基础代谢所需能量越多，6月龄以下婴儿能量平均需要量为90 kcal[376.56 kJ/（kg·d）]。

蛋白质　蛋白质的主要功能包括构成机体组织和器官及供能。1岁以内婴儿推荐营养素摄入量（RNI）为1.5～3 g/（kg·d），且优质蛋白质（指组成蛋白质的模式与人体蛋白质相近的食物，主要来源于大豆蛋白和动物蛋白）应占50%以上[1]。

脂类　脂类包括甘油三酯（脂肪）和类脂，属机体第二供能营养素。脂肪的基本构成单位是脂肪酸，包括人类可以自身合成的非必需脂肪酸，以及人体不能自身合成、依赖于食物摄入的必需脂肪酸（必需脂肪酸有2种：n-3型的α-亚麻酸和n-6型的亚油酸。亚油酸主要存在于植物油、坚果类；亚麻酸主要存在于绿叶蔬菜、鱼类脂肪及坚果类）[1]。6月龄以下的婴儿脂类适宜摄入量（AI）占总能量的45%～50%即可，必需脂肪酸应占其中的1%～3%。

碳水化合物　主要来源于谷物，包括单糖（葡萄糖）和多糖（淀粉），最终都以葡萄糖的形式作为机体的主要供能来源，且可由蛋白质和脂肪转变而成。2岁以上儿童膳食中，糖类适宜摄入量应占总能量的55%～65%[1]。

矿物质　包括含量大于体重0.01%的常量元素和含量小于体重0.01%的微量元素。常量元素如钙（0～6月龄RNI：200 mg/d），磷（0～6月龄RNI：100 mg/d），钾

（0～6月龄AI：350 mg/d），钠（0～6月龄AI：170 mg/d），镁（0～6月龄RNI：20 mg/d）[1]。钙摄入时乳类为首选，大豆次选，且应低于可耐受最高摄入量（0～6月龄RNI：200 mg/d），在婴儿期钙沉积最多，2岁以下每日钙在骨骼中增加约200 mg。常见微量元素如铁（RNI：0.3 mg/d）、碘（RNI：85 μg/d）、锌（RNI：2.0 mg/d），缺乏时会对婴儿造成严重后果。

维生素　维持正常生理功能必需的有机物质，与代谢所需的酶或辅酶相关。其中包括维生素A（RNI：300 μg RAE/d）、维生素D（RNI：10 μg/d）、维生素C（RNI：40 mg/d）、维生素B（RNI：维生素B_1，0.1 mg/d；维生素B_2，0.4 mg/d；维生素B_6，0.2 mg/d；维生素B_{12}，0.3 μg/d）、叶酸（RNI：65 μg DFE/d）[1]。发育完善的人群中维生素K的吸收得益于肠道菌群，因此，婴儿时期维生素K的摄取量应该匹配其肠道菌群发育水平。有几项研究提出，新生儿维生素K的适宜摄入量（AI）为2 μg/d，且应在出生后给予新生儿预防性补充[14, 15]。

4.1.2　不同喂养方式婴儿营养差异分析

喂养方式可以分为母乳喂养（只提供纯母乳）、混合喂养（同时提供母乳与配方奶或其他动物乳）及人工喂养（只提供配方奶，不提供母乳）三种。有研究显示不同喂养方式可能会造成不同的婴儿体格发育和营养状况[16]。因此，讨论不同喂养方式的营养差异及其造成的婴儿发育差异对于婴幼儿的健康成长具有重要意义。而婴儿不同喂养方式所需的最基本成分为母乳或配方奶粉，因此本部分将着重讨论母乳与婴儿配方奶粉的营养差异及不同喂养方式婴儿的发育情况。

4.1.2.1　母乳与婴儿配方奶粉的营养差异

母乳被视为儿童早期营养的黄金标准，特点是营养丰富、比例适宜、易消化吸收，能够提供足月儿6月龄以前正常生长所需营养[17]。按照泌乳成分的变化，可将母乳划分为初乳、过渡乳、成熟乳[18]。母乳中含有87%～88%的水，和约124 g/L固体成分作为常量营养素，包括约7%的碳水化合物（60～70 g/L）、1%的蛋白质（8～10 g/L）和3.8%的脂肪（35～40 g/L），其中脂肪和乳糖是婴儿主要的能量来源[19]。

婴幼儿配方奶粉是以动物乳（牛乳、羊乳或其他动物乳）或植物乳（豆乳等）为基础，通过调整蛋白质、脂肪、碳水化合物，强化矿物质、维生素和功能活性成分后使其营养素接近母乳水平，适合0～3岁婴幼儿食用。目前我国市场上所销售的婴儿配方乳粉均是按照《食品安全国家标准 婴儿配方食品》（GB10765—2021）研制，适合0～6月龄健康婴儿所使用的为1段配方奶粉[20]。表4-2显示了婴幼儿配方奶粉与母乳营养构成及特点[1, 21]。有研究对0～6月龄婴儿（1段）配方奶粉与产后1～180天母乳的营养成分和含量进行对比研究发现，二者蛋白质和氨基酸含量平均值接近[22]，甘油三酯的组成和含量差异较大[23]，1段配方奶粉中的总碳水化合物和乳糖含量均高于母乳[24]，婴儿配方奶粉和辅食样本中含有大多数微量元素，而母乳样本中的Co（钴）和Cr（铬）含量较低。还有研究显示[25]，按照新国标，一些婴儿从婴儿配方奶粉和辅食中获得的Cr、Cu（铜）和Se（硒）（基于每日能量需求）不足，但Zn（锌）含量超过每日需求，这可能会影响婴幼儿的生长发育。而另一项研究也强调[26]，由于母乳中Fe含量并不充足以及婴儿体内储存的铁维持时间较短，婴儿仍然可能存在铁元素缺乏。对于生物活性物质而言，免疫球蛋白的存在始终是配方奶粉无法效仿的，未来婴儿配方奶粉的研制，也应着力于生物活性物质的添加。

4.1.2.2　不同喂养方式婴儿发育比较

体格发育　我国九市调查结果显示不同喂养方式的0～6月龄婴儿生长模式相似（图4-1），但纯母乳喂养的婴儿的生长水平可能略高于其他喂养方式的婴儿。有研究显示，婴幼儿早期生长发育速率也可能与母乳主要营养物质含量有直接相关性，纯母乳喂养婴儿平均体重略高于部分母乳喂养婴儿和人工喂养婴儿[27, 28]；而1～6月龄婴儿的身长和1～12月龄婴儿头围从喂养方式角度看均无显著差异[29]。另一项国内研究显示，喂养方式不同的婴儿体重、身长及头围均表现出与WHO相似的水平，但总体平均水平略高于WHO儿童生长标准水平[27]。

表4-2　母乳与婴幼儿配方奶粉的营养素对比

	母乳		配方奶粉（1段）	
	主要内容	特点	主要内容	特点
蛋白质	主要为不容易凝集易沉淀的乳清蛋白和容易凝集沉淀的酪蛋白，初乳中二者比例可高达90:10	1. 乳清蛋白多，酪蛋白少，易吸收 2. 随泌乳时间减少	以牛乳为基础，按照成熟乳调整乳清蛋白和酪蛋白比例，并减少蛋白质总量以适应肾脏负荷[24]	模拟母乳蛋白质含量比例，促进消化吸收
脂肪	脂类主要以脂肪球的形式存在（核心）：甘油三酯+胆固醇酯；外层主要是磷脂等构成的三层结构的乳脂肪球膜；膜上镶嵌一些生物活性物质[26] 中链脂肪酸与长链多不饱和脂肪酸丰富	中链脂肪酸与长链多不饱和脂肪酸丰富，尤其是二十二碳六烯酸（DHA）及花生四烯酸（ARA）、还有亚油酸（LA）、α-亚麻酸（ALA）	提供脂肪的为富含多不饱和脂肪酸的植物油；调节脂肪酸构成与比例[如调整 n-6:n-3=(5~10):1] 添加与脑发育有关的DHA等[24]	优化供脂来源，调整脂肪酸构成，比例，添加生物活性脂肪酸
碳水化合物	主要为乳糖和HMO（低聚糖）[26]；乳糖含量高于牛乳，其中乙型乳糖含量最丰富，有利于神经系统、肠道微生物、肠道发育[26] HMO有利于婴儿微生物和早期免疫发育[27]	以乳糖（乙型乳糖）和HMO为主	增加乳糖含量至7%，其中按4:6的比例添加α-乳糖和β-乳糖，适当加入可溶性多糖[24]	模拟母乳碳水化合物组成及比例
微量营养素	母婴能够满足除维生素D和维生素K以外婴儿正常发育所有的维生素需求 微量元素等与牛乳相似，但吸收率（49%>5%）更高，钙磷比例适宜（2:1）且易吸收，初乳含锌高有利于生长发育	维生素：母乳除维生素D、维生素K外含量充足 矿物质：大部分含量与比例均适宜	以牛乳为基础减少矿物质含量，调整K/Na比例为（2.5~3.0）:1，钙/磷比例为2:1，增加铁、锌等矿物质含量与比例；强化维生素A和维生素D及目标化矿物质含量[27]	以牛乳为基础，母乳为目标调整维生素和矿物质含量与比例
其他生物活性成分	截至目前发现的母乳中重要的生物活性物质有母乳低聚糖、α-乳白蛋白、β-酪蛋白、乳铁蛋白、免疫球蛋白、乳脂肪球膜、骨桥蛋白、神经节苷脂、溶菌酶、酶、细胞因子、激素、朴体、母乳淋巴细胞和干细胞。这些生物活性成分发挥着营养素意义以外的生物调节作用[26]		以母乳为参照，增加婴儿需要的牛磺酸和肉碱等生物活性物质[24] 目前婴儿配方奶粉中存在的生物活性物质可能有α-乳白蛋白、乳铁蛋白、牛磺酸、乳脂肪球膜、叶酸、多胺、长链多不饱和脂肪酸、益生元益生菌[27]	以母乳为基础，增加婴儿需要的牛磺酸和肉碱等生物活性物质

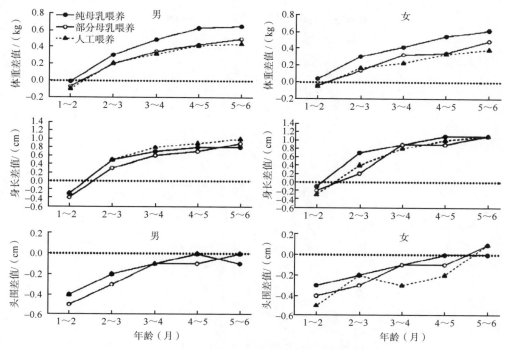

图4-1 0～6月龄不同喂养方式婴儿各类体格发育曲线

骨骼发育 采用配方奶粉喂养的0～6月龄婴儿可能相比于母乳喂养婴儿会导致更多的骨量增加，如表4-3所示[30]。这可能是由于配方奶粉相对于母乳强化了维生素D含量，此外，维生素K对婴儿骨骼发育可能具有有利影响[31]。

表4-3 不同喂养组0～6月龄婴儿人体测量和骨量的绝对变化[30]

	母乳	低矿物质配方奶粉	中等矿物质配方奶粉	P^*
体重	2.93±0.56†	3.19±0.62	3.42±0.62†	0.007
身高	11.1±1.7†	12.5±1.9†	11.8±2.9	0.05
骨矿物质含量	59.2±17.1†	65.6±17.5‡	81.7±25.4†‡	＜0.001

*P为组间差异；†、‡表示每行具有相同符号的平均值在$P＜0.05$处是不同的。

免疫发育 母乳中特异性的免疫球蛋白等免疫活性物质的存在使得纯母乳喂养婴儿免疫功能发育较好[32]。国内的一项研究也有类似发现：喂养42天和3个月、6个月以后母乳喂养组免疫球蛋白IgG、IgM和IgA水平均高于配方奶粉喂养组，如表4-4所示[33]。因此，与配方奶粉喂养相比，采用母乳喂养更能增强新生儿的免疫功能。

表 4-4　不同喂养方式新生儿免疫球蛋白（mg/L）指标比较[33]

组别	IgG			IgM			IgA		
	喂养42天	喂养3个月	喂养6个月	喂养42天	喂养3个月	喂养6个月	喂养42天	喂养3个月	喂养6个月
母乳（n=104）	87.64±4.92	79.35±3.92	69.91±5.14	555.64±35.15	598.35±36.35	622.95±33.15	277.56±45.34	290.24±44.35	307.25±51.34
配方奶粉（n=104）	72.35±4.15	64.35±4.15	57.34±5.04	498.35±46.35	522.34±44.56	545.35±44.35	251.45±49.35	260.15±51.23	272.35±43.25
t	24.225	26.796	17.807	10.044	13.48	14.292	3.973	4.529	5.302
P	0	0	0	0	0	0	0	0	0

注：表中免疫球蛋白指标值为 "平均值 ±标准差"。

胃肠道发育   虽然配方奶粉的发展目标是接近母乳的营养构成，但受分析检测技术、原料制备工艺及食品相关法规的限制，一些生物活性物质很难添加到配方奶粉中，因此，二者间的营养差异对于婴儿胃肠道的发育仍然具有明显差异。有研究显示[34]，母乳喂养和配方奶粉喂养婴儿在肠道微生物群的发育和建立方面存在显著差异（表4-5），这可能与母乳中丰富的低聚糖和合理的蛋白质、钙磷比例相关。为了缩小这种差异，婴儿配方奶粉可以通过添加益生元或益生菌来使配方奶粉喂养的婴儿肠道菌群接近于母乳喂养婴儿水平，尤其是使双歧杆菌的丰度得以提高[35]。

表4-5   不同喂养方式新生儿肠道菌群比较[34]

组别	样本量（n）	乳酸杆菌 [log copies·（g 湿便）$^{-1}$]		双歧杆菌 [log copies·（g 湿便）$^{-1}$]	
		入组时	30天后	入组时	30天后
母乳喂养	238	8.76 ± 1.20	$9.07\pm0.96^*$	9.10 ± 1.12	$11.12\pm1.36^*$
配方奶粉喂养	262	8.82 ± 1.34	8.96 ± 0.82	8.98 ± 1.26	$10.35\pm1.54^*$
t		0.525	1.381	1.121	5.901
p		0.600	0.168	0.263	<0.001

注：$P < 0.05$ 表示差异有统计学意义。

神经心理发育   与配方奶粉相比，母乳中含有较多生长调节因子、乳糖、多不饱和脂肪酸（尤其是DHA、ARA等）、牛磺酸等可以促进婴儿智力发育的营养成分。表4-6显示了母乳喂养组和人工喂养组婴儿神经心理发育的差异，从表中可以看出母乳喂养组婴儿的DQ值（发育商）显著高于人工喂养组婴儿，具体表现在精细动作、语言和社会行为三个模块。

表4-6   不同喂养方式婴儿的神经心理发育情况比较[36]

项目	组别	6个月		
		DQ值	t	P
大运动	母乳喂养组	99.21 ± 11.26	-0.209	0.835
	人工喂养组	99.75 ± 12.69		

续表

项目	组别	6个月		
		DQ值	t	P
精细动作	母乳喂养组	98.89±11.17	3.814	<0.001
	人工喂养组	89.80±10.98		
适应能力	母乳喂养组	96.43±11.75	0.366	0.715
	人工喂养组	95.45±13.10		
语言	母乳喂养组	91.21±8.92	2.075	0.041
	人工喂养组	87.18±9.20		
社会行为	母乳喂养组	97.89±12.00	2.229	0.028
	人工喂养组	91.95±12.84		
交流警示行为	母乳喂养组	2.96±4.74	1.267	0.209
	人工喂养组	1.83±3.34		
DQ值	母乳喂养组	96.79±9.40	2.035	0.045
	人工喂养组	92.83±8.64		

注：$P < 0.05$表示差异有统计学意义。

4.1.3　不同分娩方式婴儿生长发育及营养需求差异

足月健康婴儿的分娩方式常见为经阴道自然分娩和剖宫产两类，不同分娩方式可能有着不同的发育结果。有研究指出不同分娩方式对6月龄内婴儿身长、头围等体格发育无显著影响[37]；但剖宫产可能与1～5月龄婴儿神经发育结局相关，具体表现在粗大运动、精细运动和语言的发育评分较低，而6月龄自然分娩组婴幼儿则有着较高的MDI（智力发育指数）和PDI（运动发育指数）[38, 39]。对于免疫系统，有研究显示只有自然分娩才能促进与新生儿免疫有关的各种细胞因子的产生[40]。

肠道微生物群在婴儿免疫系统的发育中扮演着重要的角色，而不同的分娩方式婴儿肠道微生物组成不同。有研究显示，双歧杆菌主要在自然分娩婴儿肠道中增殖与定植[41]。另一项研究中发现[42]，在剖宫产婴儿6个月内的大多数时间点双歧杆菌和拟杆菌属的丰度均较低，而乳杆菌、长双歧杆菌、链状双歧杆菌和大肠埃希菌的种群减少，且肠道更多地定植与疾病发展相关的致病菌。

将上述神经心理发育结果和不同分娩方式拥有的不同肠道微生物组联系起来，就不得不提到"微生物群-肠-脑轴"的概念。它是指微生物群通过肠-脑轴（gut-brain axis）介导中枢神经系统和肠神经系统之间的双向相互作用，包括调节下丘脑-垂体-肾上腺轴、代谢、免疫通路和迷走神经等，从而参与一系列神经系统疾病的发生过程[43]。有研究发现了这种双向通信的可能机制：通过肠道神经系统影响中枢神经系统调节脑基因表达、神经递质的合成释放、代谢产生短链脂肪酸（SCFA）和肽聚糖等途径起效[44]。

综合上述研究成果可以发现，不同的分娩方式婴儿有着不同的肠道微生物组成，也有着不同的神经心理发育成果，解释两者之间的可能机制之一是不同的分娩方式造成的不同微生物群定植可能通过微生物群-肠-脑轴影响婴儿的神经心理发育[4]。这一结果提示我们应当关注6月龄内剖宫产婴儿脑发育相关营养素的状态与补充，如与婴儿神经功能和认知功能相关的脂质（长链多不饱和脂肪酸、极性脂质等），矿物质（铁、锌、碘），维生素（维生素A、维生素B_{12}、维生素D），膳食蛋白质和氨基酸（蛋白质、mTORC1、色氨酸、酪氨酸和苯丙氨酸、支链氨基酸）[44]。

4.1.4　早产儿/低出生体重儿生长发育特点

早产儿是指出生胎龄不足37周的新生儿，根据胎龄可细分为：占比最小的胎龄小于28周的极早早产儿；占比中等的28周≤胎龄<32周的早期早产儿和32周≤胎龄<34周的中期早产儿；占比最高的34周≤胎龄<37周的晚期早产儿。根据出生体重也可将新生儿分为：体重<1000 g的超低出生体重儿、体重<1500 g的极低出生体重儿和体重<2500 g的低出生体重儿（LBWI）[45]。对于早产儿与足月儿的生长发育比较通常采用校正月龄[即实际月龄减去早产周数（足月胎龄减去出生胎龄）]来进行。

4.1.4.1　早产儿生长发育特点

体格发育　一项关于早产儿校正24月龄内生长轨迹的研究发现[46]，早产儿在校正6月龄内体格增长速度较快，并在之后速度减缓，且胎龄的大小与体重和头围的追赶生长时间成正比，校正月龄后，除极早早产儿头围曲线稍有落后之外，不同出生胎龄组早产儿的体格生长曲线基本重合。另一项关于国内24～42周胎龄新生儿体格生长参照标准制定的研究[4]，也提及了早产儿的体格发育的百分位数，为新生儿出生时及早产儿出生后早期的生长和营养评价提供了参考标准。此外，早产儿生理性体重下降恢复时间也晚于健康新生儿[47]。总之，6月龄（矫正月龄）早产儿体格发育具有追赶性生长趋势，而了解早产儿体格发育的百分位数，有利于评价其发育状况，并可供后续营养补充参考。

骨骼　一项早期研究显示早产儿可能错过了骨骼生长和矿物质储存的关键时期[48]。同时由于早产儿肠道成熟晚，其在生长阶段对矿物质的需求多，而矿物盐的沉积在妊娠24～37周呈指数级增加，且80%发生在妊娠晚期[49, 50]，因此，早产儿的矿物质储备不足，易患骨量减少症。另一国内的研究发现早产儿体内钙、磷储备少，排泄多，维生素D水平低，甲状旁腺激素和甲状旁腺激素相关蛋白低，胎儿期母亲的营养状况以及早期喂养方式等多种因素影响早产儿骨骼发育分析[51]。总之，与足月儿相比，早产儿可能由于错过了物质储存的关键时期而导致骨矿物质含量和骨密度低，同时这种骨骼发育特点也与其他多种营养因素密切相关。

免疫系统　早产儿胎龄与免疫球蛋白IgG含量成正比。早产儿与足月儿相比免疫系统更不成熟[52]，血浆中补体水平低、调理素活性低，多形核白细胞产生及储备少，趋化性及吞噬功能低下比足月儿更为明显。T细胞数量少，至1月龄才可能赶上足月儿[1]，且由于细胞因子不足，T细胞活化水平也受限[53]。

胃肠道（GI）　与足月儿相比，早产儿在分娩后前2天内的肠道屏障通透性增加，到3～6天时，足月儿和早产儿的肠道通透性均降低，并且在不同胎龄婴儿之间相似[54]。相似的研究也提及[55]，早产儿表现出较高的全身炎症水平和胃肠道通透性。胃肠道的发育离不开上皮细胞的成熟，一项相关研究显示[56]，当婴儿早产时，其与先天免疫相关的上皮细胞帕内特细胞（潘氏细胞）和杯状细胞的分泌物水平均下降，且对于极早早产儿，肠干细胞丰富导致的成熟特化上皮细胞减少，这意味着可能出现更多与早产儿肠上皮功能不足的相关并发症。也有研究指出，胎龄的增加与帕内特细胞数量增加呈正向相关性[57]；与足月儿相比，早产儿有较差的吸吮力及吞咽反射，胃容量小且平滑肌发育不完善，因此胃排空速率更慢。一项利用肽组学分析的研究指出[58]，与足月儿相比，早产儿胃中蛋白酶水解活性明显降低并导致了胃样本中的生物活性肽尤其是抗菌肽的数量较少，同时消化酶含量不足，胆酸与乳糖酶含量少，导致早产儿脂肪吸收率不高且易发生乳糖吸收不良。此外，与胃肠道发育密不可分的肠道微生物组也与胎龄有关[59]，胎龄越小，肠道微生物组定植越慢，尤其是双歧杆菌[60]。

脑及神经系统 对于神经系统功能发育而言，早产儿神经系统成熟度与胎龄呈正向相关性，即胎龄越小，原始反射越难引出或反射不完全[1]。有研究显示[61]，早产儿脑白质与灰质体积小，且脑白质区域少突胶质前体细胞极为脆弱，易发生与认知功能和神经感觉异常相关的损伤。且有研究显示[62]，6月龄（校正月龄）内早产儿神经运动发育水平落后于足月儿，无论体格发育是否正常，其神经运动发育均呈现追赶性生长的态势。

内分泌系统 早产儿出生时血清胰高血糖素样肽-1（GLP-1）水平与妊娠周数呈负相关[63]。出生后血清抑胃肽（GIP）、GLP-1和胃肠激素酪酪肽（PYY）水平升高，直到出生后3个月左右仍处于较高水平。对于GLP-1和GIP的相关探讨，也有研究发现肠促胰岛素激素可以在肠道营养物质的刺激下刺激胰岛分泌胰岛素，与足月儿相比，早产儿脐静脉GLP-1水平较高，GIP水平相当[64]。还有研究显示[65]，两种具有相反功能的肠肽即生长抑素和胆囊收缩素的中位水平在出生后3个月时最低，在出生后6个月时最高。总之，早产儿GLP-1、GIP、PYY、生长抑素、胆囊收缩素等内分泌激素是适合早产儿整体发育特点的。因此，有利于早产儿生长发育的相关激素水平较高但低于足月儿，而不利于其生长发育的相关激素便水平较低且高于足月儿。

4.1.4.2 低出生体重儿生长发育特点

体格发育 国内一项关于低出生体重儿体格发育的队列研究指出，低出生体重儿（LBWI）和正常体重儿（NBWI）相比，虽然体格发育指标数值如体重、身长（高）、头围较低，但LBWI组婴儿在1～3个月期间体格发育指标增长速度更快（其中体重和头围增长速度顺序为1月龄＞2月龄＞3月龄，身长增长速度顺序为3月龄＞1月龄＞2月龄），3月龄之后各体格发育指标增长速率逐渐下降[66]。LBWI在1岁内体格发育呈追赶生长，前6个月内追赶较快，前4个月内更为明显。另一项研究显示[67]，极低出生体重（VLBW）早产儿在12月龄（校正月龄）内体重和头围呈现先快后慢的追赶性生长模式，且0～6月龄增长快于6～12月龄。也有研究显示6月龄（校正月龄）超低出生体重组和极低出生体重组及低出生体重组身长、体重、头围均低于正常体重组[68]。综上所述，LBWI在6月龄内体格发育同样呈现追赶性生长的趋势，前3个月较快，后3个月逐渐下降，发育结果接近但仍低于正常体重组。

骨骼 宫内营养状况与婴儿早期骨量积累有关，具体表现在巨大出生体重与正常出生体重婴儿在3月龄时骨骼发育水平大于低出生体重婴儿[69]。对于极低出生体重（VLBW）婴儿，有研究指出，VLBW婴儿2月龄左右之前骨强度显著降低，同时伴有新骨形成[70]；也有研究提到[71]，VLBW婴儿足月前后的骨矿物质含量显著低于正常出生体重儿，并且与出生体重和出生身长有较强的相关性。总之，低出生体重婴儿骨骼发育与宫内营养状况不足相关，且总体发育水平低于正常出生体重儿。

免疫系统 低出生体重儿T淋巴细胞数量减少，对有丝分裂原的反应降低。与适龄的低出生体重儿相比，小于胎龄的低出生体重婴儿持续数月甚至数年表现出细胞介导的免疫应答受损。低出生体重儿吞噬细胞功能紊乱，颗粒物摄入量略有减少。母体来源的免疫球蛋白IgG半衰期为21天，因此所有婴儿在3～5月龄时均表现出生理性低免疫球蛋白血症，在低出生体重儿中特别明显，且持续时间长。

胃肠道 关于低出生体重儿的胃肠道发育，目前大多数研究均集中于探究肠道菌群的发育特点。早产儿的出生体重越低将会导致更差的肠道菌群定植，原因可能在于新生儿的宫内发育水平（表4-7）[59]。一项对于52名胎龄为30～35周婴儿双歧杆菌的研究发现[60]，双歧杆菌的定植并不受出生体重的影响。但有研究显示较低出生体重的婴儿可能会延迟达到有益菌定植水平的时间[72]。

表4-7 不同出生体重的早产儿肠道菌群多样性分析[59]

组别	出生后3天		出生后3周	
	DGGE图谱条带数	Shannon-Wiener指数	DGGE图谱条带数	Shannon-Wiener指数
≤1500 g组（n = 10）	$4.62 \pm 0.65^{a,b}$	1.07 ± 0.14^{b}	12.73 ± 0.61^{c}	1.71 ± 0.17^{c}
1 500～1 800 g组（n = 14）	5.01 ± 0.54	1.12 ± 0.17^{b}	12.93 ± 0.73^{c}	1.76 ± 0.21^{c}
1800～2000 g组（n = 17）	5.21 ± 0.41	1.18 ± 0.23	13.07 ± 0.81^{c}	1.83 ± 0.13^{c}
>2000 g组（n = 39）	5.29 ± 0.43	1.25 ± 0.11	13.20 ± 0.58^{c}	1.87 ± 0.22^{c}
F	5.71	4.835	1.205	2.326
P	0.001	0.004	0.314	0.081

a表示与1800～2000 g组比较，$P < 0.05$；b表示与>2000 g组比较，$P < 0.05$；c为与同组出生后3天比较，$P < 0.05$。

脑及神经系统 妊娠晚期与胎儿脑生长发育密切相关[73]。具体表现在胎龄30～40周胎儿大脑皮层体积较其30周前增加4倍，因此早产出生的低出生体重儿相对于足月儿更易发生神经行为异常。有研究显示早产低出生体重儿脑重量仅为足月儿的65%，脑白质、灰质、胼胝体和小脑体积较小，脑沟回较少[74]。另一项国内关于低出生体重儿脑发育的随访研究发现[75]，与足月儿相比，出生后到6月龄阶段低出生体重儿神经系统发育水平较低，在脑结构方面主要表现在大脑与小脑的差异，但其生长速度快于足月儿（表4-8）。关于神经系统功能发育的研究显示低出生体重儿在粗大运动、认知和沟通技能发展方面发育迟缓，且在6月龄时，低出生体重儿精细运动和粗大运动得分低于正常体重儿[76]。总之，低出生体重儿脑结构及功能发育与胎龄有关，且在6月龄时发育均不及足月儿，但其生长速度较快。

表4-8 LBWI及足月儿出生后一年内脑发育情况[75]

	类别	例数	横径			小脑矢状位纵径
			大脑左半球	小脑冠状位	小脑矢状位	
出生时	LBWI	51	3.42±0.27*	4.06±0.24*	1.95±0.24*	2.75±0.24*
	足月儿	46	4.23±0.22*	4.60±0.30*	2.22±0.17*	3.13+0.35*
3月龄	LBWI	46	4.28±0.25*	4.96±0.23*	2.17±0.34*	3.22±0.20*
	足月儿	39	4.48±0.31*	5.39±0.29*	2.30±0.18*	3.65±0.21*
6月龄	LBWI	38	4.61±0.22*	5.22±0.45*	2.43±0.29	3.85±0.29*
	足月儿	32	5.10±0.26*	5.93±0.31	2.52±0.28	4.12±0.27*
9月龄	LBWI	32	5.02±0.23*	5.86±0.34*	2.76±0.22	4.42±0.23
	足月儿	27	5.46±0.20*	6.24±0.30*	2.88±0.25	4.52±0.36
12月龄	LBWI	15	5.58±0.33*	6.25±0.32	3.02±0.32	4.75±0.36
	足月儿	12	5.86±0.36*	6.26±0.28	3.08±0.41	4.76±0.33

*表示 $P < 0.05$，差异有统计学意义。

内分泌系统 孙智勇等[77-79]对LBWI的甲状腺、肾上腺皮质、甲状旁腺发育做了相关阐述，其中LBWI的甲状腺功能不断成熟且成熟时间与胎龄大小相关，由于甲状腺功能需要逐渐完善但垂体分泌促甲状腺激素（TSH）的功能不成熟，因此LBWI会存在暂时性的甲状腺功能低下；自出生后开始，LBWI的血清皮质醇水平随日龄逐渐下降，1月龄内便可到达稳态且与足月儿水平相近，肾上腺的成熟程度同样与胎龄呈现正向相关性；LBWI中足月儿甲状旁腺功能已成熟，早产儿需要逐渐发育成熟，出生后14天LBWI的甲状旁腺激素均达足月儿水平；出生后6个月胰岛素样生长因子IGF-1水平降低，而脐带血中IGF-1水平与6月龄时体重和身长增量呈负相关[80]；瘦素是脂肪细胞分泌的一种肽类激素，能够使脂质组织和下丘脑之间进行通讯，在出生体重大于2 kg的早产儿和足月儿脐带血中均发现瘦素和胰岛素之间的显著相关性[81]。综上所述，LBWI具有逐渐成熟的甲状腺，1月龄内可达稳态的皮质醇水平，出生后14天PTH含量达正常水平，此外，IGF-1、瘦素均与出生体重/体重增量呈现反向相关性。

4.1.4.3　早产儿/低出生体重儿与健康婴儿营养需求

早产儿由于营养素储备不足，因此较足月儿有更大的营养素需求量[82]。美国儿科学会（AAP）针对早产儿给出了肠内/肠外营养建议，如表4-9和表4-10所示，根据出生体重＜1000 g和1000～1500 g两个范围分别从能量、蛋白质、脂肪、糖类、亚油酸、亚油酸亚麻酸比、维生素、矿物质、功能成分（牛磺酸、肉碱、胆碱、肌醇）多个指标给出了推荐摄入剂量。我国关于婴儿喂养的指南指出对于早产儿进行营养管理的目的应当是满足其生长发育、促进其组织器官成熟、预防营养的缺乏与过剩、保证其神经系统的发育及有利于其长期发展[83]。由于母乳并不能提供6月龄内早产儿/低出生体重儿生长所需的全部营养物质，因此进行母乳强化或以配方奶粉喂养此类婴儿也是可行的选择。

极低出生体重儿的能量推荐摄入量为115～130 kcal/（kg·d）[84]；脂肪主要选取的是中链脂肪酸，糖类主要选取的是乳糖和葡萄糖，有利于解决早产儿乳糖不耐受的发生[26]。还有研究建议，早产儿出院后应分别按照DHA（55～60 mg/kg）和ARA（35～45 mg/kg）的推荐量补充，补充至9月龄左右，这可能与早产儿/低出生体重儿体内合成能力较足月儿不足有关[85]。

鉴于早产儿/低出生体重儿的追赶性生长特点，其对蛋白质的需求水平均高于足月儿需求水平[RNI=1.5～3 g/（kg·d）][47, 82]，即使母乳喂养，早产儿/低出生体重儿也需要补充蛋白质[86]。但是此类婴儿因为上述提到的胃肠功能发育不全，又极易发生喂养不耐受，因此这种高蛋白需求可以通过高蛋白质/能量比来完成[87]，而蛋白质摄入不足对于该类婴儿的后果[47, 86, 87]可能是长期神经系统的结构和功能的发育不完善，尤其是认知能力的不足，甚至影响免疫力和体格发育水平。

铁元素（Fe）与体内细胞能量代谢和脑发育尤其是髓鞘形成和神经递质合成有关[88]。大量的相关研究表明，由于婴儿出生时铁储备的差异，以及如前所述早产儿/低出生体重儿的器官系统追赶性生长发育特点，早产儿/低出生体重儿的铁元素的需求相比于健康婴儿要更高。在最近发表的国内外相关研究中均提示[89-92]，这种高需求不足导致的结果可能会造成缺铁性贫血（IDA），且这种预后可能和胎龄、体重均呈现反向相关性，对于短期（1年内）运动发育、体格发育具有有利影响，但是对于长期神经系统和生长的影响仍然有待研究。对于铁元素补充量，AAP的建议量已按照早产儿体重做了详细描述（如表4-9和表4-10所示）。国内一项喂养指南关于早产儿/低出生体重儿铁补充原则为[83]，校正年龄2周至6月龄内补充目标为2~4 mg/（kg·d）。而在另一项国外关于微量元素摄入量的最佳水平的综述对于铁元素补充的建议为[88]，早产儿/极低出生体重儿预防性补铁应在2~6周龄时开始（极低出生体重儿在2周时开始），出院后应继续以推荐剂量摄入铁补充剂或铁强化配方至少到6月龄后，出生体重为低于1500 g时的RNI为2~3 mg/（kg·d）或出生体重1500~2500 g时的RNI为2 mg/（kg·d）。综上所述，早产儿/低出生体重儿早期铁元素的补充原因在于铁的储存量与此类婴儿的生长特点，补充标准虽然在不同国家不同地区可能有所差异，但是总体水平均高于健康婴儿需求标准（RNI = 0.3 mg/d），补充不足将会导致缺铁性贫血等一系列不良发育后果。

钙（Ca）、磷、维生素D均与早产儿/低出生体重儿的骨矿化和长期的骨骼健康有相关性，且Ca的吸收量与Ca和维生素D的摄入量有关[82, 93]。也有研究推荐早产儿微量元素的补充[93]，对于磷元素（P）补充剂与钙补充剂合用时，应首选有机磷酸盐来降低Ca、P的生物利用度，从而减少Ca沉积导致的不良后果。有研究显示[82]，早产儿体内的矿物质含量不足很可能是因为错过了胎儿的宫内累积阶段，并且强调了次磷酸与早产儿骨量减少的相关性。国内外众多指南和研究的推荐标准如下[94]：维生素D在出生后至3月龄为800~1000 U/d，3~6月龄为400 U/d，Ca为120~160 mg/（kg·d），P为60~90 mg/（kg·d），AAP的建议量如表4-9和表4-10所示。但单独探讨低出生体重儿的Ca、P、维生素D摄入量的研究并未检索到，可能与大多数早产儿都具有低出生体重有关。总之，与健康婴儿相比早产儿/低出生体重儿Ca、P的宫内储备不足，而维生素D又与Ca、P吸收有关，且此三种营养素与早产儿/低出生体重婴儿的骨骼发育均有强烈相关性，因此，与足月儿相比（Ca：RNI = 200 mg/d；P：RNI = 100 mg/d；维生素D：RNI =

10 μg/d），此类婴儿均需要补充Ca、P和维生素D，补充过程中还应强调钙磷比例及磷的质量，从而减少不良预后的发生。

　　早产儿/低出生体重儿与足月儿相比，具有更低的血浆维生素E与维生素K水平。前者可能与其消化吸收较差、胎盘转运不足有关，如不加以补充，可能导致疾病的发生，如溶血性贫血等[47]；而后者主要与其肠道菌群定植能力较差，达到菌群稳定所需时间更长有关，未加补充同样可以导致出血。对于早产儿维生素E和维生素K及其他微量元素的补充，国外指南及研究给出建议[88]，早产或VLBM婴儿推荐摄入量：镁为8～15 mg/（kg·d）；铜为150～200 mg/（kg·d）；锌为2～2.25 mg/（kg·d）。

　　总之，早产儿/低出生体重儿对营养摄入有更高、更严格的需求，但胃肠功能发育的缺点限制了其营养素补充的方式，补充不足又影响其长期正常发育，这使针对这类婴儿的营养补充剂的开发提出了更高的要求。

表4-9　AAP推荐低出生体重儿肠外营养RNI

项目	肠外营养推荐量			
	体重＜1000 g		体重1000～1500 g	
	g/（kg·d）	g/100 kcal	g/（kg·d）	g/100 kcal
水/液体（ml）	140～180	122～171	120～160	120～178
能量（kcal）	105～115	100	90～100	100
蛋白质（g）	3.5～4.0	3.0～3.8	3.2～3.8	3.2～4.2
糖类（g）	13～17	11.3～16.2	9.7～15	9.7～16.7
脂肪（g）	3～4	2.6～3.8	3～4	3.0～4.4
亚油酸（mg）	340～800	296～762	340～800	340～889
亚油酸盐：亚麻酸盐＝C18:2/C18:3	5～15	5～15	5～15	5～15
维生素A（U）	700～1500	609～1429	700～1500	700～1667
维生素D（U）	40～160	35～152	40～160	40～178
维生素E（U）	2.8～3.5	2.4～3.3	2.8～3.5	2.8～3.9
维生素K$_1$（μg）	10	8.7～9.5	10	10.0～11.1

续表

项目	肠外营养推荐量			
	体重＜1000 g		体重1000～1500 g	
	g/(kg·d)	g/100 kcal	g/(kg·d)	g/100 kcal
维生素C（mg）	15～25	15～25	15～25	15.0～27.8
维生素B₁（μg）	200～350	174～333	200～350	200～389
维生素B₂（μg）	150～200	130～190	150～200	150～222
维生素B₆（μg）	150～200	130～190	150～200	150～222
烟酸（mg）	4～6.8	3.5～6.5	4～6.8	4.0～7.6
泛酸（mg）	1～2	0.9～1.9	1.2	1.0～2.2
生物素（μg）	5～8	1.3～7.6	5～8	5.0～8.9
叶酸（μg）	56	49～53	56	56～62
维生素B₁₂（μg）	0.3	0.26～0.29	0.3	0.30～0.33
钠（mg）	69～115	60～110	69～115	69～128
钾（mg）	78～117	68～111	78～117	78～130
氯化物（mg）	107～249	93～237	107～249	107～277
钙（mg）	60～80	52～76	60～80	60～89
磷（mg）	45～60	39～57	45～60	45～67
镁（mg）	4.3～7.2	3.7～6.9	4.3～7.2	4.3～8.0
铁（μg）	100～200	87～190	100～200	100～222
锌（μg）	400	348～381	400	400～444
铜（μg）	20	17～19	20	20～22
硒（μg）	1.5～4.5	1.3～4.3	1.5～4.5	1.5～5.0
铬（μg）	0.05～0.3	0.04～0.29	0.05～0.3	0.05～0.33
锰（μg）	1	0.87～0.95	1	1.00～1.11
钼（μg）	0.25	0.22～0.24	0.25	0.25～0.28
碘（μg）	1	0.87～0.95	1	1.00～1.11
牛磺酸（mg）	1.88～3.75	1.6～3.6	1.88～3.75	1.9～4.2
肉碱（mg）	≈2.9	2.5～2.8	2.9	2.9～3.2
肌醇（mg）	54	47～51	54	54～60
胆碱（mg）	14.4～28	12.5～26.7	14.4～28	14.4～31.1

表4-10 AAP推荐低出生体重儿肠内营养RNI

项目	肠内营养推荐量			
	体重＜1000 g		体重1000～1500 g	
	g/（kg·d）	g/100 kcal	g/（kg·d）	g/100 kcal
能量（kcal）	130～150	100	110～130	100
蛋白质（g）	3.8～4.4	2.5～3.4	3.4～4.2	2.6～3.8
糖类（g）	9～20	6.0～15.4	7～17	5.4～15.5
脂肪（g）	6.2～8.4	4.1～6.5	5.3～7.2	4.1～6.5
亚油酸（mg）	700～1680	467～1292	600～1440	462～1309
亚油酸盐∶亚麻酸盐＝C18:2/C18:3	5～15	5～15	5～15	5～15
二十二碳六烯酸（mg）	≥21	≥16	≥18	≥16
花生四烯酸（mg）	≥28	≥22	≥24	≥22
维生素A（U）	700～1500	467～1154	700～1500	538～1364
维生素D（U）	150～400	100～308	150～400	115～364
维生素E（U）	6～12	4.0～9.2	6～12	4.6～10.9
维生素K_1（μg）	8～10	5.3～7.7	8～10	6.2～9.1
维生素C（mg）	18～24	12.0～18.5	18～24	13.8～21.8
维生素B_1（μg）	180～240	120～185	180～240	138～218
维生素B_2（μg）	250～360	167～277	250～360	192～327
维生素B_6（μg）	150～210	100～162	150～210	115～191
烟酸（mg）	3.6～4.8	2.4～3.7	3.6～4.8	2.8～4.4
泛酸（mg）	1.2～1.7	0.8～1.3	1.2～1.7	0.9～1.5
生物素（μg）	3.6～6	2.4～4.6	3.6～6	2.8～3.5
叶酸（μg）	25～50	17～38	25～30	19～45
维生素B_{12}（μg）	0.3	0.2～0.23	0.3	0.23～0.27
钠（mg）	69～115	46～88	69～115	53～105
钾（mg）	78～117	52～90	78～117	60～106
氯化物（mg）	107～249	71～192	107～249	82～226
钙（mg）	100～220	67～169	100～220	77～200

续表

项目	肠内营养推荐量			
	体重＜1000 g		体重1000～1500 g	
	g/（kg·d）	g/100 kcal	g/（kg·d）	g/100 kcal
磷（mg）	60～140	40～108	60～140	46～127
镁（mg）	7.9～15	5.3～11.5	7.9～15	6.1～13.6
铁（μg）	2～4	1.33～3.08	2～4	1.54～3.64
锌（μg）	1000～3000	337～2308	1000～3000	769～2727
铜（μg）	120～150	80～115	120～150	92～136
硒（μg）	1.3～4.5	0.9～3.5	1.3～4.5	1.0～4.1
铬（μg）	0.1～2.25	0.07～1.73	0.1～2.25	0.08～2.05
锰（μg）	0.7～7.75	0.5～5.8	0.7～7.75	0.5～6.8
钼（μg）	0.3	0.20～0.23	0.3	0.23～0.27
碘（μg）	10～60	6.7～46.2	10～60	7.7～54.5
牛磺酸（mg）	4.5～9.0	3.0～6.9	4.5～9.0	3.5～8.2
肉碱（mg）	2.9	1.9～2.2	2.9	2.2～2.6
肌醇（mg）	32～81	21～62	32～81	25～74
胆碱（mg）	14.4～28	9.6～21.5	14.4～28	11.1～25.2

4.1.5　其他疾病婴儿生长发育特点及特殊营养需求

4.1.5.1　先天性心脏病

先天性心脏病（CHD）在目前的研究中仍为热点话题[95]。CHD指宫内发育不良导致的出生后心脏的结构和功能异常，可分为潜伏青紫（左向右分流）型、青紫（右向左分流）型和无青紫（无分流）型。也有研究根据其形态学和病理生理学进行了分类[96]：伴肺流量增加的心脏异常，如左向右分流且无肺梗阻的间隔缺损；心脏缺陷伴有肺血流减少；先天性异常，无隔；严重的心脏异常；先天性心脏病直到成年才出现症状。下面将CHD患儿的生长发育特点及其营养需求特点总结如下。

生长发育特点　国内外大量研究均表明，CHD婴儿不论是宫外发育还是宫内胎儿阶段，都容易发生生长迟缓，包括体格发育和某些器官的发育[97-99]。国内一项研究显示在正常情况下胎儿出生体重、身长是与胎龄有相关性的，但在CHD中未观察到这种关系，这可能意味着CHD对胎儿发育有影响，并且与CHD的复杂程度也显著相关，其中轻度CHD胎儿可能在血流动力学改变方面不太明显；另一项国外的研究中[99]，研究者发现了神经系统结构的发育迟缓，具体内容为不论何种CHD类型和胎龄大小，CHD胎儿的额叶前后径/枕额直径比值（FAPD/OFD）均显著小于正常胎儿。对于宫外发育迟缓，有研究提出了神经系统的发育不足问题[98]，包括CHD婴儿尤其是自右向左分流的类型更容易出现脑白质发育不良。另一项采用最新建模方式来评估的研究观察到了CHD婴儿在术前脑组织体积减小和脑外脑脊液增加，称为CHD颅内发育的异质性，并且提供了早期认知能力偏差的原因可能是脑的氧输送减少[100]。其他几项研究均探究了CHD婴儿出生后的生长受限[101]，这可能与CHD婴儿血流动力学差异导致的BMR（基础代谢率）升高和吸收不良等婴儿营养不良的因素有关。综上所述，CHD婴儿无论在宫外还是宫内，体格发育与器官发育都较迟缓，CHD及其复杂程度都与体格发育有关，其中CHD的复杂程度可能归因于不同级别的CHD具有不同的血流动力学，而这种血流动力学差异除了造成体格发育差异，还能造成脑结构发育不完善、认知功能受损等不良发育后果。

营养需求特点　不论是健康婴儿还是有先天疾病的CHD婴儿，其营养需求都是适合于其生长发育特点的。国内一项关于CHD患儿营养不良的调查研究显示[102]，0～1岁的732例CHD患儿中，急性营养不良的发生率为26.1%、慢性营养不良发生率为13.9%。基于CHD患儿这种营养不良的健康风险，对于CHD患儿的营养需求特点的总结如下。

有研究显示[103, 104]，肺动脉高压、低出生体重可能是作为CHD患儿营养不良的最常见因素。由于CHD患儿的特殊性，他们可能因先天性心脏病手术或其他因素等需要在医院实施喂养（营养支持）。有研究表明[101]，CHD高危新生儿的营养支持目标应该是提供足够的营养来满足患者的需求，并纠正营养缺乏来最大限度地减少营养不良的生理后果。营养支持比较常见的两种方式是肠内营养（EN）和肠外营养（PN），肠内营养通常可以使用母乳/母乳强化剂/配方奶粉，而肠外营养一般使用静脉注射，且一旦CHD婴儿胃肠功能发育足以获取能量时，肠内营养是优于肠外营养的[101]。关于欧洲和美国CHD患儿肠外营养和肠内营养的最佳实践[105-108]，其具体成分、开始时间、各营养素占比及需求量、喂养方式及注意事项详见表4-11，一些微量元素的补充见表4-12。在经肠内营养与肠外营养支持治疗下改善心脏功能且稳定后，CHD婴儿可以出院，出院后的喂养目标应该是达到正常发育水平，也就是追赶性生长[47]。总之，CHD婴儿有营养不良风险的原因在于官内/官外发育不良，而通过营养支持来改善CHD婴儿营养状况可以总结为三步：第一步，提供营养满足需求；第二步，纠正患儿的营养缺乏；第三步，满足患儿出院后追赶性生长所需。

表4-11　欧洲和美国CHD患儿肠外营养和肠内营养的最佳实践

	肠内营养	肠外营养
足月患病儿	浓的配方奶或母乳开始增加40～60 kcal/（kg·d），增加到90～120 kcal/（kg·d）；碳水化合物9～14 g/（kg·d）（占总能量摄入量的40%～50%）；蛋白质1.8～2.2 g/（kg·d）（占总能量摄入7%～16%）；脂质4～6 g/（kg·d）（占总能量摄入34%～35%）	静脉输液：第1天的60～70 ml/kg增加到第2天或第3天的100～120 ml/kg；体重低于10 kg为4 ml/（kg·h），10～20 kg为2 ml/（kg·h），超过20 kg为1 ml/（kg·h）
早产儿	管饲喂养（鼻/口）：每2～3小时输注10～20分钟 缓慢输注间歇喂养：每2～3小时输注30～120分钟，连续输注超过24小时 半连续喂食：全天每15分钟一次，每小时喂食1/4的量	静脉补液第1天70～80 ml/kg，然后缓慢进展至150 ml/（kg·d）；必须含有钠，但避免低渗溶液。蛋白质占总能量摄入量的10%～15%（1 g蛋白质=4 kcal）；脂质占30%～35%（1 g脂质=9 kcal）；碳水化合物占60%～65%（1 g葡萄糖=4 kcal）
注意事项	入院24小时内开始，只要没有胃肠道异常、呕吐、腹泻、坏死性小肠结肠炎（NEC）或乳酸酸中毒 配方富含蛋白质和能量，但渗透负荷不应超过450 mOsm/（kg·H$_2$O）	出现低血糖时，急性期2.5 mg/（kg·min）[3.6 g/（kg·d）]，恢复期5.0 mg/（kg·min）[7.2 g/（kg·d）]，首选10%葡萄糖溶液。蛋白质：婴儿1.5 g/（kg·d）。血脂：0.5 mg/（kg·d），脂质充足以预防血脂缺乏，但不能超过3 g/（kg·d）。药物营养素：锌和维生素D根据需求给予

表4-12 微量元素的补充

	婴儿5 kg以下[mmol/(kg·d)]				婴儿5～10 kg [mmol/(kg·d)]	儿童 > 10 kg [mmol/(kg·d)]
	第1天	第2～3天	第4～7天	第7天后		
钠	0～2	1～3	2～3	2～3	2～3	1～3
钾	0～3	2～3	2～3	1.5～3	1～3	1～3
钙	0.8～1.5	0.8～1.5	0.8～1.5		0.5	0.25～0.4
氯化物	0～3	2～5	2～5	2～3	2～4	2～4

4.1.5.2 苯丙酮尿症

苯丙酮尿症（PKU）的起病原因是相关代谢酶类苯丙氨酸氢化酶的缺乏，属于先天性代谢疾病中的一种。一旦苯丙氨酸（Phe）堆积，Phe的神经毒性势必会造成神经损伤。有研究表示[109, 110]，PKU人群可能会发生不在骨质疏松症范围内的骨矿物质密度降低，这种后果则可能与低蛋白饮食和（或）苯丙氨酸水平升高有关。几项研究提出PKU患儿的营养支持[111, 112]，对于早产PKU婴儿的饮食管理，由于早产期间PKU婴儿的苯丙氨酸耐受性较高，因此不需要完全不含苯丙氨酸的肠外氨基酸混合物，在人体分解代谢状态下，PKU早产儿对苯丙氨酸的需要量与健康早产儿相当。而对于足月PKU婴儿，可能需要强调的是，总蛋白质摄入量为1.5～2.6 g/（kg·d）和天然蛋白质摄入量＞0.5 g/（kg·d）更有利于改善身体状况。蛋白质/能量（P/E）与适当的生长结果密切相关，3.0～4.5 g蛋白质/100 kcal更安全。因此，在喂养管理期间，增强天然蛋白质耐受性和"安全"蛋白质能量比来支持PKU患儿的最佳生长发育和身体成分是必要的。

4.1.6 小结

本节主要描述0～6月龄健康婴儿、早产/低出生体重婴儿及某些具有先天疾病婴儿的生长发育特点及其营养需求。

根据0～6月龄健康婴儿的体格、骨骼、免疫系统、消化系统（解剖特点、消化酶、肠道黏膜、肠道微生物组）、脑及神经系统、内分泌系统等六大部分的生长发育特点，本节对其能量、宏量营养素和微量营养素等的特定需求做出了相关阐述。此外，本节还讨论了不同喂养方式或分娩方式所造成的发育差异及其导致的营养需求差异，同时分析了早产儿/低出生体重儿追赶性生长特点及对营养物质的特定需求。在对具有先天疾病的婴儿的描述中主要讨论了先天性心脏病婴儿和苯丙酮尿症婴儿的生长发育特点、健康风险及特定的营养需求。

4.2　7～12月龄婴儿生长发育与营养需求

出生至12月龄为婴儿期，是人一生中生长发育最快的时期。对于7月龄以后的婴儿，母乳仍然是重要的营养来源，但单一的母乳喂养已经不能完全满足其对能量和营养的需求，需要引入辅食。

4.2.1　健康7～12月龄婴儿各器官生长发育特点[47, 113]

4.2.1.1　体格发育

婴儿期体重、身长、头围、胸围都是增长较快的指标。足月儿在出生后4～6月体重增速较前3个月减慢，月均增加500～600 g；7～12月龄月均增加约300 g，至12月龄时体重达到9.6～10 kg，约为出生时的3倍。婴儿出生时身长平均约为50 cm，4～6月龄月均增长2 cm，7～12月龄月均增长1 cm，1周岁达75～76 cm，约为出生身长的1.5倍。婴儿7～12月龄头围半年增长约3 cm，至一周岁头围平均约为46 cm。婴儿出生时胸围较头围略小，1岁时胸围约等于头围，出现头、胸围生长曲线交叉。

4.2.1.2　消化系统

婴儿乳牙在6～8月龄开始萌出，咀嚼能力相对幼儿较差；婴儿1岁时的食管长度约为12 cm，黏膜纤弱、腺体缺乏、弹力组织及肌层尚不发达；婴儿3～4月龄胰腺发育较快，胰腺分泌量随之增多，至12月龄胰腺外分泌部分生长迅速，达出生时的3倍；婴儿6月龄起唾液作用增强，胃容量大约是200 ml，1岁时达到250～300 ml，胃蛋白酶活力较弱，凝乳酶和脂肪酶含量少，可分泌少量淀粉酶，消化能力受限，胃排空延迟。

4.2.1.3　免疫系统

婴儿期处于生理性免疫功能低下状态，非特异性免疫、特异性体液免疫和细胞免疫均不完善。非特异性免疫方面，婴儿各补体成分均低于成人，在6～12月龄时补体浓度或活性才接近成人水平；特异性细胞免疫方面，婴儿出生时T细胞自身发育已完善，故新生儿的皮肤迟发型超敏反应在出生后不久已形成，但早产儿和小于胎龄儿要数月后才能赶上足月儿；特异性体液免疫方面，婴儿B细胞产生抗体的能力低下，出生后随年龄增长特异性体液免疫才逐步完善。

4.2.1.4　神经发育

视感知：婴儿出生后视感知发育迅速，6～7月龄时眼睛可随上下移动的物体垂直方向转动，8～9月龄时开始出现视深度感觉，能看到小物体。听感知：婴儿在7～9月龄时能确定声源，区别语言的意义。嗅觉：婴儿在7～8月龄开始对芳香气味有反应。运动：婴儿6月龄时能双手向前撑住独坐，8月龄时能稳坐，8～9月龄时可用双上肢向前爬，11月龄时可独自站立片刻，15月龄时可独自走稳；6～7月龄时出现换手与抓、敲等探索性动作，9～10月龄时可用拇指、食指撕食物和纸，12～15月龄时可乱涂画。语言：婴儿6月龄时能听懂自己的名字，12月龄时能说简单的词。社会行为：婴儿7～8月龄时可表现出认生、对发声玩具感兴趣，9～12月龄是认生的高峰，12～13月龄时喜欢玩变戏法和躲猫猫游戏。

4.2.2　我国7～12月龄婴儿营养需求分析

4.2.2.1　我国7～12月龄婴儿膳食营养参考摄入量[47, 114]

能量：婴儿期过多的能量摄入可能导致婴儿期表现出过快的生长速度，对后续健康产生不良影响。《中国居民膳食营养素参考摄入量》（2023版）推荐7～12月龄婴儿的能量需要量（EER）为0.33 MJ（80 kcal）/（kg·d）。

宏量营养素：7～12月龄婴儿蛋白质、脂肪和碳水化合物的AI应根据母乳宏量营养素摄入量加辅食宏量营养摄入量来制定，但由于缺乏该年龄段婴儿辅食蛋白质、脂肪和碳水化合物摄入量数据，因此根据成人蛋白质和碳水化合物的平均需要量（EAR）、RNI和AI，用代谢体重法推算出7～12月龄婴儿蛋白质的EAR为15 g/d，RNI为20 g/d，碳水化合物AI为85 g/d。0～6月龄婴儿膳食脂肪的AI为48%E，6月龄后婴儿膳食仍以母乳或配方奶为主，脂肪比例仍比较高，但添加辅食的脂肪含量不高，参照美国辅食脂肪摄入量5.7 g/d，母乳或配方奶摄入至少600 ml/d，能量推荐值按700 kcal计算，7～12月龄婴儿脂肪的AI约为36%E，考虑到脂肪供能比的过渡，推荐7～12月龄婴儿膳食脂肪的AI为40%E。

脂溶性维生素：7～12月龄婴儿缺乏辅食的维生素A的AI数据，通过代谢体重法和成人RNI代谢体重法估计，二者取平均为320 μg/d，建议7～12月龄婴儿维生素A的AI为350 μg/d。母乳中维生素D含量很低，单纯依靠母乳不足以满足婴儿对维生素D的需要，婴儿维生素D的AI值制定参考随机对照研究，估计0～12月龄婴儿维生素D的AI为10 μg/d（400 IU/d）。对于7～12月龄婴儿缺乏母乳及辅食维生素E和维生素K摄入量数据，以小婴儿和成人的AI为基础，采用代谢体重比推算，取平均值并取整，7～12月龄婴儿维生素E的AI为4 mgα-TE/d，7～12月龄婴儿维生素K的AI为10 μg/d。

水溶性维生素：7月龄后的婴儿开始添加辅食，从食物中获得的水溶性维生素增加，但缺乏7～12月龄婴儿的B族维生素的AI数据。7～12月龄婴儿AI值制定一方面是依据0～6月龄婴儿AI，另一方面是按0～6月龄婴儿AI和成人RNI

的代谢体重法、能量需要量等推算。7～12月龄婴儿维生素B$_1$的AI为0.3 mg/d、维生素B$_2$的AI为0.5 mg/d，维生素B$_6$的AI为0.4 mg/d，维生素B$_{12}$的AI为0.6 μg/d，泛酸的AI为1.9 mg/d，叶酸的AI为100 μgDFE/d，烟酸的AI为3 mgNE/d，胆碱的AI为150 mg/d，生物素的AI为9 μg/d。7～12月龄婴儿维生素C按照体重代谢法和成人EAR推算，取平均并取整，7～12月龄婴儿维生素C的AI为40 mg/d。

矿物元素：7～12月龄母乳摄入量减少，辅食摄入量增加，参照美国推荐母乳喂养量600 mg/d，加上辅食摄入的钙，7～12月龄婴儿钙的AI为250 mg/d；7～12月龄婴儿因辅食添加，铁的推荐摄入量为10 mg/d；婴儿在4～5月龄要开始补充富含锌的辅食，选择6～12月龄婴儿锌的吸收率为30%，6～12月龄婴儿锌的估计平均需求量（EAR）为2.8 mg/d，按锌的膳食变异为10%，RNI为3.36 mg/d；6～12月龄婴儿磷、钾、钠、镁、碘、硒、铜、氟、铬、锰、钼的AI以小婴儿和成人为基础，采用代谢比重法推算，7～12月龄婴儿磷的AI为180 mg/d、钾的AI为550 mg/d、钠的AI为350 mg/d、镁的AI为65 mg/d、碘的AI为115 μg/d、硒的AI为20 μg/d、铜的AI为0.3 mg/d、氟的AI为0.23 mg/d、铬的AI为4.0 μg/d、锰的AI为0.7 mg/d、钼的AI为15 μg/d。

7～12月龄婴儿每日需水约900 ml，除母乳外，辅食中的水也是重要来源。

4.2.2.2　我国7～12月龄婴儿膳食营养摄入情况分析

在全国5个城市做了6～11月龄婴儿的膳食营养调查，采用24小时回顾法调查了250名6～11月龄婴儿的营养摄入，该项研究中6～11月龄婴儿每日营养素摄入量中位数如下：能量为664 kcal、碳水化合物为85.1 g、蛋白质为20.0 g、脂肪为26.6 g、维生素A为506.7 μgRE、维生素B$_1$为0.45 mg、维生素B$_2$为1.0 mg、维生素C为49.2 mg、维生素E为5.1 mgα-TE、钙为550.0 mg、铁为8.2 mg、锌为4.8 mg[115]。

日照市婴幼儿膳食营养状况调查分析中，6～12月龄幼儿每日营养素摄入平均值如下：能量为839.4 kcal、碳水化合物为124.3 g、蛋白质为29.1 g、脂肪为29.7 g、维生素A为785.4 μg、维生素B$_1$为0.60 mg、维生素C为75.3 mg、钙为

544.8 mg、铁为 11.0 mg、锌为 7.5 mg[116]。

4.2.2.3 我国农村与城市 7～12 月龄婴儿膳食营养摄入差异

7～12 月龄婴儿营养素摄入由母乳和辅食共同组成，6 月龄后乳母每日泌乳量为 575 ml 左右。

6～11 月龄城市地区婴儿除母乳以外其他食物提供营养素每日摄入量的中位数如下：能量为 541.8 kcal、蛋白质为 20.0 g、脂肪为 18.9 g、碳水化合物为 77.7 g、维生素 A 为 525.7 μgRAE、维生素 B_1 为 0.5 mg、维生素 B_2 为 0.8 mg、维生素 C 为 48.7 mg、钾元素为 709.4 mg、钠元素为 182.3 mg、钙元素为 463.8 mg、镁元素为 64.0 mg、铁元素为 7.7 mg、锌元素为 4.4 mg、磷元素为 426.3 mg、硒元素为 11.3 μg[117]。

6～11 月龄农村地区婴儿除母乳以外其他食物提供营养素每日摄入量的中位数如下：能量为 515.1 kcal、蛋白质为 19.4 g、脂肪为 14.5 g、碳水化合物为 68.6 g、维生素 A 为 261.5 μgRAE、维生素 B_1 为 0.4 mg、维生素 B_2 为 0.6 mg、维生素 C 为 23.4 mg、钾元素为 491.0 mg、钠元素为 157.8 mg、钙元素为 325.0 mg、镁元素为 55.4 mg、铁元素为 5.6 mg、锌元素为 3.8 mg、磷元素为 319.3 mg、硒元素为 10.3 μg[117]。

4.2.2.4 婴儿多样化膳食结构的建立与饮食习惯培养

2009 年，中国发布辅食营养补充品（即营养包）通用标准，2014 年上升到食品安全国家标准，使这类产品可用于营养干预，预防和控制婴幼儿铁和其他微量营养素的缺乏。辅食添加不足（质量和数量）是导致婴儿营养不良的重要原因，而且其不良影响将会持续较长时间，甚至影响成年时体质状况和对慢性病的易感性及未来的劳动潜能发挥[118]。随着年龄的增长，适时添加多样化的食物，能帮助婴儿顺利实现从哺乳到家常饮食的过渡。

婴儿喂养行为方面的评分如下：积极反应型 3.41 分、控制型 2.34 分、不良示范型 1.43 分、平衡膳食型 3.72 分、放任型 1.16 分。儿童饮食行为方面的评分如下：吃饭分心2.59分、吃饭速度慢2.34分、挑食2.12分、喜爱零食2.26分、喜爱饮料2.01分。婴儿喂养行为与儿童饮食行为有明显的相关性；在儿童饮食行为过程中，吃饭分心的频率最高，可见"吃饭分心"是儿童最容易养成的不良饮食行为，对儿童不良饮食行为影响最大；在婴幼儿喂养行为过程中，平衡膳食型喂养的频率最高，可见"平衡膳食型"这一喂养方式被大多数照护人及家庭认可；家长的喂养行为会对儿童饮食行为有一定的影响，不同的喂养行为会形成不同的饮食行为习惯，家长采用控制型、放任型、不良示范型喂养行为会导致儿童形成不良的饮食行为[119]。

照护人或家长在喂养婴儿时不对婴儿进行约束或监督，很容易让婴儿养成吃饭分心、边吃边玩的不良饮食行为，同时，家长也应该重视培养婴儿的独立性，在喂养时尽量避免剥夺婴儿独立进食的机会。如果照护人或家长较为宠溺婴儿，会竭力满足婴儿的所有要求，导致儿童养成挑食、喜爱零食、喜爱饮料等饮食行为[120]。

婴儿对某种食物挑食，势必会造成食物种类的摄入不够均衡。研究发现，急性营养缺乏的儿童有偏食、挑食的习惯。婴儿正处在模仿力较强的阶段，有很多时候大人喜欢吃的东西，孩子都会想要去尝试，所以婴儿的偏食和挑食现象与大人的语言和行为引导也存在一定的关系。在与严重挑食的儿童家长的沟通中发现，大多家长对儿童挑食的行为过于苛责，但儿童挑食和偏食的现象不仅没有得到缓解作用，甚至会加重儿童偏食现象的发生。轻松愉悦的进食环境往往有利于儿童的进食，因此在对儿童的偏食和挑食的纠正过程中，需要注意充分发挥幼儿园和家庭的合力，让儿童在较为轻松的环境中进食并改正不良习惯[121]。

4.2.3　辅食添加与婴幼儿健康

4.2.3.1　我国婴幼儿辅食添加现状分析

根据2013年中国0～5岁儿童和乳母营养健康状况监测结果，我国一般农村地区婴儿6～8月龄固体/半固体添加（ISSF）比例为73.9%，城市婴儿ISSF比例为90.4%；一般农村最小可接受膳食种类（MDD）合格率为39.8%，城市为65.5%；一般农村最低膳食频率（MMF）合格率为60.6%，城市为79.1%；一般农村最低可接受膳食（MAD）合格率为15.7%，城市为39.5%。2018年，我国贫困农村地区6～23月龄婴幼儿的MDD、MMF、MAD合格率分别为67.8%、71.4%、39.7%，较2013年一般农村辅食结构合格状况有显著改善。目前部分省份如湖南、安徽等近年来贫困地区婴幼儿辅食结构合格状况较2013年一般农村地区有所改善[122]。

中国0～5岁婴幼儿开始添加辅食的平均时间为6.1月龄，城市（5.7月龄）早于农村（6.4月龄），大城市、中小城市、普通农村和贫困农村分别为5.5月龄、5.8月龄、6.9月龄和5.5月龄。2496名婴儿（10.2%）在不到4月龄就添加辅食，2336名婴儿（9.5%）大于9月龄才开始添加辅食。过早（＜4月龄）和过晚（＞9月龄）添加辅食的比例，城市分别为7.3%和5.5%，农村分别为13.1%和13.%，贫困农村过早添加辅食比例最多（19.6%），普通农村过晚添加辅食比例最高（15%）。6～8月龄婴儿辅食及时添加率为82.3%，城市（89.4%）高于农村（73.6%），贫困农村最低（63.4%），男婴和女婴辅食及时添加率差异无统计学意义。2013年中国0～5岁儿童过早添加辅食和添加辅食不及时问题同时存在，且存在地区的差异，农村比城市过早和过晚添加辅食的比例更多，尤其是贫困农村[118, 123]。

中国贫困地区6～23月龄婴幼儿喂养现状调查研究发现，调查的40 910名婴幼儿（男童21 153、女童19 757）中，6～8月龄辅食添加率为83.8%。辅食添加种类合格率为67.8%，辅食添加频次合格率为71.4%，满足最低可接受膳食的比例为39.7%。月龄、母亲学历和家长喂养知识是满足最低可接受膳食的影响因素，月龄的OR值分别为1.990和1.905（$P < 0.001$），母亲学历的OR值为1.545（$P < 0.001$），家长喂养知识的OR值分别为1.114和1.346（$P < 0.001$）。结论：我国贫困农村地区婴幼儿辅食添加率、辅食添加种类合格率、辅食添加频次合格率和满足最低可接受膳食的比例较为低下[124]。

4.2.3.2 辅食添加对幼儿行为和认知发育的影响 [120, 125-128]

随着年龄的增长，适时添加多样化的食物，通常发生在6~23月龄，这是身体和认知发展的关键时期，能帮助婴幼儿顺利实现从哺乳到家常饮食的过渡，从被动的哺乳逐渐过渡到婴幼儿自主进食，是婴幼儿心理和行为发育的重要过程。在这一过程中，辅食添加发挥了基础作用。在此期间，脑的生长速度是在生命周期中最快的，因此，接触特定营养物质的时间、剂量和持续时间可能会产生积极或消极的影响。

（1）适时添加辅食，使婴幼儿能够逐渐适应不同的食物和形成对食物的感知，促进味觉发育，锻炼咀嚼、吞咽功能，促进牙齿萌出，增强消化功能，培养儿童良好的饮食习惯，而且对避免挑食、偏食等都有重要意义。

（2）婴幼儿对维生素和矿物质的需求与能量需求相对比较高，并且有缺乏的风险，特别是铁和锌。由于母乳、婴幼儿配方奶粉或其他牛奶对婴幼儿的饮食有很大的贡献，辅食所需量低。因此，婴幼儿辅食对动物性食物和其他营养丰富食物的需求大于植物性食物。

（3）缺乏多样性的饮食会增加微量营养素缺乏的风险，因此摄入多样化的饮食也很重要。多样化的饮食会让孩子接触到不同的食物口味和质地，同时食用的食物混合物会产生协同效应，促进重要营养素的吸收。通过不同质地辅食添加过程和培养婴幼儿自己进餐，使用勺、碗、杯子等进餐工具，锻炼婴幼儿的眼、手、口的动作协调性，将有助于脑和神经系统的发育。

（4）需要注意到辅食添加要尽可能避免大量添加糖、不健康的脂肪、盐和精制碳水化合物，食用这些不健康食品除了存在不良健康后果的风险外，还会影响必需维生素和矿物质的摄入。

（5）婴幼儿的最佳喂养不仅包括给孩子喂了什么，还取决于如何喂养、喂养方式。反应性喂养有助于降低营养不良和超重的风险，帮助孩子学会自我调节食物摄入量。辅食喂养是响应性的，可以促进婴幼儿的自主性，不可以过度放纵婴幼儿，这会对婴幼儿的营养和健康造成长期不良后果。

（6）家庭用餐也是一种文化和社会活动，婴幼儿可以观察、模仿、学习，并形成终身的饮食习惯。喂食、帮助婴幼儿自己进食及与家人同桌进食等过程都有利于亲子关系的建立，并有利于婴幼儿情感、认知、语言和交流能力的发育。当孩子学会触摸食物并将食物的味道与食物的外观和感觉联系起来时，也就是自主进食。

（7）通过不同质地辅食添加过程和培养婴幼儿自己进食，使用勺、碗、杯子等进餐工具，锻炼婴幼儿的眼、手、口的动作协调性，将有助于婴幼儿脑和神经系统的发育。6月龄婴儿开始添加泥糊状软滑的辅食，锻炼婴儿口腔吞咽食物的动作；7月龄婴儿添加煮烂的泥糊状果蔬泥、质地稍厚些的糊状食品，能诱导或促进婴儿的蠕/咀嚼动作发育，有助于牙齿萌出；9月龄婴儿添加细颗粒、小块状食物或质地软的碎块食物，促进婴儿细咀嚼动作的发育，有利于牙齿萌出；11～18月龄婴幼儿添加细软些的食物、小软块状食物，促使咀嚼和吞咽功能进一步发育，感知食物的质地和味道。

4.2.3.3　辅食添加对婴幼儿过敏的影响 [125, 129-133]

（1）辅食添加最初开始的年龄与发生食物过敏、特应性皮炎/湿疹或儿童哮喘的风险之间没有联系；仅限于有力证据表明，在出生4月龄后引入过敏性食物不会增加食物过敏和特应性皮炎/湿疹的风险，可能会防止花生和鸡蛋过敏；没有足够的证据来确定饮食多样性或饮食模式与特应性疾病之间的关系。

（2）延迟暴露于致敏性食物并不能降低食物过敏的风险，最新指南建议，为防止食物过敏，无论是高风险婴儿还是低风险婴儿，都不要在4～6月龄后延迟添加辅食。根据现有数据，明确的建议是尽早在4～11月龄婴儿食物中引入花生，作为减少高危婴儿食物过敏的预防措施，但安全性和实用性仍然存在关键问题尚未完全澄清。另有meta分析指出早期引入花生对婴儿花生过敏发生的影响暂无定论。

（3）营养良好的母亲建议进行至少6个月纯母乳喂养，即使从婴儿4月龄开始引入辅食可能会带来一些有益的效果，特别是为了提供铁和锌的营养需求；固体食物不应在婴儿4～6月龄前引入，当引入固体食物时，应继续母乳喂养。

（4）如果不可能母乳喂养或母乳量不够，建议引入牛奶蛋白，牛奶配方是美国儿科学会推荐的配方类型。meta分析中纳入随机对照试验（RCT）均显示早期引入牛奶蛋白对婴儿牛奶蛋白过敏的发生无统计学意义（$P > 0.05$）。在非母乳喂养的高危婴儿中，没有证据表明部分或全部水解配方奶粉在预防特应性疾病中的作用。就全脂牛奶而言，美国儿科学会和欧洲儿科胃肠病学、肝病和营养学会都建议在12月龄之前不要将全脂牛奶作为主要食物。

（5）关于鸡蛋的引入，有确定的证据表明，4～6月龄时的早期鸡蛋引入与降低鸡蛋过敏风险相关，在正常风险、高风险和非常高风险人群中进行的研究也发现了类似的结果。另有meta研究结果显示与晚期（6月龄后）引入组相比，婴儿辅食中早期（6月龄前）引入鸡蛋（RR=0.60，95%CI 0.46～0.79）可降低鸡蛋过敏发生的风险，针对所纳入的添加辅食为鸡蛋的6个研究的亚组分析结果显示，有过敏性疾病既往史或家族史的婴儿，6月龄前引入鸡蛋可降低鸡蛋过敏的发生率（RR=0.55，95%CI 0.40～0.75）；6月龄前引入生鸡蛋（RR=0.67，95%CI 0.49～0.93）、小剂量的鸡蛋（相当于每周蛋白质0～4 g）（RR=0.55，95%CI 0.36～0.85）均与鸡蛋过敏的发生风险降低有关；此外，与4月龄前开始添加鸡蛋相比，4～6月龄期间添加鸡蛋可降低鸡蛋过敏的发生率（RR=0.58，95%CI 0.43～0.78）。婴儿辅食中早期（6月龄前）引入鸡蛋可预防婴儿鸡蛋过敏的发生，但需考虑研究中的局限性。

4.2.3.4　辅食添加对幼儿肠道菌群的影响

婴幼儿期肠道菌群的结构、丰度、基因表达及物质代谢等与多种因素相关。随着年龄的增长，不同的食物来源会进一步影响肠道菌群的构成，而饮食因素对肠道菌群的塑造作用要强于遗传因素。婴儿在0～6个月内以母乳喂养为主，此阶段肠道微生物主要来源于母乳，其肠道菌群开始维持以双歧杆菌、乳杆菌为优势菌群的相对稳定状态。当液体食物不能满足婴儿生长需要时，应该添加辅食，随着各种固态食物的引入以及食物种类的多样化，断乳后能量的来源向糖类及脂质转变，此时肠道菌群中表达利于糖类、脂质及多种代谢利用基因的菌种，如厚壁菌门和拟杆菌门逐渐替代变形菌门和放线菌门成为优势菌门，同时肠道菌群的多样性也逐渐增加，逐步建立起类似于成人的肠道菌群，一方面可以预防营养不良，另一方面辅食能促进婴幼儿肠道菌群组成的多样化，对向成人过渡形成相对固定的肠型等有重要作用 [134]。

从以液体奶为基础的饮食过渡到固体、半固体和软性食物及除牛奶以外的液体食物的过程，称为辅食添加，发生在6月龄至2岁之间。但辅食添加缺乏质量标准，如果辅食添加不合适，会增加营养不良的易感性，可能会限制生长，并危及儿童的发展和生存。在生命的前2~3年，儿童肠道微生物群向成人样形态发展。辅食添加不足与儿童营养不良之间存在关联，最近的研究表明，辅食添加期间肠道微生物组成和功能发生了显著变化，但这些研究是在高收入国家进行的。在中低收入国家进行的研究表明，营养不良儿童的肠道微生物群受到破坏，已有动物实验揭示了其因果关系。鉴于越来越多的证据表明肠道微生物群在辅食添加和营养不良的联系中可能发挥作用，以微生物群为目标的辅食添加可能是营养不良管理的一种有前途的治疗方式 [135, 136]。

不同喂养方式的婴儿肠道菌群分析发现，在物种组成上，没有摄入母乳的奶粉为主、辅食为辅组，门水平上优势菌的含量变化明显。厚壁菌门、变形菌门、放线菌门和拟杆菌门四大优势菌的总含量明显低于纯母乳组，以及奶粉为主、辅食为辅组和纯奶粉组。在属水平上纯母乳组，奶粉为主、辅食为辅组和纯奶粉组比较，纯奶粉组双歧杆菌属和拟杆菌属的含量显著下降，但粪杆菌属、罕见小球菌属等厌氧菌的含量升高。主成分分析的结果表明，奶粉为主、辅食为辅组和纯母乳组差距最大，纯奶粉组与奶粉为主、辅食为辅组的差距最小。纯奶粉组与纯母乳组的差异要大于奶粉为主、辅食为辅组与纯母乳组的差异，说明与纯母乳喂养的婴幼儿相比，奶粉喂养的婴幼儿其肠道微生物的变化要大于辅以母乳摄入的婴幼儿。同时，关联性分析表明分娩方式与喂养方式和婴幼儿年龄在影响肠道菌群的丰富度上密切相关 [137]。

在辅食添加诱导免疫耐受的机制研究中，辅食–肠道菌群–食物过敏三者息息相关。临床实践中，建议过敏专家与社区医生联合将临床指南和研究结果给出的最新证据结合起来，并综合当地经济、饮食文化、婴幼儿个体情况、遗传家族史乃至食物过敏检验结果进行综合评估，制定相应的个体化辅食添加方案，以预防食物过敏的发生[138]。

4.2.4　小结

对于7月龄以后的婴儿，母乳仍然是重要的营养来源，但单一的母乳喂养已经不能完全满足其对能量和营养的需求，需要添加辅食。7～12月龄婴儿营养素来源是母乳和辅食，辅食添加不足是导致婴儿营养不良的重要原因。儿童过早添加辅食和添加辅食不及时问题同时存在，且存在着地区差异，城市辅食添加状况优于农村。辅食添加对婴幼儿心理和行为发育有重要影响，辅食－肠道菌群－食物过敏三者息息相关，辅食添加对防止过敏发生、促进婴幼儿肠道菌群组成的多样化，对向成人过渡形成相对固定的肠型等有重要作用。

4.3　12～36月龄幼儿生长发育与营养需求

1～3岁，即出生后的第2年和第3年为幼儿期。幼儿期生长发育虽不及婴儿期，但也非常旺盛。幼儿期由于牙齿数目有限，胃肠道功能的分泌和胃肠道蠕动能力也远不如成人；幼儿期脑功能进一步完善，语言表达能力逐渐提高。幼儿的母乳喂养逐渐停止，逐渐转换到家庭食物喂养，幼儿也逐渐学会自主进食。

4.3.1　健康幼儿生长发育特点 [47, 113]

4.3.1.1　各器官生长发育特点

体格发育　幼儿期的体重较婴儿期的增长速度减慢，1～2岁幼儿全年体重增长2.5～3.0 kg，满1岁时体重约为9 kg，满2岁时约为12 kg，为出生体重的4倍，2～3岁再增长2 kg，至满3周岁时体重约为14 kg。满1岁时身长约为

75 cm，1～2岁幼儿全年身长增长约12 cm，满2岁时约为87 cm，2～3岁身高再增长9 cm，满3岁时身长约为96 cm，约为出生身长的2倍。1～2岁幼儿头围只增长约2 cm，2～3岁再增长1.5 cm，满1岁时头围约为46 cm，满2岁时约为48 cm，满3岁时约为49.5 cm。

消化系统　18月龄时第一颗乳磨牙开始萌出，2岁半至3岁幼儿20颗乳牙已出齐，但咀嚼能力和消化能力仍然比成人要差，尤其是对固体食物需要较长时间适应，不能过早进食家庭成人膳食；1岁幼儿胃容量大约为300 ml，18月龄时胃蛋白酶的分泌达到成人水平，胰淀粉酶、胰脂肪酶、糜蛋白酶水平在1岁时接近成人水平；添加辅食后婴儿的肠道菌群会发生相应变化，至幼儿3岁时形成比较稳定的肠道菌群。

骨骼运动发育　幼儿前囟一般在18～24月龄关闭，幼儿1岁能行走时，出现脊柱的第三个弯曲，腰部脊柱前凸，形成脊柱的自然弯曲；出生时棕色脂肪组织占体重的2%～5%，持续至1～2岁消失，1岁时脂肪组织占体重的22%左右，之后逐渐下降。

神经心理行为发育　2岁幼儿脑重900～1000 g，约为成人脑重的60%，3岁时神经细胞分化基本完成，但脑细胞体积的增大及神经纤维的髓鞘化仍在继续，从胎儿至出生后2年，是脑发育的关键时期；幼儿可辨别酸、甜、苦、辣、咸，也能辨别软、硬、冷、热等，并常对食物有特殊的偏好，13～15周龄味觉受体成熟，17周龄后具有味觉感受功能，24周龄能很好地辨别各种气味，14周龄全身已有触觉，26周龄疼痛的神经通路完全发育，12周龄喜欢目光和声音交流；幼儿在进食技能和心智发育方面都有很大进步，12月龄能辨别家人的称谓和家庭环境中熟悉的物体，15月龄能体验与成人一起玩的愉快心情，18月龄能认识颜色，21月龄会用语言表达大小便，2岁能认识简单形状，2.5岁能拼积木、模仿同伴言行，3岁会折纸、扣纽扣、用筷子、能一页页翻书、有稳定的吸吮和吞咽动作。

4.3.1.2　我国农村与城市幼儿生长发育差异

2013年全国营养调查数据显示，中国5岁以下儿童发育迟缓、体重不足和消瘦的总体患病率分别为8.1%、2.4%和1.9%。12～47个月儿童发育迟缓的患病率较高，而48～59个月儿童体重不足的患病率更高。农村地区营养不良的患病率高于城市地区，特别是在贫穷的农村地区。与联合国公布的数据比较，2002～2013年我国儿童发育迟缓、体重不足和消瘦的情况有所下降，农村地区的下降幅度大于城市地区。农村地区5岁以下儿童营养不良的患病率仍然很高，特别是在贫困农村地区[139]。

根据2013年中国居民营养与健康状况监测中0～5岁儿童调查资料，23个省份的城市分析结果表明，广东、四川、贵州和甘肃4省城市0～5岁儿童低体质量率较高，分别为3.9%、3.1%、2.7%和3.3%，其余19个省份均处于较低水平。湖北和广东城市0～5岁儿童生长迟缓率较高，分别为6.2%和7.4%，其余21个省份均低于5.0%。黑龙江省城市0～5岁儿童消瘦率最高，为10.2%；浙江、海南、贵州和甘肃4省0～5岁儿童消瘦率分别为3.1%、3.8%、3.8%和3.8%，其余18个省份均处于较低水平[140]。

根据2013年中国居民营养与健康状况监测中0～5岁儿童调查资料，23个省份的农村分析结果表明，广西、贵州和云南3个省份的农村0～5岁儿童低体质量率高于5.0%，分别为8.2%、11.1%和7.0%；广西、重庆、贵州、云南和新疆5个省份的农村0～5岁儿童生长迟缓率均高于8.0%，分别为16.7%、11.2%、16.2%、29.2%、15.4%。贵州农村0～5岁儿童消瘦率最高，为10.0%，其次为山西、广西和四川，分别为3.7%、3.7%和3.5%[141]。

2013年全国横断面调查结果显示，中国6岁以下儿童低出生体重的总体患病率为5.15%，男童为4.57%，女童为5.68%。少数民族、母亲受教育程度较低、母亲年龄在35岁以上或20岁以下或家庭收入较低的儿童的低出生体重率较高。2013年，中国6岁以下儿童中巨大儿的总体患病率为7.35%，男童为8.85%，女童为5.71%。低出生体重和巨大儿在我国不同地区和社会经济群体中的患病率有所不同[142]。

4.3.1.3   我国不同省份幼儿生长发育差异

根据2013年中国居民营养与健康状况监测中0～5岁儿童调查资料，16个省份城乡合计分析表明，广西、贵州和云南3个省份的0～5岁儿童低体质量率高于5.0%，分别为5.6%、8.8%、5.3%；四川和甘肃分别为3.7%和3.2%，其余11个省份的0～5岁儿童低体质量率均低于2.0%。广西、贵州和云南3个省份的0～5岁儿童生长迟缓率也较高，分别为11.7%、12.9%、21.5%，均高于10.0%。黑龙江和贵州的0～5岁儿童消瘦率最高，分别为5.8%和6.9%。2013年营养监测数据显示我国东部地区各省份的0～5岁儿童低体质量率、生长迟缓率和消瘦率最低，中部地区的省份居中，检出率较高的省份为经济欠发达的西部地区，尤其是广西、贵州、云南三省儿童营养不良率较高[141]。

4.3.2   幼儿营养需求

4.3.2.1   我国幼儿膳食营养参考摄入量[47, 114]

能量：幼儿能量的平均需要量（EER）主要根据其体重及体重增加值来推算。1～2岁幼儿的能量推荐值为男童900 kcal/d，女童800 kcal/d；2～3岁幼儿的能量推荐值为男童1100 kcal/d，女童1000 kcal/d。

宏量营养素：蛋白质EAR参照WHO/FAO/UNU给出的儿童蛋白质的安全摄入量，并结合校正的蛋白质消化率对中国膳食蛋白质质量进行评估后，确定幼儿蛋白质的RNI为25 g，每日膳食中蛋白质所提供的能量应占总能量的10%～15%；幼儿膳食由高脂含量的母乳向成人多样化膳食过渡，膳食的脂肪供能比逐渐下降，1～3岁幼儿每日膳食的适宜摄入量（AI）为35%E，亚油酸的AI为4%E，α-亚麻酸的AI为0.60%E，DHA的AI为100 mg/d。随着辅食的添加，幼儿碳水化合物的摄入量相应增加，1～3岁幼儿碳水化合物的EAR为120 g/d，碳水化合物可接受范围（AMDR）为50%～65%，此外应限制幼儿蔗糖和其他添加糖的摄入。

脂溶性维生素：1～3岁幼儿的维生素A、维生素E、维生素K需要量，用成人数据通过代谢体重法推算，建议维生素A的RNI为310 μg/d、维生素E的AI为6 mgα-TE/d、维生素K的AI为30 μg/d。1～3岁幼儿维生素D的RNI为10 μg/d（400 IU/d）。

水溶性维生素：1～3岁幼儿水溶性维生素需要量采用成人数据按不同年龄能量需要量水平进行推算或进行幼儿人群研究，1～3岁幼儿维生素B_1的RNI为0.6 mg/d、维生素B_2的RNI为0.6 mg/d、维生素B_6的RNI为0.6 mg/d、维生素B_{12}的RNI为1.0 μg/d、维生素B_5（泛酸）的AI为2.1 mg/d、维生素B_9（叶酸）的RNI为160 μgDFE/d、维生素B_3（烟酸）的RNI为6 mgNE/d、维生素B_4（胆碱）的AI为200 mg/d、维生素H_2（生物素）的AI为17 μg/d、维生素C的RNI为40 mg/d。

矿物元素：根据1～3岁幼儿钙平衡试验，1～3岁幼儿钙的RNI为600 mg/d；根据1～3岁幼儿铁需要量计算，1～3岁幼儿铁的RNI为9 mg/d；根据1～3岁幼儿碘平衡试验，1～3岁幼儿碘的RNI为90 μg/d。其他元素采用成人数据用代谢体重法推算，1～3岁幼儿磷的RNI为300 mg/d、钾的AI为900 mg/d、钠的AI为700 mg/d、镁的RNI为140 mg/d、锌的RNI为4.0 mg/d、硒的RNI为25 μg/d、铜的RNI为0.3 mg/d、氟的AI为0.6 mg/d、铬的AI为15 μg/d、锰的AI为1.5 mg/d、钼的RNI为40 μg/d。

1～3岁幼儿水的AI为1300 ml/d。

4.3.2.2　我国12～36月龄幼儿营养素摄入量状况

在全国8个城市纳入910余名12～36月龄幼儿，其中食用婴幼儿配方奶粉的幼儿为583名、未食用婴幼儿配方奶粉的幼儿为327名，采用24小时回顾法调查幼儿的膳食摄入，该项研究中12～36月龄幼儿每日营养素摄入量平均值如下：能量为972.5 kcal、碳水化合物为134.6 g、蛋白质为35.7 g、饱和脂肪为33.9 g、膳食纤维为4.5 g、维生素A为593.4 μg RE、维生素B_1为0.6 mg、维生素B_2为0.8 mg、烟酸为6.6 mg、维生素B_6为0.55 mg、叶酸为142.8 μg、维生素B_{12}为

4 μg、维生素C为55.9 mg、维生素D为14.3 μg、维生素E为10.7 mgα-TE、钙为495.05 mg、磷为613.8 mg、镁为135.3 mg、钠为2278 mg、钾为975 mg、铁为11.5 mg、锌为6.25 mg、硒为24.1 μg，这些幼儿中有424名幼儿不符合中国营养学会推荐的每日300 g乳制品摄入量[143]。

在全国5个城市做了幼儿的膳食营养调查，12～23月龄和24～35月龄分别有250人，采用24小时回顾法，该项研究中12～23月龄幼儿每日营养素摄入量中位数如下：能量为739 kcal、碳水化合物为97.4 g、蛋白质为26.5 g、脂肪为24.7 g、维生素A为538 μgRE、维生素B_1为0.42 mg、维生素B_2为1.0 mg、维生素C为58.9 mg、维生素E为6.5 mgα-TE、钙为545.2 mg、铁为8.6 mg、锌为5.3 mg。该项研究中24～35月龄幼儿每日营养素摄入量中位数如下：能量为758 kcal、碳水化合物为98.1 g、蛋白质为30.0 g、脂肪为25.9 g、维生素A为456.2 μgRE、维生素B_1为0.42 mg、维生素B_2为0.9 mg、维生素C为49.1 mg、维生素E为6.5 mgα-TE、钙为492.2 mg、铁为9.2 mg、锌为5.5 mg[115]。

日照市婴幼儿膳食营养状况调查分析中，13～24月龄幼儿每日营养素摄入平均值如下：能量为994.3 kcal、碳水化合物为134.2 g、蛋白质为37.8 g、脂肪为33.0 g、维生素A为881.4 μg、维生素B_1为0.69 mg、维生素C为80.4 mg、钙为598.5 mg、铁为13.1 mg、锌为9.7 mg。25～36月龄幼儿每日营养素摄入平均值如下：能量为1102.7 kcal、碳水化合物为148.7 g、蛋白质为42.3 g、脂肪为35.4 g、维生素A为862.3 μg、维生素B_1为0.75 mg、维生素C为78.5 mg、钙为625.3 mg、铁为15.9 mg、锌为12.8 mg[116]。

4.3.2.3　我国农村与城市幼儿营养需求差异

12～23月龄城市地区幼儿除母乳以外其他食物提供营养素每日摄入量的中位数如下：能量为752.7 cal、蛋白质为30.9 g、脂肪为22.0 g、碳水化合物为102.9 g、维生素A为374.2 μgRAE、维生素B_1为0.5 mg、维生素B_2为0.7 mg、维生素C为42.5 mg、钾为892.5 mg、钠为326.6 mg、钙为394.4 mg、镁为102.0 mg、铁为8.7 mg、锌为5.1 mg、磷为507.8 mg、硒为20.4 μg[117]。

12～23月龄农村地区幼儿除母乳以外其他食物提供营养素每日摄入量的中位数如下：能量为615.0 kcal、蛋白质为23.0 g、脂肪为17.8 g、碳水化合物为92.0 g、维生素A为214.3 μgRAE、维生素B₁为0.4 mg、维生素B₂为0.5 mg、维生素C为19.1 mg、钾为543.1 mg、钠为227.5 mg、钙为237.3 mg、镁为76.3 mg、铁为6.5 mg、锌为4.0 mg、磷为371.5 mg、硒为16.5 μg[117]。

4.3.3　较大幼儿饮食行为培养与健康

4.3.3.1　家庭的影响

围绕儿童家庭生活的家庭系统在建立和促进儿童饮食行为方面发挥积极作用。父亲和母亲对待孩子的态度不同：父亲的行为通常更加纵容，对孩子食物摄入的控制较少。对于肥胖儿童，可能需要权威的行为和一些家长的介入来控制孩子对美味的高热量食物的摄入。例如，限制某些食物进入家庭环境的频率，避免儿童进入销售不健康食物的商店和餐馆，提供少量但足够的食物，应该为儿童提供机会，培养饮食行为的自我调节能力。不同口味的早期生活经历有助于促进健康饮食，并有利于更广泛地食用水果和蔬菜。从辅食期开始给婴儿提供不同的食物，并反复接触不喜欢的食物，以刺激他们适应不同的口味，帮助他们在以后的生活中接受许多食物，这是养成良好饮食习惯的必要策略。这种饮食环境在孩子的生活中具有重要的社会意义，父母应该让他们的孩子接触一系列的食物选择，同时充当积极的榜样，保护儿童和青少年免受现代生活中肥胖环境的危害。社会经济地位与这些问题有关，父母教育水平高的家庭比其他不太了解这些问题的家庭消费更多的健康食品。因此，应向所有不同社会经济水平的儿童提供教育方案，目的是促进增加体育活动，减少看电视、视频游戏和电脑时间，并获得充足的睡眠。父母积极接受关于如何在孩子身上建立长期健康习惯和创造愉快的饮食模式的建议，同时意识到容易导致营养不良和饮食失调的行为决定因素[120, 128, 144]。

4.3.3.2　父母、老师的影响

幼儿的饮食习惯与幼儿园老师及保育员的教育方式、家长的行为及教育方式

密切相关，老师、保育员及家长良好的教育方式和正确引导，对于幼儿形成良好饮食习惯、均衡营养摄入至关重要。幼儿进食习惯与进食环境、父母监督行为呈正相关，而与强迫行为呈负相关；幼儿食物喜好与父母的强迫行为呈负相关，而与父母的监督行为及提供的进餐环境呈正相关；父母采取以食物来缓解情绪的行为或强迫行为，孩子则会更容易出现在情绪下进食量减少的现象，父母的监督行为在不同家庭状况下的差异存在统计学意义。父母的喂养行为与幼儿的饮食行为存在密切相关性，并且不同家庭状况下喂养者的喂养行为可能存在差异[121, 125, 145]。

4.3.3.3　个体化喂养方式

父母对待幼儿的态度和行为方式，包括喂养行为，都会影响幼儿的饮食行为。随机对照研究中的总结认为，对2岁以下婴幼儿，预防肥胖干预措施是注重饮食和反应性喂养，包括对看护者进行关于婴儿饥饿和饱腹信号的教育，鼓励父母采取个体化的合理喂养方式，避免把食物当作一种安慰或奖励[146]。

4.3.3.4　挑食行为

挑食是儿童早期常见的行为。对于挑食，既没有一个公认的定义，也没有一个确定挑食的最佳工具。挑食的原因包括早期喂养困难、断奶后期引入块状食物、进食压力等，尤其是当母亲对此感到担忧时；保护因素包括提供新鲜食物和与儿童同餐。儿童挑食的后果可能包括饮食结构单一和营养摄入不足，铁和锌的摄入量低（与肉类、水果和蔬菜的摄入量低有关）尤其令人担忧。水果和蔬菜摄入量低，膳食纤维摄入量低，可能导致挑食者便秘。一些持续挑食的儿童可能存在发育不良的现象。然而，几乎没有证据表明挑食对生长轨迹的影响是一致的。可能有一小部分儿童挑食无法解决他们在青少年时期消瘦的问题，或者可能会患上进食障碍或导致成人挑食，对于这些儿童需要及时被识别出来，以便向其父母提供支持、监督和建议。避免或改善挑食的策略包括反复接触不熟悉的食物，模仿父母吃水果、蔬菜和不熟悉的食品，以及在用餐时间创造积极的社交体验[147, 148]。

4.3.3.5　味觉发育和食物偏好

婴幼儿天生讨厌苦味，因为苦味可能意味着潜在的有毒食物。然而，有证据表明，这些口味可以通过早期的经验来改变，因此父母在婴幼儿建立良好的饮食习惯中起着重要的作用。最近的一项系统回顾，包括观察性研究和随机对照研究，探讨了在宫内胎儿期或婴儿早期通过乳汁或配方奶粉，在生命早期接触特定口味，对后期味觉的影响。父母和照顾者似乎可以改变婴幼儿的先天口味偏好，但是这些偏好（好或坏）只有在婴儿持续接触食物时才会增强。可以引导婴儿对健康食品的偏好，例如，研究中婴幼儿反复早期接触一些蔬菜的味道，可以增强其在6岁时对这些蔬菜的喜好。在婴幼儿辅食添加期间使婴幼儿接触多种多样的蔬菜，其在6岁时也更喜欢蔬菜。这强调了辅食添加期间，优化饮食多样性和健康饮食的重要性。重要的是，婴幼儿在接受新口味之前可能需要接触8～10次，因此应该鼓励父母坚持给婴幼儿提供新口味的食物，只要他们还可以接受，即使婴幼儿的面部表情可能暗示他不喜欢也应坚持。

4.3.4　小结

1～3岁幼儿的母乳喂养逐渐停止，逐渐转换到家庭食物喂养，幼儿也逐渐学会自主进食。我国幼儿的低体质量率、生长迟缓率、消瘦率均存在城乡、不同收入水平、不同月龄组的差异，农村特别是贫困农村地区儿童的营养不良状况依然需要关注。幼儿的饮食习惯和饮食行为受家长、老师等照护人员态度和行为、就餐环境等的影响，辅食添加过程中优化饮食多样性和健康饮食非常重要，挑食会造成营养摄入不均衡，发生营养不良的风险加大。

4.4　0～3岁婴幼儿肠道健康与营养调节

婴儿自出生之后，肠道菌群逐渐建立起来，这一过程是高度动态化和个性化的。肠道菌群的组成是影响人类婴幼儿时期和长期健康的关键因素。肠道菌群并非独立存在，它与肠道中的代谢物存在相互作用。微生物群-宿主代谢相互作用对维持婴儿健康成长至关重要，同样，这种相互作用又会对微生物功能产生反馈调节。建立稳定的肠道菌群对婴儿健康有积极的影响，在宿主的新陈代谢、免疫、发育和行为中起着进化上的保守作用。微生物群落组成和生态网络在每个生命阶段都是独特的，它们的形成受到许多因素的影响，包括宿主生物学（出生时的胎龄）、分娩方式、喂养模式等。众所周知，分娩方式（阴道分娩或剖宫产）被认为是婴儿获得外源微生物的首要途径。相比之下，婴儿在肠道菌群动态建立过程中的喂养方式（母乳喂养或婴儿配方奶粉喂养）被认为是这一过程中的关键影响因素。先前的研究表明配方奶粉喂养的婴儿在肠道微生物组成上有显著不同，进而影响宿主预防疾病的能力、代谢功能、免疫功能的建立等。普遍认为，这些影响来自于配方奶粉与母乳之间的差异。这也意味着新一代母乳替代品的发展应该以重塑母乳喂养型肠道菌群为主要目标之一。

4.4.1　0～3岁婴幼儿肠道菌群定植特点

4.4.1.1　不同年龄婴儿肠道菌群特点

婴幼儿肠道菌群建立是一个逐步渐进的过程。在婴幼儿3岁前的发育过程中，新生儿肠道菌群逐渐发育成熟，肠道菌群的宏观组成由不成熟的厚壁菌-双歧杆菌向成熟的拟杆菌-普氏菌转变。以厚壁菌门（Firmicutes）和双歧杆菌属（*Bifidobacterium*）为主导的婴儿肠道，其微生物生态结构更为松散，菌群成熟度较低，代表了婴儿肠道发育的早期阶段；而以拟杆菌属（*Bacteroides*）和普氏菌属（*Prevotella*）为主导的婴儿肠道，其菌群相关的代谢通路更为复杂，具有更高的物种多样性和成熟度，代表了新生儿肠道发育的中后期阶段。

婴儿诞生初期，由于肠道内氧气较多，一些需氧菌和兼性厌氧菌快速在肠道内定植，如肠杆菌、乳酸杆菌和链球菌等。在这一时期，分娩方式是菌群形成的主要影响因素。随后，肠道内氧气快速耗竭，pH不断降低，厌氧菌逐渐占据主导地位。双歧杆菌、拟杆菌、梭状芽孢杆菌和真杆菌是婴儿肠道厌氧菌的主要代表菌群，特别是双歧杆菌为众人所熟知。这一阶段一直持续到婴儿出生后6个月。这一时期，双歧杆菌的丰度高达肠道总微生物的60%～70%，主要有婴儿双歧杆菌（*Bifidobacterium infantis*）、短双歧杆菌（*Bifidobacterium breve*）、两歧双歧杆菌（*Bifidobacterium bifidum*）。越来越多的证据表明，双歧杆菌与婴儿健康密切相关，肥胖、炎症性肠病（IBD）、肠易激综合征（IBS）等疾病往往与婴儿肠道内双歧杆菌数量的减少相关[149]。此外，双歧杆菌在改善肠道屏障功能、调节宿主免疫、抵抗病原体入侵等方面发挥着作用，而且双歧杆菌的代谢调节作用也被逐渐挖掘出来，它们通过分解不易消化的碳水化合物来生产短链脂肪酸，进而来调节肠道稳态。

世界卫生组织与中国营养学会都建议婴儿要坚持纯母乳喂养6个月，从6月龄起开始添加辅食并继续母乳喂养。随着辅食的引入，肠道微生物群发生重要的转变，从出生6个月至3岁婴幼儿肠道菌群变得更为丰富，肠道内肠球菌、拟杆菌、梭状芽孢杆菌及厌氧球菌的数量增加，甚至取代双歧杆菌，成为肠道内的优势菌属。此时，肠道中双歧杆菌的类别也发生了转变，长双歧杆菌（*Bifidobacterium longum*）、青春双歧杆菌（*Bifidobacterium adolescentis*）、动物双歧杆菌（*Bifidobacterium animalis*）的逐渐增加使得双歧杆菌的丰富程度大幅增加。到3岁左右，肠道菌群结构的多样性与稳定性达到成人水平。一项关于婴儿出生一年后的菌群调查发现，这一时期拟杆菌、韦荣菌和普氏菌增多，菌群变得更加多样化，并且观察到兼性厌氧菌逐渐减少。到婴幼儿3岁左右，肠道菌群趋于平稳，此时拟杆菌属和普氏菌属成为肠道的优势菌属。

4.4.1.2　不同喂养方式婴儿肠道菌群特点

喂养方式是决定早期肠道微生物群组成和代谢功能最重要的因素之一。与非纯母乳喂养（混合喂养、配方奶粉喂养）的婴儿相比，纯母乳喂养的婴儿在预防腹泻发病率和死亡率，减少哮喘、炎症性肠病、糖尿病及肥胖等方面有很大优势，这些差异是不同喂养方式对婴儿肠道微生物群的影响导致的，因为配方奶粉喂养可能破坏肠道微生物群，并可能损害免疫发育和正常代谢。

　　母乳喂养的独特性体现在婴儿3月龄时，尽管肠道菌群的多样性较低，但肠道双歧杆菌的丰度远远高于其他喂养方式，这或许是母乳喂养的婴儿具有良好的免疫功能与预防机会病原体入侵功能的关键所在[150]。母乳喂养的婴儿在6月龄甚至12月龄时肠道菌群多样性才开始增加，而非纯母乳喂养的婴儿在3月龄时已经具有较高的多样性。Stanislawski等[151]提出婴儿早期（＜3月龄）肠道微生物群多样性高与儿童期体重指数的增加有关，高多样性的过早出现可能会导致代谢性疾病的后期发展，比如长期的肥胖问题。国内一项对不同喂养方式塑造婴儿差异肠道菌群的研究发现，纯母乳喂养婴儿的肠道菌群中含有高丰度的双歧杆菌和乳酸杆菌，且婴儿肠道菌群中的双歧杆菌与母乳中的双歧杆菌是相似的，说明可以通过母乳在母婴之间实现微生物的垂直传递。而婴儿配方奶粉喂养的婴儿肠道中布劳特氏菌、拟杆菌、肠球菌的相对丰度较高，且在更早的时间便呈现出这种模式，这可能是婴儿配方奶粉喂养的婴儿在早期（＜3月龄）肠道微生物多样性增加的原因[33]。研究还指出混合喂养的婴儿肠道菌群组成更接近配方奶粉喂养，而不是更接近母乳喂养。混合喂养的婴儿肠道含有更高丰度的维氏菌属和克雷伯菌属。

4.4.1.3　不同分娩方式婴儿肠道菌群特点

　　分娩方式是影响肠道菌群变化的主要因素之一，也是目前的研究热点之一。分娩方式有自然分娩和剖宫产，目前主要采用定量聚合酶链反应（polymerase chain reaction，PCR）或传统的培养法来研究不同分娩方式对婴幼儿肠道菌群定植影响的差异性。

　　有研究对来自Medline、Embase和Web of Science等数据库的相关研究进行了筛选和整合，分析了分娩方式对婴儿出生后第一年肠道菌群变化的影响。结果表明，从出生到3个月，剖宫产分娩的婴儿与自然分娩的婴儿相比，放线菌门和拟杆菌门（如双歧杆菌属和拟杆菌属）的多样性显著降低，但来自厚壁菌门的一些菌属（以梭菌属和乳酸杆菌属为主）的丰度变化与分娩方式不相关。放线菌门和双歧杆菌属在剖宫产分娩的婴幼儿肠道中含量明显低于自然分娩的婴幼儿，而厚壁菌门和梭菌属在剖宫产分娩的婴幼儿肠道中含量明显升高，但没有观察到拟杆菌属和乳酸杆菌属的显著变化。这种变化除了可能与检测技术有关外，还与一些其他因素如出生地、母体阴道或皮肤微生物群、婴儿喂养类型、出生体重、出生时的胎龄、出生后住院、产前服用益生菌和产前预防性抗生素的使用等相关。例如，出生后抗生素的使用与梭菌属的相对丰度较高、双歧杆菌和拟杆菌数量减少有关。缺乏与母体阴道微生物群的接触，可能是剖宫产分娩婴儿中厚壁菌门细菌的丰度较高，拟杆菌门细菌的定植较晚导致的结果[152]。之前的研究表明，拟杆菌属细菌可能在分娩期间从母体传播到新生儿。剖宫产会造成婴儿出生后母乳喂养的延迟，这可能破坏婴儿肠道微生物群的多样性和定植模式。母乳喂养的婴儿体内双歧杆菌属的含量更高。最近的研究表明，母乳中含有益于肠道微生物群的因素，如母乳低聚糖（HMO），通过刺激双歧杆菌和乳酸杆菌的生长来发挥益生元的作用，从而选择性地改变肠道的微生物组成。此外，我们还发现了两个菌门的显著变化：酸杆菌门（Acidobacteria）和柔膜菌门（Mollusca）。酸杆菌门是新近被分出的一门细菌，有关其在肠道生境中的研究相对较少，但已经确定酸杆菌门在环境样本如土壤生境系统的维持中发挥重要作用。而柔膜菌门在肠道微生物的研究中大多与疾病的发生发展相关。但是这些劣势菌在婴幼儿的生长发育中究竟发挥多大的作用还有待探讨。总之，剖宫产会造成婴幼儿肠道双歧杆菌属等益生菌的含量减低，厚壁菌门的丰度升高、放线菌门的丰度降低，均提示肠道菌群功能的改变。但是这种个别菌群的变化不会随着婴幼儿年龄的增长在整体水平上造成显著性差异，对婴幼儿的体重指数（BMI）也不会造成显著性差异。

4.4.1.4　不同健康状况婴幼儿肠道菌群特点

据世界卫生组织估计每年有1500万早产儿，他们面临更高的发病和死亡风险。生命早期的肠道微生物组对婴儿的免疫训练和代谢规划很重要，这一时期的营养不良状态与生命后期的疾病有关[152]。早期的双歧杆菌定植可能是塑造人类健康状况的关键，双歧杆菌定植的减少以及生命早期微生物多样性的降低与多种疾病的发病率较高有关，如婴儿的坏死性小肠结肠炎、晚发性败血症、特应性和生命后期的肥胖。肠道微生物的组成从产前一直到儿童期都会影响儿童健康，许多疾病都与生物失调有关。从出生到成年，肠道微生物组在不断变化。肠道菌群的特征会影响脑、免疫系统和肺部的发育，以及身体的生长。专家认为肠道菌群对儿童发育有极其重要的影响，肠道菌群平衡失调与儿童和成人的很多疾病有关，包括孤独症、注意力缺陷与多动障碍、哮喘和过敏。

有研究表明，通过评估婴儿时期的肠道菌群，或许可以预测儿童期超重或肥胖的风险。科学家选取了165例婴儿，并分析了他们成长到12岁的BMI数据，研究发现，在生命初期，肠道微生物组成和后来的BMI之间存在某种联系。也有结果表明，0～3岁婴幼儿肠道微生物种类数量的变化不足以对婴幼儿的生长发育造成显著性差异，二者之间没有相关性。并且，研究发现0～3岁婴幼儿肠道微生物种类数量的变化也不会随着年龄的增长而使差异变得显著。另有meta分析研究发现剖宫产与成年期BMI的增加有关，与超重和肥胖有很强的相关性，结果提示肠道微生物的变化是疾病发生的一个早期信号，这也为肠道微生物作为疾病早期预警的生物标志物奠定了基础。

4.4.1.5　益生菌/抗生素使用对肠道菌群定植的影响

世界卫生组织和联合国粮食及农业组织对益生菌的定义为"活的微生物且在适当的摄取下有助于宿主（人体或其他生物）健康"。益生菌是人体的共生菌，它们的功能包括协助人体新陈代谢，帮助小肠蠕动消化食物，降解过敏原从而减少对于免疫系统的刺激，改善肠道屏障的结构完整性，避免有害细菌或过敏物质穿过肠壁，增加有益细菌微生物群多样性和减少肠道病原体定植[153]。双歧杆菌和乳酸菌是商业应用最广泛的益生菌菌株。尽管益生菌有诸多益处，但使用不当的情况下可能导致菌血症、真菌血症及脓毒血症的发生。在一项病例报道以及对重症监护室（ICU）中乳酸杆菌菌血症的分析中，522名接受鼠李糖乳酪杆菌LGG益生菌治疗的危重新生儿和儿科患者显示，与未接受益生菌补充的患者相比，发生乳酸杆菌菌血症的风险更高[154]。

抗生素是由微生物（包括细菌、真菌、放线菌属）或高等动植物在生活过程中所产生的具有抗病原体或其他活性的一类次级代谢产物，能干扰其他生物体发育功能的化学物质。正常的肠道菌群维持着物种的身体健康，通过脑-肠轴影响着物种的免疫能力。而使用抗生素对人体进行治疗的同时也会破坏人体肠道菌群稳态。婴儿肠道菌群若早期暴露在抗生素中，主要会产生两方面的影响[155]：一是肠道菌群失衡，降低肠道菌群多样性及丰度，迫使菌群的种类减少，并且可能使一类菌种或特定多种菌种成为优势种；二是在服用或注射抗生素后，一部分肠道菌群会产生抗生素抗性基因，即形成耐药性，并且这种影响具有持久性，难以恢复到最初的菌群分布状态。

4.4.1.6　辅食添加对肠道菌群的影响

当成长中的婴儿对营养的需求超过了仅靠母乳或配方奶粉所能提供的营养时，需要借助外来的物质补充其生长和发育所需，外来物质即辅食。常见的辅食有大米粉、蔬菜泥和果泥等，当然随着年龄的增长，可以互相结合，增加婴儿营养的多样性。辅食逐渐取代母乳和配方奶粉，为发育中的消化系统提供必要的营养，并调节微生物的定植。对于4～6月龄婴儿来说，适宜的辅食添加起着至关重要的作用。有研究表明，添加辅食后婴幼儿肠道菌群数量有明显增加，其中乳酸菌、肠杆菌和产气荚膜梭菌的增加比例相对较大。但是不同的辅食会有不同的影响，例如豆类食物能提高肠道双歧杆菌、乳酸菌的数量，蛋类食物能减少肠杆菌和拟杆菌的数量，提高肠道定植抗力，水果类食物能降低肠道产气荚膜梭菌的数量[156]。不同的辅食引入的营养素是不同的，造成的优势菌种是不同的。果泥含有大量的纤维，而纤维可促进有益菌的生长，抑制有害菌的扩张；含有不可消化的淀粉类辅食，会在整个辅食窗口中促进共生细菌并支持微生物产生有益的代谢物，从而对健康产生持久的影响。专家建议对于不同的营养需求可以增加特定种类的辅食摄取，或者增加辅食种类的多样性，提高其口感，并且注意辅食喂养方式。

4.4.2　肠道菌群代谢物对婴幼儿健康的影响

肠道菌群在人体肠道内的活动，除产生满足菌群自身生存繁殖的能量外还会产生多种代谢物影响宿主生理、病理等过程[157]。肠道菌群利用肠道中残留的未消化食物，产生对人体有害或有益的代谢产物如短链脂肪酸（SCFA）、胆酸、甲胺、吲哚、肽聚糖等。不同肠道菌群的代谢产物有其显著的特点，如厚壁菌门中真杆菌属、粪球菌属代谢产生丁酸、丙酸、乙酸等短链脂肪酸；双歧杆菌属、乳酸杆菌属、肠杆菌属代谢产生维生素与脂类物质。由于婴幼儿独特的肠道菌群结构和生理状态，所以极易受到这些代谢物的影响。下面介绍几种关键肠道菌群代谢物及其对婴幼儿健康的作用。

4.4.2.1　短链脂肪酸

短链脂肪酸（SCFA）在肠道内的含量主要受摄入纤维的种类和数量影响，主要种类有乙酸、丙酸、丁酸等，这三种物质占到总含量的95%。短链脂肪酸除了被肠上皮细胞和肝脏作为能源物质吸收外，还能作为信号分子引发机体一系列反应。如SCFA能够促进调节性T细胞和免疫耐受，也能够抑制炎症反应，维持肠道通透性，保护婴幼儿免疫吸收功能的正常进行。SCFA还能够通过抑制食欲、调节脂质代谢（如增加脂肪氧化，减少脂肪合成和储存）以及调节血糖稳态，来影响宿主代谢。SCFA与婴儿体重、BMI显著相关，能够降低结肠pH，促进胆固醇合成和水、钠吸收[158]。SCFA含量高的婴儿发生哮喘的风险显著降低[159]，营养不良症、肠道炎症等相关疾病也明显降低。

4.4.2.2　吲哚

吲哚是肠道菌群代谢色氨酸的产物，对于单纯母乳喂养的婴儿来说，母乳是色氨酸的唯一来源，但目前尚未从母乳中成功分离吲哚类物质，直接通过婴幼儿配方奶粉补充吲哚物质还无法实现，由此可见母乳喂养的重要性。与吲哚相关的微生物群主要为双歧杆菌，婴儿肠道内双歧杆菌的增多使得吲哚-3-乳酸（ILA）

含量提高，通过进一步的体外分析，发现了ILA具有保护肠道上皮细胞、抑制炎症因子和炎症性肠病的功能。

4.4.2.3 维生素

人们熟知的维生素类物质其实也属于肠道菌群代谢物，一些儿童在就医时被建议补充维生素，其实是因为肠道菌群代谢产生维生素类物质的功能降低。与维生素相关的菌群包括双歧杆菌、乳酸杆菌等，它们能够提供互补的内源性维生素，加强免疫功能[160]，一些维生素还能够发挥凝血、促骨发育等功能[161]。

除此之外，还有许多在婴儿体内发挥巨大作用的代谢物，如胆碱被肠道菌群代谢后产生的甲胺能帮助宿主远离动脉粥样硬化、血栓等心脑血管疾病；胆汁酸能在婴儿肠道中促进脂类的消化吸收，帮助婴儿更好地消化母乳，还具有抗菌作用。因此，肠道菌群代谢物与机体健康息息相关，拥有一个良好的肠道菌群环境与代谢物水平是婴幼儿健康成长的必要条件。

4.4.3 婴幼儿常见胃肠道疾病及营养干预

新生儿因身体器官和系统发育不成熟、不健全，存在抗感染能力差、适应能力差、全身免疫能力差等问题，在喂养不当、看护不合理时，易产生健康问题，常见疾病如下。

4.4.3.1 婴儿腹绞痛

婴儿腹绞痛常发生在3周龄至3月龄的婴儿。主要症状为长时间大声哭泣，并伴随着体态卷曲、拳头紧握和易怒等。造成婴儿腹绞痛的原因有很多，主要原因如下：配方奶粉喂养造成的蛋白质过敏、母乳喂养的乳母饮食不当、婴儿肠道积食而产气过多、喂养方式不当等。对于配方奶粉喂养的家庭，可采用喂养水解配方奶粉，水解配方奶粉可以减轻蛋白质消化不良引起的产气过多，减轻蛋白质过敏的症状[162]；母乳喂养的家庭，乳母需少吃十字花科的蔬菜，如卷心菜、水芹等。同时，应注意采用合理的喂养方式，喂养合适的量并在喂奶后把婴儿抱起来拍嗝，以减少产气的发生。

4.4.3.2　婴儿肠道炎症

肠道炎症严重影响营养物质的吸收和利用，与婴幼儿的生长发育密切相关。肠道炎症表现为肠道黏膜改变、肠道功能紊乱、免疫调节异常。肠道炎症在婴幼儿中十分常见，主要症状为腹痛、腹胀，大便不成形、恶臭等，严重者还会发生脱水。婴儿的肠道炎症主要和饮食不健康、致病菌的感染等有关。

在早期发现婴儿有腹痛、腹胀、时常哭闹等情况时，应减少喂养量，以多餐少食为主要原则，避免加重婴儿胃肠道负担。同时，母亲应清淡饮食，在喂养过程中注意卫生，避免因喂养方式不当造成致病菌进入婴儿胃肠道。若无明显效果，应尽快就医，避免造成脱水等严重后果。最新的研究表明，口服益生菌可显著改善婴儿肠道菌群并预防肠道炎症的发生[163]。

4.4.3.3　新生儿喂养不耐受

喂养不耐受是早产新生儿最常见的问题之一，症状主要表现为剩余的胃残余物增多和腹胀。这种喂养困难会导致早产新生儿延长2～3周才能完全喂养，前期需要药物治疗，这会严重影响新生儿的体重增加和正常的生长发育[164]。喂养不耐受可引起许多并发症，如已经证实会增加全肠外营养引起的胆汁淤积性黄疸的发病率。

为避免或减轻新生儿喂养不耐受的症状，在喂养过程中应坚持多餐少食的原则，慢慢喂奶，避免因喂养过急造成的呛奶等情况，喂养后空心掌由下向上轻轻拍背，将婴儿胃内空气排出，婴儿侧躺以避免呕吐后误吸。情况严重时就医，在用药之前应不进食或少进食，因婴儿在不饿的情况下会更加排斥吃药，硬灌药容易造成呕吐，加重病情。最近的研究表明，使用乳杆菌、双歧杆菌和双歧杆菌与低聚果糖相结合的益生菌制剂可治疗新生儿喂养不耐受[165]。

4.4.4　小结

新生儿的肠道菌群主要来源于母体和新生儿之间的菌群交换。婴儿肠道菌群的定植和发育对于婴幼儿期乃至成年期的健康有着重要影响。喂养方式、分娩方式、婴幼儿自身健康状况、抗生素/益生菌的使用、辅食添加是影响婴幼儿肠道菌群的主要因素。如何合理调节这些因素对围产期母亲及婴幼儿的肠道菌群的影响，以达到最佳的肠道微环境稳态并最终减少婴幼儿、儿童甚至成年人患相关疾病的风险，是今后研究的新方向和新挑战。

参 考 文 献

[1] 王卫平, 孙锟, 常立文. 儿科学. 9版. 北京: 人民卫生出版社, 2018.

[2] Ngure FM, Reid BM, Humphrey JH, et al. Water, sanitation, and hygiene(WASH), environmental enteropathy, nutrition, and early child development: making the links. Ann N Y Acad Sci 2014, 1308: 118-28.

[3] 九市儿童体格发育调查协作组, 首都儿科研究所. 2015年中国九市七岁以下儿童体格发育调查. 中华儿科杂志, 2018, 56(3): 192-199.

[4] 李辉. 中国不同出生胎龄新生儿出生体重, 身长和头围的生长参照标准及曲线. 中华儿科杂志, 2020,9: 738-746.

[5] Purnama SK, Hidayatullah MF, Umar F, et al. Observation of childrens age to predict maximum height. J Hum Sport Exerc, 2023, 18: 366-374.

[6] Xie M, Chagin AS. The epiphyseal secondary ossification center: evolution, development and function. Bone, 2021, 142: 115701.

[7] Moraes-Pinto MI, Suano-Souza F, Aranda CS. Immune system: development and acquisition of immunological competence. J Pediatr(Rio J), 2021, 97 Suppl 1: S59-S66.

[8] 王霄鹏, 姜宝飞, 朱墨, 等. 影响胃肠道手术患者术后发生切口感染的危险因素探讨. 现代医学与健康研究电子杂志, 2022, 6(12): 124-126.

[9] Indrio F, Neu J, Pettoello-Mantovani M, et al. Development of the gastrointestinal tract in newborns as a challenge for an appropriate nutrition: a narrative review. Nutrients, 2022, 14(7): 1405.

[10] Ahearn-Ford S, Berrington JE, Stewart CJ. Development of the gut microbiome in early life. Exp Physiol, 2022, 107(5): 415-421.

[11] Stewart CJ, Ajami NJ, O'Brien JL, et al. Temporal development of the gut microbiome in early childhood from the TEDDY study. Nature, 2018, 562(7728): 583-588.

[12] 王庭槐. 生理学. 9版. 北京: 人民卫生出版社, 2018.

[13] 马小红. 合理营养平衡膳食对人体健康的影响. 中国食品工业, 2022,(8): 54-55.

[14] 程义勇.《中国居民膳食营养素参考摄入量》2013修订版简介. 营养学报 2014, 36(4): 313-317.

[15] 欧洲儿科胃肠肝病和营养学会(ESPGHAN), 欧洲儿科研究学会(ESPEN), 欧洲肠外肠内营养学会(ESPR), 等. 小儿肠外营养指南: 维生素. 临床儿科杂志, 2021, 35(8): 605-620.

[16] 张曦美, 王海燕, 马洁, 等. 不同喂养方式下0～12月龄婴幼儿体格发育及营养状况研究. 中国乳品工业, 2022, 50(9): 10-14.

[17] Petersen H, Nomayo A, Zelenka R, et al. Adequacy and safety of α-lactalbumin-enriched low-protein infant formula: A randomized controlled trial. Nutrition, 2020, 74: 110728.

[18] Miolski J, Raus M, Radusinović M, et al. Breast milk components and factors that may affect lactation success. Acta Facultatis Medicae Naissensis 2022, 39: 141-149.

[19] Kim SY, Yi DY. Components of human breast milk: from macronutrient to microbiome and microRNA. Clin Exp Pediatr, 2020, 63(8): 301-309.

[20] 中华人民共和国国家卫生健康委员会, 国家市场监督管理总局. 食品安全国家标准 婴儿配方食品(GB 10765—2021), 2021, [2023-02-22]. http://down.foodmate.net/standard/sort/3/97826.html.

[21] Almeida CC, Mendonça Pereira BF, Leandro KC, et al. Bioactive compounds in infant formula and their effects on infant nutrition and health: a systematic literature review . Int J Food Sci, 2021, 2021: 8850080.

[22] 任琦琦, 蒋士龙, 鄂志强, 等. 中国市售婴儿奶粉氨基酸与中国母乳成分动态变化差异研究. 中国乳品工业, 2020, 48(5): 20-24, 64.

[23] 杨艳, 陶玉玲, 李静, 等. 中国母乳与婴儿配奶粉甘油三酯脂质组成的比较. 中国营养学会第十五届全国营养科学大会论文汇编, 2022, 894.

[24] Bridge G, Lomazzi M, Bedi R. A cross-country exploratory study to investigate the labelling, energy, carbohydrate and sugar content of formula milk products marketed for infants. Br Dent J, 2020, 228(3): 198-212.

[25] Lin X, Wu X, Li X, et al. Infant exposure to trace elements in breast milk, infant formulas and complementary foods from southern China. Sci Total Environ, 2022, 838(Pt4): 156597.

[26] 余红, 吴长划, 姚雪, 等. 不同喂养方式的 6 月龄婴儿体格生长和营养状况比较. 预防医学, 2021, 33(6): 636-638.

[27] 宗心南, 李辉, 张亚钦, 等. 中国九市不同喂养方式婴儿体格生长水平的横断面调查. 中国循证儿科杂志, 2020, 15(2): 108-113.

[28] 李贺莉. 母乳成分对纯母乳喂养婴幼儿早期生长发育速率的影响. 河北医学, 2016, 22(4): 697-699.

[29] 张春莹, 赵薇, 胡焕青, 等. 6 月龄前不同喂养方式下0～24月龄婴幼儿身长水平的研究. 中国妇幼健康研究, 2022, 33(12): 12-17.

[30] Specker BL, Beck A, Kalkwarf H, et al. Randomized trial of varying mineral intake on total body

bone mineral accretion during the first year of life. Pediatrics, 1997, 99(6): E12.

[31] Polzonetti V, Pucciarelli S, Vincenzetti S, et al. Dietary intake of vitamin D from dairy products reduces the risk of osteoporosis. Nutrients, 2020, 12(6): 1743.

[32] 林雅敏. 母乳喂养与人工喂养对婴儿免疫、营养及智能发育的影响比较. 中外医学研究, 2022, 20(25): 141-144.

[33] 齐俊婷. 不同喂养方式对新生儿肠道菌群及机体免疫的影响研究. 中国医学创新, 2022, 19(10): 131-135.

[34] 唐玉玲, 杨洁, 金依华. 母乳喂养对比配方奶喂养对足月新生儿组织血氧饱和度、血红蛋白浓度指数及肠道菌群的影响. 临床与病理杂志, 2022, 42(1): 81-87.

[35] Chong HY, Tan LTH, Law JWF, et al. Exploring the potential of human milk and formula milk on infants' gut and health. Nutrients, 2022, 14(17): 3554.

[36] 崔一帆, 董明明, 胡丹, 等. 不同喂养方式对婴儿智能发育及免疫功能的影响. 中国儿童保健杂志, 2021, 29(10): 1049-1052.

[37] 金莉娜, 李迪, 王逸斌, 等. 不同分娩和喂养方式对婴儿生长发育的影响研究. 中国食物与营养, 2016, 22(12): 73-76.

[38] Zheng X, Li R, Wang L, et al. The association of cesarean section with overweight and neurodevelopment of Chinese children aged 1–5 months. Front Pediatr, 2022, 10: 940422.

[39] 刘婷婷, 黄亮. 不同分娩方式对婴幼儿生长发育状况的影响. 中国妇幼保健, 2017, 32(15): 3536-3539.

[40] Neu J, Rushing J. Cesarean versus vaginal delivery: long-term infant outcomes and the hygiene hypothesis. Clin Perinatol, 2011, 38(2): 321-331.

[41] Makino H, Kushiro A, Ishikawa E, et al. Mother-to-infant transmission of intestinal bifidobacterial strains has an impact on the early development of vaginally delivered infant's microbiota. PLoS One, 2013, 8(11): e78331.

[42] Princisval L, Rebelo F, Williams BL, et al. Association between the mode of delivery and infant gut microbiota composition up to 6 months of age: a systematic literature review considering the role of breastfeeding. Nutr Rev, 2021, 80(1): 113-127.

[43] 李萌, 何学佳, 朱薇薇. 微生物-肠-脑轴在新生儿缺氧缺血性脑病发病机制中的研究进展. 中国儿童保健杂志, 2020, 28(11): 1223-1226.

[44] Cohen Kadosh K, Muhardi L, Parikh P, et al. Nutritional support of neurodevelopment and cognitive function in infants and young children—an update and novel insights. Nutrients, 2021, 13(1): 199.

[45] 徐凡晴, 米弘瑛, 毕凯. 早产儿体格及神经发育特点与预后. 医学信息, 2021, 34(10): 39-42.

[46] 宋绮莹, 赵晓丽, 郭玉琴, 等. 早产儿校正24月龄内生长轨迹研究. 中国当代儿科杂志 2021, 23(12): 1200-1207.

[47] 杨月欣, 葛可佑. 中国营养科学全书. 2版. 北京: 人民卫生出版社, 2019.

[48] Ryan S, Congdon PJ, James J, et al. Mineral accretion in the human fetus. Arch Dis Child, 1988, 63(7): 799-808.

[49] Rauch F, Schoenau E. Skeletal development in premature infants: a review of bone physiology beyond nutritional aspects. Arch Dis Child Fetal Neonatal Ed, 2002, 86(2): F82-85.

[50] Sethi A, Priyadarshi M, Agarwal R. Mineral and bone physiology in the foetus, preterm and full-term neonates. Semin Fetal Neonatal Med, 2020, 25(1): 101076.

[51] 姚荣英, 庄颖, 陶芳标. 早产儿的骨发育问题及其影响因素. 中国儿童保健杂志, 2007, 1: 62-64.

[52] Henderickx JGE, Zwittink RD, van Lingen RA, et al. The preterm gut microbiota: an inconspicuous challenge in nutritional neonatal care. Front Cell Infect Microbiol, 2019, 9: 85.

[53] Melville JM, Moss TJM. The immune consequences of preterm birth. Front Neurosci, 2013, 7: 79.

[54] van Elburg RM, Fetter WPF, Bunkers CM, et al. Intestinal permeability in relation to birth weight and gestational and postnatal age. Arch Dis Child Fetal Neonatal Ed, 2003, 88(1): F52-F55.

[55] Arboleya S, Rios-Covian D, Maillard F, et al. Preterm delivery: microbial dysbiosis, gut inflammation and hyperpermeability. Front Microbiol, 2021, 12: 806338.

[56] Frazer LC, Good M. Intestinal epithelium in early life. Mucosal Immunol, 2022, 15(6), 1181-1187.

[57] Heida FH, Beyduz G, Bulthuis MLC, et al. Paneth cells in the developing gut: when do they arise and when are they immune competent? Pediatr Res, 2016, 80(2): 306-310.

[58] Nielsen SD, Beverly RL, Underwood MA, et al. Differences and similarities in the peptide profile of preterm and term mother's milk, and preterm and term infant gastric samples. Nutrients, 2020, 12(9), 2825.

[59] 丁再萌, 祖婷. 早产儿肠道微生态变化及其与胎龄、出生体质量的关系. 中国微生态学杂志, 2021, 33(11): 1264-1268.

[60] Butel MJ, Suau A, Campeotto F, et al. Conditions of bifidobacterial colonization in preterm infants: a prospective analysis. J Pediatr Gastroenterol Nutr, 2007, 44(5): 577-582.

[61] 徐凡晴, 米弘瑛, 毕凯. 早产儿体格及神经发育特点与预后. 医学信息, 2021, 34(10): 39-42.

[62] 姚璇, 钟丹妮. 早产儿体格生长与神经行为发育的回顾性研究. 中国妇幼健康研究, 2022, 33(7): 7-12.

[63] Kawamata R, Suzuki Y, Yada Y, et al. Gut hormone profiles in preterm and term infants during the first 2 months of life. J Pediatr Endocrinol Metab, 2014, 27(7-8): 717-723.

[64] Tomotaki S, Araki R, Motokura K, et al. Effects of passage through the digestive tract on incretin secretion: Before and after birth. J Diabetes Investig, 2021, 12(6): 970-977.

[65] Törnhage CJ, Serenius F, Uvnäs-Moberg K, et al. Plasma somatostatin and cholecystokinin levels in preterm infants and their mothers at birth. Pediatr Res, 1995, 37(6): 771-776.

[66] 江晓阳, 邵子瑜, 孙瑜, 等. 合肥市城区低出生体重儿婴儿期体格发育生长速率的纵向研究.

西部医学, 2021, 33(11): 1647-1654, 1659.

[67] 孔锐, 邓莎莎, 陆晓婷, 等. 极低出生体重早产儿0～1岁生长发育纵向随访研究. 中国妇幼卫生杂志, 2021, 12(3): 22-26.

[68] 宋绮莹, 赵晓丽, 郭玉琴, 等. 早产儿校正24月龄内生长轨迹研究. 中国当代儿科杂志, 2021, 23(12): 1200-1207.

[69] 江雯, 黄美兴, 韦臻, 等. 不同出生体重儿3月龄骨发育状况分析. 中国妇幼健康研究, 2008, 2: 93-95.

[70] Litmanovitz I, Dolfin T, Regev R, et al. Bone turnover markers and bone strength during the first weeks of life in very low birth weight premature infants, J Perinat Med, 2004, 32(1): 58-61.

[71] Kanbe C, Funato M, Wada H, et al. A study of bone mineral density and physical growth in very low birth-weight infants after their discharge from hospital. J Bone Miner Metab, 2002, 20(2): 106-110.

[72] Desorcy-Scherer K, Bendixen MM, Parker LA. Determinants of the very low-birth-weight infant's intestinal microbiome: a systematic review. J Perinat Neonatal Nurs, 2020, 34(3): 257-275.

[73] 孔晓慧, 费俊, 翟英辰, 等. 上海哺乳期妇女产褥期膳食调查. 中国医药导报, 2016, 13(14): 49-52, 68.

[74] Sahni R, Polin RA. Physiologic underpinnings for clinical problems in moderately preterm and late preterm infants. Clin Perinatol, 2013, 40(4): 645-663.

[75] 徐海滨, 陈蓓蕾, 吴文略, 等. 低出生体重儿脑发育的随访研究. 临床医学, 2008, 28(3): 75-76.

[76] Hilaire M, Andrianou XD, Lenglet A, et al. Growth and neurodevelopment in low birth weight versus normal birth weight infants from birth to 24 months, born in an obstetric emergency hospital in Haiti, a prospective cohort study. BMC pediatrics, 2021, 21(1), 1-16.

[77] 孙智勇, 孙荃, 白薇, 等. 低出生体重儿甲状旁腺功能观察. 中华内分泌代谢杂志, 2004, 20(3): 60-61.

[78] 孙智勇, 徐乃军, 严朝英, 等. 低出生体重儿肾上腺皮质功能的研究. 新生儿科杂志, 2004, 19(3): 106-108, 144.

[79] 孙智勇, 孙荃, 白薇, 等. 低出生体重新生儿甲状腺功能研究. 中华内分泌代谢杂志, 2004, 20(2): 32-34.

[80] Mexitalia M, Pardede BK, Utari A. Insulin-like growth factor-1 and growth in infants 0-6 months of age. Paediatrica Indonesiana, 2021, 61(2): 89-93.

[81] Han L, Li B, Xu X, et al. Umbilical cord blood adiponectin, leptin, insulin, and ghrelin in premature infants and their association with birth outcomes. Front Endocrinol(Lausanne), 2021, 12: 738964.

[82] Czech-Kowalska J. Mineral and nutritional requirements of preterm infant. Semin Fetal Neonatal Med, 2020, 25(1): 101071.

[83] 王丹华, 刘喜红, 丁宗一. 早产/低出生体重儿喂养建议. 中国儿童保健杂志, 2011, 19(9): 868-870.

[84] Wachtel U. New perspectives in the nutrition of premature and low birth weight infants. Paediatr Indones, 1989, 29(5-6), 121-132.

[85] Lapillonne A, O'Connor DL, Wang D, et al. Nutritional recommendations for the late-preterm infant and the preterm infant after hospital discharge. J Pediatr, 2013, 162(3 Suppl): S90-S100.

[86] Sato J, Vandewouw MM, Bando N, et al. Early nutrition and white matter microstructure in children born very low birth weight. Brain Commun, 2021, 3(2), fcab066.

[87] Ziegler EE. Nutrient needs for catch-up growth in low-birthweight infants. Nestle Nutr Inst Workshop Ser, 2015, 81: 135-143.

[88] Bhatia J, Griffin I, Anderson D, et al. Selected macro/micronutrient needs of the routine preterm infant. J Pediatr, 2013, 162(3 Suppl): S48-S55.

[89] McCarthy EK, Dempsey EM, Kiely ME. Iron supplementation in preterm and low-birth-weight infants: a systematic review of intervention studies. Nutr Rev, 2019, 77(12):865-877.

[90] Xu S, Ma L, Li H, et al. Iron supplementation is associated with improvement of motor development, hemoglobin level, and weight in preterm infants during the first year of life in China. Nutrients, 2022, 14(13): 2624.

[91] 张勇, 邓慧玲, 王朝晖, 等. 早产儿缺铁性贫血的发生现况及影响因素研究. 中国妇幼健康研究, 2022, 33(2): 5-10.

[92] 王雪茵, 郝波, 周敏, 等. 矫正6月龄早产儿贫血的影响因素分析. 中国妇幼健康研究, 2021, 32(7): 944-948.

[93] Mihatsch W, Thome U, Saenz de Pipaon M. Update on calcium and phosphorus requirements of preterm infants and recommendations for enteral mineral intake. Nutrients, 2021, 13(5): 1470.

[94] 克雷曼. 儿童营养学. 7版. 申昆玲, 译. 北京: 人民军医出版社, 2015.

[95] 刘正伟, 陈欣欣, 张瑞源, 等. 采用CiteSpace对先天性心脏病临床营养研究现状与热点的国内外文献分析. 中华临床营养杂志, 2021, 29(4): 210-217.

[96] Joshi RO, Chellappan S, Kukshal P. Exploring the role of maternal nutritional epigenetics in congenital heart disease. Curr Dev Nutr, 2020, 4(11): nzaa166.

[97] 余幸娟, 王琦光, 王健铭, 等. 先天性心脏病对胎儿生长发育影响研究. 临床军医杂志, 2021, 49(5): 493-496.

[98] 赵乾龙, 李晶, 李福轮, 等. 先天性心脏病婴儿体格发育及精神发育状况. 中国妇幼保健, 2018, 33(16): 3746-3749.

[99] Sánchez O, Ruiz-Romero A, Domínguez C, et al. Brain angiogenic gene expression in fetuses with congenital heart disease. Ultrasound Obstet Gynecol, 2018, 52(6): 734-738.

[100] Bonthrone AF, Chew A, Kelly CJ, et al. Cognitive function in toddlers with congenital heart disease: The impact of a stimulating home environment. Infancy, 2021, 26(1): 184-199.

[101] Steltzer M, Rudd N, Pick B. Nutrition care for newborns with congenital heart disease. Clin Perinatol, 2005, 32(4): 1017-1030.

[102] 张慧文, 顾莺, 王慧美, 等. 先天性心脏病患儿营养及喂养现状的调查研究. 中华护理杂志, 2016, 51(5): 578-582.

[103] 倪平, 王秀利, 陈宇佳, 等. 先天性心脏病患儿营养不良影响因素的系统评价. 中华现代护理杂志 2022, 28: 1013-1019.

[104] Zhang M, Wang L, Huang R, et al. Risk factors of malnutrition in Chinese children with congenital heart defect. BMC Pediatr, 2020, 20(1): 213.

[105] Luca AC, Miron IC, Mîndru DE, et al. Optimal nutrition parameters for neonates and infants with congenital heart disease. Nutrients, 2022, 14(8): 1671.

[106] van Goudoever JB, Carnielli V, Darmaun D, et al. ESPGHAN/ESPEN/ESPR/CSPEN guidelines on pediatric parenteral nutrition: Amino acids. Clin Nutr, 2018, 37(6 Pt B): 2315-2323.

[107] Bolisetty S, Osborn D, Sinn J, et al, Australasian neonatal parenteral nutrition consensus group. Standardised neonatal parenteral nutrition formulations—an Australasian group consensus 2012. BMC Pediatr, 2014, 14: 48.

[108] Martini S, Beghetti I, Annunziata M, et al. Enteral nutrition in term infants with congenital heart disease: knowledge gaps and future directions to improve clinical practice. Nutrients, 2021, 13(3): 932.

[109] Langeveld M, Hollak CEM. Bone health in patients with inborn errors of metabolism. Rev Endocr Metab Disord, 2018, 19(1): 81-92.

[110] Demirdas S, Coakley KE, Bisschop PH, et al. Bone health in phenylketonuria: a systematic review and meta-analysis. Orphanet J Rare Dis, 2015, 10: 17.

[111] Evans M, Truby H, Boneh A. The relationship between dietary intake, growth and body composition in phenylketonuria. Mol Genet Metab, 2017, 122(1-2): 36-42.

[112] Weiss K, Lotz-Havla A, Dokoupil K, et al. Management of three preterm infants with phenylketonuria. Nutrition, 2020, 71: 110619.

[113] 葛可佑. 中国营养师培训教材. 北京: 人民卫生出版社, 2013.

[114] 中国营养学会. 中国居民膳食营养素参考摄入量(2013版). 北京: 科学出版社, 2014.

[115] Li T, Bindels JG, Zhang S, et al. A dietary and nutritional status survey among young children in five big cities of China. Asia Pac J Clin Nutr, 2018, 27(5): 1095-1105.

[116] 袁安香, 刘鑫, 崔慎茹, 等. 652例婴幼儿膳食营养状况及其与生长发育的关系. 山东医药, 2016, 56(21): 69-71.

[117] 杨振宇. 中国0～5岁儿童营养与健康状况. 北京: 人民卫生出版社, 2020.

[118] 王杰, 黄妍, 卢友锋, 等. 6月龄内纯母乳喂养与6月龄后及时合理添加辅食同等重要. 中国妇幼健康研究, 2021, 32(12): 1812-1816.

[119] 张文春. 婴幼儿喂养行为与儿童饮食行为相关性分析. 中国继续医学教育, 2021, 13(7):

140-142.

[120] Pries AM, Rehman AM, Filteau S, et al. Unhealthy snack food and beverage consumption is associated with lower dietary adequacy and length-for-age Z-scores among 12-23-month-olds in Kathmandu Valley, Nepal J Nutr, 2019, 149(10): 1843-1851.

[121] 刘欢. 幼儿合理营养相关因素及饮食行为调查分析——以葫芦岛市某幼儿园为例(硕士学位论文). 沈阳: 沈阳农业大学, 2020.

[122] 刘静, 霍军生, 孙静, 等. 辅食结构及其对婴幼儿营养的作用. 中国食品卫生杂志, 2021, 33(3): 391-396.

[123] 于冬梅, 房红芸, 许晓丽, 等. 中国2013年0~5岁学龄前儿童营养不良状况分析. 中国公共卫生, 2019, 35(10): 1339-1344.

[124] 公维一, 孙静, 霍军生, 等. 中国贫困农村地区6~23月龄婴幼儿辅食喂养研究. 卫生研究, 2021, 50(3): 372-376, 394.

[125] Lutter CK, Grummer-Strawn L, Rogers L. Complementary feeding of infants and young children 6 to 23 months of age. Nutr Rev, 2021, 79(8): 825-846.

[126] Stewart CP, Wessells KR, Arnold CD, et al. Lipid-based nutrient supplements and all-cause mortality in children 6-24 months of age: a meta-analysis of randomized controlled trials. Am J Clin Nutr, 2020, 111(1): 207-218.

[127] Pries AM, Filteau S, Ferguson EL. Snack food and beverage consumption and young child nutrition in low- and middle-income countries: a systematic review. Matern Child Nutr, 2019, 15(Suppl 4): e12729.

[128] English LK, Obbagy JE, Wong YP, et al. Types and amounts of complementary foods and beverages consumed and growth, size, and body composition: a systematic review. Am J Clin Nutr, 2019, 109(Suppl_7): 956S-977S.

[129] Ferraro V, Zanconato S, Carraro S. Timing of food introduction and the risk of food allergy. Nutrients, 2019, 11(15): 1131.

[130] Abrams EM, Hildebrand K, Blair B, et al. Timing of introduction of allergenic solids for infants at high risk. Paediatr Child Health, 2019, 24(1): 56-57.

[131] Güngör D, Nadaud P, LaPergola CC, et al. Infant milk-feeding practices and food allergies, allergic rhinitis, atopic dermatitis, and asthma throughout the life span: a systematic review. Am J Clin Nutr, 2019, 109(Suppl_7): 772S-799S.

[132] Burgess JA, Dharmage SC, Allen K, et al. Age at introduction to complementary solid food and food allergy and sensitization: a systematic review and meta-analysis. Clin Exp Allergy, 2019, 49(6): 754-769.

[133] 代妮妮, 李心悦, 王硕, 等. 婴儿辅食添加的时机与食物过敏发生的系统综述和Meta分析. 中华儿科杂志, 2021, 59(7): 563-569.

[134] 安涛, 安云鹤, 刘悦, 等. 北京地区不同喂养方式婴幼儿肠道菌群多样性分析. 食品安全质

量检测学报, 2020, 11(18): 6694-6701.

[135] Chehab RF, Cross T-WL, Forman MR. The gut microbiota: a promising target in the relation between complementary feeding and child undernutrition. Adv Nutr, 2021, 12(2): 969-979.

[136] Robertson RC, Manges AR, Finlay BB, et al. The human microbiome and child growth—First 1000 days and beyond. Trends Microbiol, 2019, 27(2): 131-147.

[137] 王丽媛, 霍军生, 卓勤, 等. 中西部幼儿肠道菌群与膳食关系的比较. 中国微生态学杂志, 2021, 33(11): 1259-1263.

[138] 程娟, 申昆玲, 段红梅. 婴幼儿辅食添加与食物过敏关系的研究进展. 中国儿童保健杂志, 2019, 27(7): 737-740, 748.

[139] Yu DM, Zhao LY, Yang ZY, et al. Comparison of undernutrition prevalence of children under 5 years in China between 2002 and 2013. Biomed Environ Sci, 2016, 29(3): 165-176.

[140] 石英, 厉梁秋, 荫士安. 我国0～5岁儿童营养不良与婴幼儿辅食添加状况. 中国妇幼健康研究, 2021, 32(12): 1817-1821.

[141] 房红芸, 于冬梅, 郭海军, 等. 2013年中国0～5岁儿童营养不良流行现状. 营养学报, 2018, 40(6): 550-553, 558.

[142] Shen L, Wang J, Duan Y, et al. Prevalence of low birth weight and macrosomia estimates based on heaping adjustment method in China. Sci Rep, 2021, 11(1): 15016.

[143] Zhang J, Wang D, Zhang Y. Patterns of the consumption of young children formula in Chinese children aged 1-3 years and implications for nutrient intake. Nutrients, 2020, 12(6): 1672.

[144] Scaglioni S, De Cosmi V, Ciappolino V, et al. Factors influencing children's eating behaviours. Nutrients, 2018, 10(6): 706.

[145] 刘红花, 陈津津. 父母喂养行为对1～3岁幼儿饮食行为的影响. 中国当代儿科杂志, 2014, 16(6): 643-647.

[146] 安娜, 韩彤妍. 婴儿辅食添加研究新进展. 中国儿童保健杂志, 2019, 27(7): 733-736.

[147] Taylor CM, Emmett PM. Picky eating in children: causes and consequences. Proc Nutr Soc, 2019, 78(2): 161-169.

[148] Emmett PM, Hays NP, Taylor CM. Antecedents of picky eating behaviour in young children. Appetite, 2018, 130: 163-173.

[149] 钟胜芬, 周文灿, 杨雨. 基于析因设计探讨抗菌药物和年龄对婴幼儿肠道菌群的影响. 中国临床药学杂志, 2022, 31(4): 281-287.

[150] Differding MK, Mueller NT. Human milk bacteria: seeding the infant gut? Cell Host Microbe, 2020, 28(2): 151-153.

[151] Stanislawski MA, Dabelea D, Wagner BD, et al. Gut microbiota in the first 2 years of life and the association with body mass index at age 12 in a Norwegian birth cohort. MBio, 2018, 9(5): e01751-e01818.

[152] Frese SA, Mills DA. Birth of the infant gut microbiome: moms deliver twice! Cell Host

Microbe, 2015, 17(5): 543-544.

[153] Wong WY, Chan BD, Leung TW, et al. Beneficial and anti-inflammatory effects of formulated prebiotics, probiotics, and synbiotics in normal and acute colitis mice. J Funct Foods, 2022, 88: 104871.

[154] Coppa GV, Zampini L, Galeazzi T, et al. Prebiotics in human milk: a review. Dig Liver Dis, 2006, 38: S291-294.

[155] Yang C, Qiao Z, Xu Z, et al. Algal oil rich in docosahexaenoic acid alleviates intestinal inflammation induced by antibiotics associated with the modulation of the gut microbiome and metabolome. J Agric Food Chem, 2021, 69(32): 9124-9136.

[156] Lovell AL, Eriksen H, McKeen S, et al. "Nourish to Flourish" : complementary feeding for a healthy infant gut microbiome—a non-randomised pilot feasibility study. Pilot Feasibility Stud, 2022, 8(1): 103.

[157] Krautkramer KA, Fan J, Bäckhed F. Gut microbial metabolites as multi-kingdom intermediates. Nat Rev Microbiol, 2021, 19(2): 77-94.

[158] Li Y, Faden HS, Zhu L. The response of the gut microbiota to dietary changes in the first two years of life. Front Pharmacol, 2020, 11: 334.

[159] Alsharairi NA. The role of short-chain fatty acids in the interplay between a very low-calorie ketogenic diet and the infant gut microbiota and its therapeutic implications for reducing asthma. Int J Mol Sci, 2020, 21(24): 9580.

[160] Fakhoury HMA, Kvietys PR, AlKattan W, et al. Vitamin D and intestinal homeostasis: Barrier, microbiota, and immune modulation. J Steroid Biochem Mol Biol, 2020, 200: 105663.

[161] Tan ML, Abrams SA, Osborn DA. Vitamin D supplementation for term breastfed infants to prevent vitamin D deficiency and improve bone health. Cochrane Database Syst Rev, 2020, 12(12): CD013046.

[162] Turco R, Russo M, Bruzzese D, et al. Efficacy of a partially hydrolysed formula, with reduced lactose content and with *Lactobacillus reuteri* DSM 17938 in infant colic: a double blind, randomised clinical trial. Clin Nutr, 2021, 40(2): 412-419.

[163] Seong E, Bose S, Han SY, et al. Positive influence of gut microbiota on the effects of Korean red ginseng in metabolic syndrome: a randomized, double-blind, placebo-controlled clinical trial. EPMA J, 2021, 12(2): 177-197.

[164] Cooper WO, Griffin MR, Arbogast P, et al. Very early exposure to erythromycin and infantile hypertrophic pyloric stenosis. Arch Pediatr Adolesc Med, 2002, 156(7): 647-650.

[165] Ceccherini C, Daniotti S, Bearzi C, et al. Evaluating the efficacy of probiotics in IBS treatment using a systematic review of clinical trials and multi-criteria decision analysis. Nutrients, 2022, 14(13): 2689.